DAVID SHIELDS

Das Dumme am Leben ist,
dass man eines Tages tot ist

Buch

Was bedeutet der Tod für das Leben? Selten ist über diese Frage so melancholisch-humorvoll und ehrlich meditiert worden wie in dem neuen Buch von David Shields. Nüchtern berichtet Shields von den biologischen Fakten unserer körperlichen Existenz, beschreibt die Entwicklung des Embryos im Mutterleib, erklärt, was im Körper passiert, wenn wir altern und warum Männer wie Frauen tiefe Stimmen lieben. Gleichzeitig verwebt er diesen naturwissenschaftlichen Bericht mit kulturgeschichtlichen Betrachtungen, philosophischen Spekulationen und mitunter sehr persönlichen Anekdoten. Und nicht zuletzt erzählt er mit viel Witz die Geschichte seines Vaters Milton, der im Alter von 97 Jahren immer noch von einer überbordenden, ja beunruhigenden Vitalität ist und dessen ganzes Leben im Grunde ein Kampf gegen die eigene Vergänglichkeit war, und von Natalie, seiner kleinen Tochter, die das Drama des Lebens noch vor sich hat. Shields hat ein erstaunliches Buch geschrieben, das uns dazu verführt, die Bedeutung unseres kurzen und rätselhaften Aufenthalts auf dieser Erde auf eine ganz neue und unerwartete Weise zu überdenken.

Autor

David Shields, geb. 1956, ist Autor von Romanen, Erzählungen und Essays und lebt in Seattle, wo er an der University of Washington Kreatives Schreiben unterrichtet. Für sein schriftstellerisches Werk ist er mehrfach ausgezeichnet worden. Einem breiteren Publikum wurde er mit der amerikanischen Ausgabe dieses Buches bekannt, das ein New York Times-Bestseller war.

David Shields

Das Dumme am Leben ist, dass man eines Tages tot ist

Eine Art Anleitung zum Glücklichsein

Aus dem amerikanischen Englisch
von Christoph Gutknecht

GOLDMANN

Die amerikanische Originalausgabe erschien 2008
unter dem Titel «The Thing About Life Is That One Day
You'll Be Dead» bei Alfred A. Knopf, Inc., New York.

Geringfügige Abweichungen vom Originaltext
wurden mit dem Autor abgesprochen.

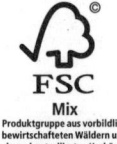

Mix
Produktgruppe aus vorbildlich
bewirtschafteten Wäldern und
anderen kontrollierten Herkünften

Zert.-Nr. SGS-COC-001940
www.fsc.org
© 1996 Forest Stewardship Council

Verlagsgruppe Random House FSC-DEU-0100
Das FSC-zertifizierte Papier *Holmen Book Cream* für dieses Buch
liefert Holmen Paper, Hallstavik, Schweden.

1. Auflage
Taschenbuchausgabe September 2010
Wilhelm Goldmann Verlag, München,
in der Verlagsgruppe Random House GmbH
Copyright © der Originalausgabe 2008
by Alfred A. Knopf, Inc., New York
Copyright © der deutschsprachigen Erstveröffentlichung 2009
by Verlag C. H. Beck oHG, München
Umschlaggestaltung: UNO Werbeagentur München
in Anlehnung an die Gestaltung der deutschen Erstausgabe
(www.kunst-oder-reklame.de)
KF · Herstellung: Str.
Druck und Bindung: GGP Media GmbH, Pößneck
Printed in Germany
ISBN: 978-3-442-15625-2

www.goldmann-verlag.de

Für meinen Vater, 1910 –

Inhalt

Hohes Alter und Tod   177

Denn nur das bedeutet letztlich,
lebendig zu sein:
dass man sterben kann.

J. M. Coetzee

Prolog

Brief an meinen Vater

Der Ringkampf kann beginnen: meine Geschichten gegen seine Geschichten.

Dieses Buch ist eine Autobiographie meines Körpers, eine Biographie des Körpers meines Vaters und die Anatomie unserer beiden Körper – wobei seiner, der unnatürlich vital ist, im Mittelpunkt steht.

Hier sind die Ergebnisse; das, was ich jetzt über die rohen Fakten des Daseins weiß, über die Brüchigkeit und Kürze des Lebens in seiner bloßen Körperlichkeit, über die Menschen als «arme, nackte, zweizinkige Tiere», wie es bei Shakespeare heißt, über Schönheit und Pathos unserer beiden Körper und der Körper aller anderen Menschen.

Nimm den Tod an – das ist, so scheint es, meine ständige Devise.

Nimm das Leben an – das ist seine völlig verständliche Entgegnung.

Warum bin ich schier verliebt in einen ruhigen Tod? Ich bin gerade einundfünfzig Jahre alt geworden. Martin Amis hat es einmal so formuliert: «Niemand weiß, wann es geschieht, aber es geschieht bestimmt. Plötzlich begreifst du, dass du von ‹Hi› auf ‹Bye› umschaltest. Und der Tod ist ein Fulltimejob. Du musst deinen Kopf ziemlich verrenken, um in die andere Richtung zu schauen, denn der Tod ist plötzlich so deutlich vor dir wie nie zuvor. Rein gedanklich war dir klar, dass du sterben musst, aber eine Realität war das für dich nicht.» Und auch bei mir, dem

Vater eines nervig lebendigen vierzehnjährigen Mädchens,
vertiefen sich langsam entsprechende Gefühle. Sportlich bin
ich nicht mehr aktiv (meinem Rücken geht es wirklich schlecht
– dazu später mehr), aber Natalie ist sehr sportlich. Kürzlich
kam nach einem Fußballspiel sogar jemand von den Eltern der
gegnerischen Mannschaft mit den Worten auf sie zu: «Du musst
unbedingt Profi werden.»

Warum bloß ist mein Vater mit siebenundneunzig Jahren
derart versessen auf die pure Langlebigkeit, das reine Überleben? Er ist – zumindest für mich – verdammt, ja unerträglich
lebendig und interessant, aber ich will ihn auch nicht in einem
allzu romantischen Licht schildern. Er ist eine Lebensmaschi-
ne voller Lebensenergie – ein erschöpfendes Thema, aber er
erschöpft uns auch alle. Ruhe in Frieden? Bei ihm kaum vorstellbar.

Als Mark Harris zu erklären versuchte, warum er Saul Bellow
für einen besseren Schriftsteller als dessen Zeitgenossen halte,
meinte er, Bellow sei einfach lebendiger als alle anderen; und
das gilt irgendwie auch für meinen Vater. Über D. H. Lawrence
sagte man, er habe gelebt wie ein Mensch ohne Haut. Auch das
ist mein Vater: Ständig dränge ich ihn, sich eine dickere Haut
zuzulegen, aber er lehnt es immer wieder ab.

Ich habe offenbar einen Ödipuszwang, ihn unter einem
Wust von Fakten über Sterben und Tod zu begraben. Warum
drängt es mich, meinen Vater vorzeitig ins Leichentuch zu
wickeln? Er ist stark und schwach zugleich; ich liebe und ich
hasse ihn; ich möchte, dass er ewig lebt, und ich möchte, dass
er morgen stirbt.

Säuglingsalter
und
Kindheit

Unsere Geburt ist nichts
als der Beginn unseres Todes

Ein Fötus ruht nicht passiv im Uterus der Mutter und wartet darauf, ernährt zu werden. Seine Plazenta lässt Blutgefäße hervorsprießen, die in das mütterliche Gewebe eindringen, um sich mit Nährstoffen zu versorgen. Eine Mutter und ihr ungeborenes Kind befinden sich in einem unbewussten Kampf um die Nährstoffe, mit denen sie es versorgt. Schwangerschaft ist nach den Worten des Evolutionsbiologen David Haig ein Tauziehen: jede Seite zieht kräftig; das Fähnchen in der Mitte des Taus bewegt sich kaum. Dasein ist Krieg.

Der Mensch existiert seit 250 000 Jahren; während dieser Zeit haben neunzig Milliarden Individuen gelebt und sind gestorben. Wir sind einer von 6,5 Milliarden Menschen, die heute auf dem Planeten leben, und 99,9 Prozent unserer Gene sind die gleichen wie bei jedem anderen Menschen. Der Unterschied liegt in den verbleibenden 0,1 Prozent – in einer einzigen von jeweils 1000 Nukleotid-Basen.

Wir werden mit 350 (langen, kurzen, platten und unregelmäßigen) Knochen geboren; während wir wachsen, fügen sie sich zusammen: der Körper eines Erwachsenen hat 206 Knochen. Ungefähr siebzig Prozent unseres Körpergewichts bestehen aus Wasser – das ist etwa der gleiche Prozentanteil, den auch das Wasser an der Gesamterdoberfläche einnimmt.

Ein neugeborenes Kind, dessen durchschnittliche Herzfrequenz bei 120 Schlägen pro Minute liegt, durchlebt den Übergang von einer angenehmen, mit Flüssigkeit angefüllten zu einer von kalter Luft erfüllten Umgebung, indem es die Luft fünfzig Mal so stark einsaugt wie jeder Erwachsene beim durchschnittlichen Atemvorgang.

Ich war eine Steißgeburt, was deshalb gefährlich ist, weil der Kopf (in diesem Fall: mein Kopf) als Letztes herauskommt, was die Möglichkeit, dass die Nabelschnur sich um den Hals (in diesem Fall: um meinen Hals) legt, dramatisch erhöht. Ich trat mit den Füßen voran in die Welt, verblieb eine zusätzliche Woche im Krankenhaus, weil ich etwas Ruhe und Erholung in einem warmen Brutschrank finden sollte, den mein Vater, wenn irgendjemand auch nur in seine Reichweite kam, wie ein Torwart bewachte. Sobald ich mehr als einige Minuten bewegungslos dalag, soll mein Vater auf die Glaskuppel geklopft haben. Ich war nicht tot, Dad. Ich habe nur geschlafen. Während meines ganzen Lebens habe ich vorgegeben, eine kalte, lufterfüllte Umgebung – die Gefahr – zu suchen, doch wohin ich mich wirklich stets hingezogen gefühlt habe, das war die angenehme, flüssigkeitserfüllte Umgebung – die Sicherheit.

Ich erinnere mich daran, wie meine Mutter mich einmal lobte, weil ich nicht auf den Spielplatz kletterte, als die Eingangspforte verschlossen war, während mein Vater darüber ärgerlich war, dass ich nicht über den Zaun gestiegen bin. Als Wide Receiver in der Football-Mannschaft lief ich komplizierte Strecken, stand dann ganz allein in der Mitte des Feldes, winkte mit den Händen und forderte den Ball. Ich habe praktisch nie einen Pass fallen lassen, aber wenn es einmal vorkam, dass ich hart getroffen wurde, zuckte ich jedes Mal zusammen und verlor den Ball. Ich war der beste Softballspieler in der ganzen Nachbarschaft, aber als wir älter wurden, spielten wir mit dem Überhandwurf Fast-Pitch Hardball, und ich fing an auszuweichen. Beim Versuch, nach einem erfolgreichen Schlag die First Base zu erreichen, habe ich das Tempo immer gedrosselt, so dass der Wurf auf die First Base vor mir ankam und ich es auf diese Weise vermied, von einem unkontrollierten Wurf am Kopf getroffen zu werden. Auch beim Schlagen hatte ich Angst, getroffen zu werden; beim Fangen fürchtete ich mich vor Querschlägern aus dem steinigen Infield. Ich konnte 100 Yards in 10,8 Sekunden laufen, aber ich hatte sehr lange Beine, und der Leichtathletik-Trainer bestand darauf, dass ich am Hürdenlauf teilnahm; ich stotterte in kurzen Schritten vor jeder Hürde, um abzuschätzen, ob ich es wohl schaffte und kam als Letzter ins Ziel. Da ich nie Tauchen gelernt habe, sprang ich mit den Füßen zuerst ins Schwimmbecken. Der Schwimmlehrer bugsierte mich an den Rand des Sprungbretts, brachte meine Arme und Beine in Stellung, hielt mich eine Sekunde in der Luft und ließ mich dann ins Becken plumpsen. Im letzten Moment drehte ich mein Gesicht um, und dann knallte ich aufs Wasser wie auf ein Bett mit elektrischen Nadeln. Wovor hatte ich eigentlich Angst? Warum habe ich mich immer davor gefürchtet, mich zu verletzen?

In der Bhagavad-Gita wird der Körper als eine Wunde mit neun Öffnungen beschrieben.

Ein neugeborenes Baby ist, objektiv betrachtet, nicht gerade eine Schönheit. Die Fettpolster, die die Wangen ausfüllen, fehlen noch. Die Kiefer werden nicht durch Zähne gestützt. Das Haar, sofern überhaupt vorhanden, ist oft so fein, dass (besonders weiße) Babys kahl erscheinen. Eine Käseschmiere – vernix caseosa genannt – bedeckt den Körper und bietet einen Schutzfilm für die Haut, die rötlich, feucht und stark zerknittert ist. Eine Schwellung, die sich durch den Druck bei der Passage durch den Geburtskanal bildete, hat die Nase möglicherweise für kurze Zeit verformt und dazu geführt, dass die Augen aufgequollen sind oder dass der Kopf eine merkwürdig längliche Form erhielt. Der Schädel ist erst unvollständig ausgebildet; an einigen Stellen haben sich die Knochen noch nicht vollständig zusammengefügt, so dass das Gehirn nur von zartem Gewebe bedeckt ist. Die äußeren Geschlechtsorgane sind wegen der Stimulierung durch die mütterlichen Hormone bei beiden Geschlechtern unverhältnismäßig groß. Aus demselben Grund können die Brüste des Babys ein wenig vergrößert sein und einen wässrigen Ausfluss absondern, der «Hexenmilch» genannt wird. Die Iriden sind zartblau; die echte Augenfarbe entwickelt sich später. Der Kopf ist im Vergleich zum Körper sehr groß und kann vom Hals nicht abgestützt werden, die Pobacken hingegen sind winzig.

Im Durchschnitt wiegt ein Baby knapp 3,3 Kilo und misst etwas über dreiundfünfzig Zentimeter. Neugeborene verlieren in ihren ersten Lebenstagen fünf bis acht Prozent ihres Geburtsgewichts, was hauptsächlich auf den Wasserverlust zurückzuführen ist. Während der ersten vierundzwanzig Stunden können sie so lange wenig hören, bis Luft in die *Eustachische Röhre* gedrungen ist. Sie vermissen den Mutterleib und reagieren empfindlich auf jeglichen Reiz. Sie saugen an allem, was in ihren Mund oder die Nähe des Mundes gehalten wird. Ihre Augen schweifen umher und kreuzen sich. Ihre Körpertemperatur ist schwankend, und ihr Atem ist oft ungleichmäßig.

Mit einem Monat kann ein Baby mit seinem Kopf hin- und herschwanken und üben, seine Arme und Beine zu beugen. Mit zwei Monaten kann es genau geradeaus blicken, während es auf dem Rücken liegt. In Bauchlage kann es seinen Kopf rund fünfundvierzig Grad anheben. Mit drei Monaten ist die Hals- und Nackenmuskulatur eines Babys stark genug, um den Kopf für rund eine Sekunde zu halten.

Bei ihrer Geburt haben die Gehirne von Babys fünfundzwanzig Prozent des Gewichts, das sie bei Erwachsenen haben, weil die Mechanik des Aufrechtgehens die Beckengröße der Mutter einschränkt; der Kanal, durch den das Baby bei der Geburt austritt, kann nicht größer werden. Das Gehirn des Babys gleicht diese anfängliche Beschränkung schnell aus: Im

Alter von einem Jahr hat das Gehirn bereits fünfundsiebzig Prozent der vergleichbaren Größe eines Erwachsenen erreicht.

Säuglinge haben ein präzises Gehör bis zu 40 000 Hertz und können schon beim Betätigen einer Hundepfeife zusammenzucken, die Erwachsene nicht einmal bemerken, weil sie Laute über 20 000 Hertz nicht wahrnehmen können. Unser Ohr enthält sensorische Haarzellen, die mechanische Flüssigkeitsenergie innerhalb der Gehörschnecke in elektrische Signale umwandeln, die von Nervenzellen aufgenommen werden können; diese elektrischen Signale werden ans Gehirn weitergeleitet und verschaffen uns dadurch das Gehör. Mit Beginn der Pubertät bilden sich die Haarzellen langsam zurück, wodurch die Fähigkeit abnimmt, bestimmte Frequenzen zu hören; höhere Töne sind von diesem Verlust als Erste betroffen.

Bei einem Neugeborenen sind die Hände zumeist geschlossen, doch wenn man den Bereich zwischen Daumen und Zeigefinger berührt, öffnet sich die Hand zum Klammergriff und hält sich mit einer Kraft fest, die ausreicht, das Gewicht des Babys abzustützen, wenn beide Hände zupacken. Der angeborene «Greifreflex» erfüllt heute beim menschlichen Kleinkind keine besondere Funktion, war jedoch in der letzten prähuman-evolutionären Entwicklungsphase bedeutsam, als das Junge sich an die Haare der Mutter klammern musste.

Mein Vater erinnert mich daran, dass nach dem Midrasch – dem sich stetig entwickelnden Kommentar zu den hebräischen heiligen Schriften – bei einem Baby, das auf die Welt kommt, die Hände zusammengeballt sind, so als wollte es sagen, «Alles gehört mir. Ich werde es alles erben.» Wenn der Mensch von der Welt geht, sind seine Hände geöffnet, so als wollte er sagen: «Ich habe nichts aus der Welt in meinen Besitz genommen.»

Lässt man ein Baby fallen, so ändert sich sofort seine übliche zusammengekauerte Haltung, da alle vier Extremitäten sofort in die gestreckte Position gebracht werden. Der «Schreck-

reflex» oder «Umklammerungsreflex», der zum völligen Aus-
strecken aller Glieder führt, war früher möglicherweise hilfreich für eine Affenmutter bei ihrem Bemühen, ein fallendes
Junges aufzufangen.

Als Natalie geboren wurde, habe ich geweint, meine Frau
Laurie nicht – sie war zu beschäftigt. Eine Minute lang saßen
wir händchenhaltend im Krankenzimmer und lasen in Zeitschriften, doch schon in der nächsten Minute blickte mich Laurie mit einer gebieterischen Ernsthaftigkeit an, die ich bei ihr
bisher nie gekannt hatte, und sagte: «Leg die Zeitschrift weg.»
Natalie erschien mit schmatzenden Lippen, und ich wandte
mich an die Krankenschwester, um mich zu vergewissern, dass
dies kein Zeichen von Diabetes sei. (Ich hatte zu viele Hand-
bücher für zukünftige Eltern gelesen.) Ich gelobte, nie wieder
einen trivialen oder dummen oder eigennützigen Gedanken
zu fassen; dieser erhabene Zustand war nicht von Dauer, aber
dennoch …

Die Kogi-Indianer glauben, dass ein Kind zu Beginn seines
Lebens nur drei Dinge kennt: die Mutter, die Nacht und das
Wasser.

Francis Thompson schrieb: «Denn uns gebiert des anderen
Schmerz, / Und uns zerstört die eigene Qual.» Edward Young
schrieb: «Unsere Geburt ist nichts als der Beginn unseres
Todes.» Francis Bacon: «Was bleibt uns denn noch außer den
Tränen darüber, dass wir nicht geboren wurden oder dass wir
geboren wurden, um zu sterben?» Der erste Satz in Vladimir
Nabokovs *Erinnerung, sprich: Wiedersehen mit einer Autobiographie* lautet: «Die Wiege schaukelt über einem Abgrund, und
der platte Menschenverstand sagt uns, dass unser Leben nur
ein kurzer Lichtspalt zwischen zwei Ewigkeiten des Dunkels
ist.»

Oft erwähnt, doch selten erörtert: die hauchdünne Abgren-
zung zwischen Sein und Nichtsein. Im Jahre 1919, im Alter

von neun Jahren, überquerten mein Vater und seine Freunde in Brooklyn Bahngleise; er war der Letzte in der Reihe und trat direkt auf das dritte Gleis, was ihn, das glückliche, aufrecht laufende Kind in ein waagerecht laufendes Stromkabel verwandelte. Auf den Schienen ratterte der Zug direkt auf Milton Shildcrout zu, der flach auf dem Rücken lag und nicht die Kraft besaß, seinen Tod durch einen Stromschlag, den er selbst herbeigeführt hatte, zu verhindern. (Als ich meinen Vater fragte, warum er seinen Namen geändert habe, erklärte er, sein Sergeant im Zweiten Weltkrieg «hatte Schwierigkeiten, bei den täglich gedruckten Feldlager-Berichten Wörter mit mehr als zwei Silben zu lesen; es fiel ihm auch schwer, korrekt auszusprechen, was er als ‹die gotterbärmlichen New Yorker Namen› bezeichnete. Er sagte in seinem sehr zähen und langsamen Südstaaten-Akzent: ‹Ihr Name, Corporal, ist so verdammt lang, dass er, wenn wir nach Japan gehen und Sie von der Kugel eines Tojos erwischt werden, nicht mal auf einen Grabstein passen würde. Sie sollten ihn so kürzen, dass ein erwachsener Mann wie ich ihn aussprechen kann. Von jetzt an werde ich Sie Shieldsy nennen.› Einige Wochen später kürzte Sergeant Hill ihn zu Shields. Und Shields blieb er für die 36 Monate, während der ich an die 164. Quartiermeister-Kompanie abgestellt wurde. Ich gewöhnte mich an Shields, und als ich aus dem Krieg zurückkam, ließ ich die Änderung eintragen.»)

Ich wäre heute nicht hier und könnte nicht diesen Satz tippen, wenn ein gewisser Big Abe, ein siebzehnjähriger Ringkämpfer, der schwarze Hemden und einen violetten Hut trug, nicht ein langes trockenes Holzstück zwischen den elektrisierten kleinen Milt und die dritte Schiene geschoben und ihn hoch durch die Luft geschleudert hätte – nur Sekunden, bevor der Zug vorbeirauschte. Mein Vater hatte schwere Prellungen an Ellbogen und Knien und war später im Sommer ein halber Leichnam, weil das Fleisch erst rot, dann rosa, dann schwarz wurde und sich bis auf den dünnen weißen Knochen ablöste. Fußnägel und Fingernägel zerbröckelten, und auch seine wenigen Haare am Körper hatte er so weit verloren, bis von Miltie selbst fast nichts mehr übrig war. Sein Vater verklagte die Eisenbahn von Long Island auf einhundert Dollar, was sie angeblich zahlte (nicht mehr und nicht weniger) – für die Arztbesuche einmal in der Woche, um eine Infektion auszuschließen.

Verfall und Untergang (I)

Alle Säugetiere altern; die einzigen Tiere, die nicht altern, sind einige der primitiveren Art: Haifische, Alligatoren, Galapagos-Schildkröten. Es gibt unterschiedliche Theorien darüber, warum Menschen in dem uns bekannten Tempo altern. Der Alterungsprozess wird genetisch beeinflusst (schlecht angepasste Individuen sterben aus, gut angepasste überleben); die Alterungsrate innerhalb einer jeden Gattung hat sich zum Wohle einer jeden Gattung entwickelt; eine entropieproduzierende Kraft zerstört die Zellen; kleinere Säugetiere neigen zu hohem Stoffwechselumsatz und sterben in früherem Alter als größere Säugetiere; bestimmte Endokrin- oder Immunsysteme sind besonders anfällig und beschleunigen Funktionsstörungen des gesamten Organismus; Fehler in der DNA-Transkription führen zu genetischen Fehlern, die den Tod beschleunigen. Alle diese Theorien sind umstritten: Niemand weiß, warum wir altern.

Schopenhauer sagte: «(...) so ist offenbar, dass wie bekanntlich unser Gehen nur ein stets gehemmtes Fallen ist, das Leben unseres Leibes nur ein fortdauernd gehemmtes Sterben, ein immer aufgeschobener Tod ist.» (Dad: «Warum nur pflegte ein vermutlich kluger Mann so zu denken?»)

«Sobald wir älter werden», so die hilfreiche Beobachtung des britischen Dichters Henry Reed, «werden wir keineswegs jünger.»

Im Durchschnitt schlafen Säuglinge zwanzig Stunden am Tag, einjährige Kinder schlafen dreizehn Stunden am Tag,

Teenager neun Stunden, Vierzigjährige sieben Stunden, Fünf-zigjährige sechs Stunden, und Menschen im Alter von fünfund-sechzig oder mehr schlafen durchschnittlich fünf Stunden. Wenn man älter wird, verbringt man mehr Zeit damit, nachts wach zu liegen, und sobald man eingeschlafen ist, wird man sehr viel leichter wach. Die Bildung von Melatonin, das den Schlafzyklus regelt, ist im Alter vermindert, was einer der Gründe dafür ist, dass ältere Menschen unter Schlafstörungen leiden. Im Alter von fünfundsechzig ist eine Nacht ohne unter-brochenen Schlaf selten; zwanzig Prozent der Nacht bestehen darin, wach zu liegen. Wie ich meinem Vater zu seinem Leicht-schlaf immer wieder erläutern muss, wachen Menschen in der Altersgruppe zwischen dreiundsiebzig und zweiundneunzig wegen schlafbezogener Atmungsstörungen durchschnittlich einundzwanzig Mal in der Nacht auf.

Ein Kleinkind atmet vierzig bis sechzig Mal in der Minute, ein fünfjähriges Kind vierundzwanzig bis sechsundzwanzig Mal; ein Heranwachsender zwanzig bis zweiundzwanzig Mal: ein Erwachsener (ab dem Alter von fünfundzwanzig Jahren) sechzehn Mal. Im Laufe seines Lebens macht ein Mensch wahr-scheinlich rund 850 Millionen Atemzüge.

Auch wir Menschen, die zoologisch zu den Säugetieren gehören, bekommen gegen Ende des ersten Lebensjahres «Milchzähne» und gegen Ende des Kleinkindalters einen zwei-ten Satz von Zähnen. Wenn Kinder in die Schule kommen, ha-ben die meisten von ihnen noch alle ihre Babyzähne, die sie verlieren werden, bevor sie zwölf Jahre alt sind. Mit dreizehn haben die meisten Kinder dann alle ihre bleibenden Zähne mit Ausnahme der Weisheitszähne. Die dritten Molaren, die soge-nannten «Weisheitszähne», bilden sich üblicherweise im Alter von zwanzig oder einundzwanzig heraus; ihre Wurzeln reifen im Altersbereich zwischen achtzehn und fünfundzwanzig. Mit zunehmendem Alter bildet sich in verstärktem Maße Zahnbelag, das Zahnfleisch zieht sich zurück, die Zähne nutzen sich ab, und man hat mehr Zahnlöcher und Parodontose. Während der letzten paar Jahre, seitdem sich das Zahnfleisch meines Vaters stark zurückgezogen hat, hat sich der Knochen an seinem künstlichen Gebiss gerieben, was ihm beim Kauen ständig Schmerzen verursacht.

Die Fingernägel von Kindern wachsen einen Millimeter pro Woche. Zehennägel wachsen im Vergleich nur ein Viertel so schnell – einen Millimeter pro Monat. Die Fingernägel von Pianisten und Schreibkräften wachsen schneller als die anderer Menschen. Das Wachstum der Fingernägel ist am schnellsten im November, am langsamsten im Juli und weniger rasch in der Nacht. Beim Daumen und beim kleinen Finger wachsen die Nägel langsamer; bei strenger Kälte wachsen Fingernägel grundsätzlich langsamer. Im Alterszeitraum von dreißig bis achtzig verlangsamt sich der Wuchs der Fingernägel um fünfzig Prozent. Entgegen der Mär, Dad, werden deine Nägel und dein Haar nicht mehr weiterwachsen, nachdem du gestorben bist.

Jungen und Mädchen
im Vergleich (I)

Die XX- und XY-Chromosomenpaarungen bringen Frauen bzw. Männer hervor. Dadurch, dass Frauen sich während des gesamten Lebens auf zwei X-Chromosomen stützen können, haben sie einen Vorteil, weil das zweite X-Chromosom eine Sicherung für den Fall darstellt, dass mit einem Gen in dem ersten Chromosom etwas fehlschlägt. Eine Frau mit einem krankheitstragenden Gen in einem ihrer X-Chromosomen kann das normale Gen des anderen X-Chromosoms verwenden und den Ausbruch der Krankheit vermeiden, obwohl sie das Gen weiterhin trägt.

Das weibliche Geschlecht ist dasjenige, bei dem etwas «fehlt»: Wenn kein Signal zur Bildung von Hoden vorhanden ist, formen die Keimzellen Eierstöcke und damit das weibliche Geschlecht. Es bedarf des positiven Eingreifens von Genen auf dem Y-Chromosom, um einen potentiell weiblichen Körper in einen männlichen zu verwandeln.

Frauen haben vom Zeitpunkt der Empfängnis an einen langsameren Stoffwechsel als Männer, männliche Embryos teilen sich schneller als weibliche. Der schnellere Stoffwechselumsatz macht die Zellen von Männern für ein Versagen anfälliger, der gesamte männliche Lebenszyklus ist schneller abgeschlossen als der weibliche.

Y-tragende Samen bewegen sich ein wenig schneller als X-tragende, rund einundfünfzig Prozent der neugeborenen Babys sind männlich. Sogar mehr als einundfünfzig Prozent der

Empfängnisse sind männlich, aber die Wahrscheinlichkeit von Fehlgeburten, Totgeburten und Aborten ist bei männlichen Föten größer als bei weiblichen. Frühgeborenen Mädchen ergeht es meist besser als frühgeborenen Jungen. Im Kleinkindalter sterben mehr Jungen als Mädchen.

Trotz ihres langsameren Stoffwechsels sind Mädchen bei der Geburt in der Knochenentwicklung weiter fortgeschritten als Jungen. Zur Zeit ihrer Einschulung sind Mädchen den Jungen ungefähr ein Jahr voraus, im dritten Schuljahr sind sie in ihrer Entwicklung anderthalb Jahre weiter.

Bis zu meinem neunten Lebensjahr war ich der schnellste Mensch, den ich kannte: Ich rannte zum Laden, um den Häuserblock, zur Schule, die Treppen hinauf, vor den Leuten weg, mit den Leuten, zu den Leuten hin, auf Erde, auf Sand, auf Asphalt, am Strand, barfuß, in Turnschuhen, in Badeschuhen, in Stiefeln, in guten, dünnen, engen, glänzenden, geschnürten schwarzen Schuhen. Ich hatte keine Haare an meinen Beinen, meine Beine waren so hart wie Kautschuk, sonnengebräunt wie bei einem Indianer. Meine Freundin war neun und rannte auch. Wir rannten gemeinsam. Wir rannten um die Wette, und sie gewann; ich glaubte, sie habe einen Fehlstart gemacht und bestand auf einem neuen Rennen. Sie sagte: Nein. Ich zog meine Turnschuhe aus und warf sie in den See, trat auf dünne Zweige, auf Gestein und Glasscherben – mit nackten Füßen. Sie rannte weg von mir. Ein paar Jahre später fing sie an, Zigaretten zu rauchen, hatte zum Laufen nicht mehr genügend Luft und wurde Cheerleader.

Ursprünge

Während ich mich an dem Kunststoffgurt festhielt, der an den Ohren und am Maul meines Schaukelpferdes befestigt war (es hieß *Peaches*; es war pfirsichfarben, und ich mochte Pfirsiche gern), wand ich mich hoch in den Sattel und zappelte in meinem Pyjama so lange herum, bis ich bequem saß und anfangen konnte zu reiten. Ein gesprungenes Glasauge schimmerte aus der rechten Seite seines Kopfes hervor, das linke Auge war bei einem früheren Gerangel zerschmettert worden, und sein ehemals hellrotes lächelndes Maul war abgesplittert bis auf einen schmallippigen Schmollmund ohne Farbe. Auch an seinem vorn abgestoßenen Kopf zogen sich tiefe Risse bis in die Nüstern, und es hatte eine dicke braune, von seinem Hinterkopf fast bis zum Ende des Pferdehalses reichende Mähne, die von den abgelegten Perücken meiner Großmutter stammte und an das Holz geklebt worden war. Ich zog an dem Kunststoffgurt, der als Zügel diente, wickelte ihn um mein Handgelenk und glitt mit meinen Füßen in die ledernen Steigbügel, die seitlich am Bauch herabhingen.

Ich wippte auf und nieder und setzte es in Bewegung, schaukelte, kippte und rutschte. Die Kufen glitten langsam über den Holzfußboden. Ich richtete mich auf, lehnte mich nach vorn, presste meine Lippen auf den Rücken seines behaarten Halses und sagte: «Quietsch nicht. Mach keinen Krach.» (Infantil und naiv wie ich war, glaubte ich, mit hölzernen Tieren sprechen zu können.) Ich legte meine Arme um seinen Hals, stieß meine

Beine in den Steigbügeln nach hinten und nach vorn, legte dann meine Wange gegen seinen Hinterkopf und presste mich selbst an seine Rundungen und die ausgeschnitzten Konturen. Wenn es vorwärtsnickte, rutschte ich bis zum hinteren Ende des Rückens, und wenn es nach hinten schaukelte, ließ ich den Ledergurt etwas los und lehnte mich so weit wie möglich zurück, so dass ich seine Bewegungen in dem Moment auslöste, in dem ich versuchte, mit ihnen in einen perfekten Rhythmus zu kommen. Ich drehte meine Hüften und wackelte mit meinen Oberschenkeln, bis es unter mir ganz warm wurde. Mein Pyjama kratzte und klebte an meinen Beinen. Meine Haut fühlte sich feucht an. Niemand wusste davon; niemand konnte es wissen. Ich wusste, dass dies etwas Vertrauliches war, aber ich wusste nicht, warum. Ich vergaß, dass ich hätte im Bett sein müssen, und dass ich, selbst wenn ich noch nicht unter der Decke zu liegen brauchte, nicht einen solchen Lärm hätte machen dürfen; ich schaukelte schneller, trieb das Pferd, indem ich meinen Körper im Sitz ruckartig nach vorn warf und meine Knie in seine Flanken presste, quer über den Fußboden bis zur hinteren Wand.

Als mein Vater die Tür öffnete und das Licht einschaltete, drehte ich *Peaches* von ihm weg, und die Kufen prallten von seinem Fuß zurück. Unter mir fühlte es sich warm an, und ich wollte nicht aufhören. «Hü.»

«Daver Baver», sagte mein Vater, den meine reiterlichen Künste offensichtlich belustigten, der aber gleichwohl versuchte, dem Gesetz Geltung zu verschaffen. So weit reicht jedenfalls mein Gedächtnis; aber wer weiß, wie genau meine Erinnerungen sind. Ich war vier, vielleicht fünf Jahre alt. «Deine Mutter und deine Geschwister wollen schlafen. Und ich wollte es auch. Du weckst doch das ganze Haus auf.»

«Ich werde jetzt ganz ruhig sein, Dad.»

«Du musst wieder zurück ins Bett, Daver B.»

«Aber ich bin nicht müde.»

«Weißt du eigentlich, wie spät...»

«Aber es macht solchen Spaß.»

Jedes Mal, wenn *Peaches* nach vorn schaukelte, plumpste ich mit dem Unterleib gegen die glatte Oberfläche des Sitzes, und ein Prickeln durchfuhr meinen ganzen Körper. Ich umklammerte mein Pferd und ruckelte absichtlich mit einer aberwitzigen Wendung weg von meinem Vater direkt auf die Wand zu. Ich krümmte mich rückwärts und vorwärts, bis es wehtat und ich nicht mehr reiten konnte. Mein Vater brachte *Peaches* von hinten zum Halten, umfasste mich an der Hüfte, hob mich hoch und wirbelte mich mit schnellen Bewegungen durch das Zimmer – Flugzeug! –, dann ließ er mich hinunter und warf mich aufs Bett. Hui! Dann sang er mir zum Einschlafen mein Lieblingslied von einem Jungen und dessen Vater und einer Spottdrossel vor.

Immer wieder verfolgt mich ein Traum, in dem ich die Eingangstür meines früheren Elternhauses öffne und meinen Vater erblicke, der einen abgeschrägten Holzklotz, den Türstopper, in der Hand hält. Ohne seine Brille hält er mich in der unbeleuchteten Diele für einen Einbrecher. Mit einem 7,5 mal 12,5 Zentimeter großen Stück Holz will er mich aufhalten. Er umklammert das Holz, bekommt dabei einen Splitter in die Handfläche und lässt den Türstopper auf seine Schuhe fallen. (Mein Dad als merkwürdiger Zerberus.)

«Schön, dich zu sehen, Vater», sage ich, obwohl ich ihn nie in meinem Leben «Vater» genannt habe.

Kein Licht brennt im Haus. Es ist vier Uhr im Februar, und ich hätte gern eine Lampe, eine Kerze oder irgendeine Flamme, um die Kälte von den Wänden und aus den Holzdielen herauszubekommen. Die Fenster sind geschlossen und die Rollläden heruntergezogen.

«Schlepp nur keinen dreckigen Schnee ins Haus», sagt er. «Tritt dir draußen sorgfältig die Schuhe ab.» (Ist mein Vater jetzt plötzlich Martha Stewart, «Amerikas beste Hausfrau»? Übrigens habe ich meinen ersten Schnee gesehen, als ich gen Osten zog und aufs College ging, obwohl ich in Kalifornien groß geworden bin.)

Willkürlich angehäufte Schneewehen erheben sich aus dem Acker, und im faden Sonnenlicht werfen die Bäume ihren Widerschein auf die Schneedecke wie riesige umgeknickte Regenschirme. Der Sturm fegt den Schnee vom Boden hoch, durch die Bäume und gegen die Fenster des Hauses.

Im Wohnzimmer schaukelt er in seinem Stuhl, seine Füße ruhen auf dem Hocker. Seine Hände sind im Schoß gefaltet – er gibt ein recht feminines Bild ab. Er öffnet den Mund, aber es kommen keine Wörter heraus. Zeitungen (mit Artikeln, die er geschrieben hat, wie ich vermute) liegen kreuz und quer verstreut auf dem Boden. Ich sitze etwas entfernt von ihm auf den Sprungfedern einer Couch ohne Kissen.

Unter der gläsernen Tischplatte neben ihm steht ein Schwarzweiß-Foto, das ihn auf einer Bergtour zeigt, in der einen Hand einen Wanderstab, in der anderen eine Pfeife. Er trägt auf dem Foto einen Rucksack, dreht sich halb der Kamera zu; das Sonnenlicht lässt sein Gesicht in dieser Aufnahme ganz besonders gut aussehen. (Die Hochsierra: Berge von einer solch magischen Bedeutung für meine Kindheit wie sie nur den heimischen Verheißungen von Schönheit und Frieden zukommt; zerklüftete Gipfel, weit, weit entfernt, und doch so allgegenwärtig in meiner Vorstellung.)

Ich öffne den Fensterladen: Draußen dämmert es, was mich überrascht. Der Wind bricht Zweige von den Ästen. Die Schneeverwehungen sind jetzt noch höher.

«Ist der Gang frei?», fragt er.

Der Gang von der Eingangsterrasse bis zur Straßenauffahrt

liegt unter einer Schneedecke, die mehr als fünfzig Zentimeter hoch ist.

«Nein, Vater», sage ich. «Warum?»

«Ich warte auf einen Brief», sagt er. (Will sagen: einen Brief von mir.) «Schaufelst du den Gang frei?»

Ich schaufle den Schneehaufen zu beiden Seiten von mir weg. Das Gewicht der Schippe und eine plötzliche Windbö bringen mich zu Fall. Er steht hinter der vergitterten Eingangstür in seiner Jacke, die so weit ist, dass er sie als Schlafanzug benutzen könnte. Die Taschen befinden sich in der Höhe seiner Knie, und die aufgebauschte Kapuze umrahmt sein Gesicht – ein spindeldürrer jüdischer Eskimo.

Ich schlage mit dem Schaufelblatt auf das Eis, aber es ist festgefroren. Er verlässt die Eingangsterrasse und schlurft mühsam hinunter, bis wir zur Straße gelangen, auf der rund dreißig Zentimeter hoher Schnee liegt. Wir stapfen zum Postamt am Ende des Häuserblocks. Gebrechlich wie der Bewohner eines Altersheims hält er sich an meiner Schulter fest, um nicht zu stürzen.

Das Postamt ist ein altes Backsteingebäude. Seine Zementstufen sind schneebedeckt, und seine Holztür hängt teilweise schief in den Angeln. Drinnen gibt es Bänke, einen verzogenen Fußboden und ein paar Hundert Post-Schließfächer: rosenfarbene gläserne Rechtecke mit schwarzen Ziffern.

Er zieht seine Jacke aus und benutzt sie als Kissen, kniet sich dabei auf den Boden, betätigt die Nummernscheibe eines Fachs und bearbeitet es so lange, bis es aufgeht. Er schlägt dabei mit der rechten Hand gegen die Seiten des Fachs.

«Der Brief ist verspätet eingetroffen», sagt er, zum wiederholten Male. (Ich habe versagt, wieder einmal.)

Draußen ist der Himmel schwarz und ausdruckslos, er hat die Farbe meiner Handschuhe. Zu durchgefroren, um sich zu bewegen, klammert mein Vater sich an meinen Arm. An seiner

Kapuze sammelt sich Eis und macht sie zu einer komischen Kopfbedeckung. Er hustet nicht mehr, schließt seine Augen und atmet schwer. Jeder Rückweg ist immer auch eine blitzartige Vorausschau. Und dann ist der Traum zu Ende.

Das (schnell) verlorene Paradies

Natalie feierte ihren zehnten Geburtstag mit zwölf ihrer engsten Freundinnen bei *Skate King*, wo die Lichter schummrig sind, die Diskokugel glitzert, die Musik alle dreißig Sekunden anschwillt und *Kings* und *Queens* an den Toilettentüren steht. Die Mädchen trugen Rollerblades und wirkten außergewöhnlich groß, als ob sie Stöckelschuhe trügen. Mein Vater, der an Natalies Ehrentag ihr zuliebe extra von der Bay Area nach Seattle raufgekommen war, meinte auf der Party beiläufig zu mir, Natalie sehe ein wenig drall aus, ihr Bauch schöbe sich schon über den Gürtel; ich fragte ihn, ob er mit seinen Bemerkungen nicht endlich einmal aufhören könne.

Einige von Natalies Freundinnen kauften sich Freundschaftsbänder, die sie sich um den Hals banden: Ein Mädchen trägt die eine Hälfte, ihre beste Freundin die andere. Um einige Mädchen gab es ein ziemliches Gerangel. Natalies beste Freundin, Amanda, bat den DJ, einen Song von Michelle Branch zu spielen, und als er aufgelegt wurde, strahlte Amanda.

Als sie bemerkten, wie die Lichter langsam ausgingen, stürzten die jüngeren Mädchen alle auf die Eisbahn. Sie liebten die dunkle Atmosphäre, die ihnen das Gefühl gab, nicht so sehr erkannt zu werden, und doch trugen Natalie und etliche ihrer Freundinnen orangefarbene Leuchtstäbe. Sie wollten also nicht, dass man ihre Körper wahrnahm, aber zugleich wollten sie sehr wohl, dass man ihre Körper wahrnahm. Das war, wie ich sagen will, der Haken an der Geschichte.

Die Mädchen liefen rückwärts. Dann liefen sie in die normale Richtung. Nach einer Weile tanzten sie den Limbo. Der DJ spielte die Standardnummern: «I Will Survive», «Gloria», «YMCA», «Stayin' Alive», Madonna, Black Eyed Peas, Avril Lavigne, Usher. Einige von Natalies Freundinnen kauften sich Kunststoffrosen. Zwei junge Teenager trieben es in einer entfernten Ecke ziemlich heftig. Mein Vater bemerkte das natürlich sofort, informierte die Aufsicht – und schnell hatte der Spaß ein Ende. Ein skurriler Puritanismus: seine Abscheu gegen jedwede Bekundung von Zuneigung in der Öffentlichkeit. Immer wenn Laurie und ich gemeinsam mit ihm ins Kino gehen und ich meinen Arm um sie lege oder ihre Hand halte, bekommt er unweigerlich – und wohl auch unbewusst – einen Hustenanfall, bis wir die öffentliche Liebesbekundung beenden.

Als Vater einer Tochter, die immer noch eine glühende Anhängerin der Eisbahn von *Skate King* ist, finde ich die Anlage absolut entsetzlich. Sie dient lediglich dazu, die Kinder in ihrem Empfinden zu bestärken, sie seien Zauberwesen und überführt dieses Gefühl in ein sexuelles Verlangen – einen gemeinsamen Marsch in Zukunftserwartungen. Für Natalie und ihre Freundinnen ist der Besuch von *Skate King*, wenn auch unausgesprochen, zugleich das Schwärmen vom anderen Geschlecht, ohne dass man diese romantischen Gefühle ernst nehmen, geschweige denn ihnen nachgeben muss. Als es dunkel wurde, ergriff Natalie Amandas Hand und sang lippensynchron zu einem Song von Aaron Carter.

Der letzte Song am Nachmittag war *The Hokey Pokey*, den, wie mir der DJ erklärte, «Erwachsene nicht unbedingt mögen». Natürlich mögen Erwachsene diesen Song nicht (mit Ausnahme meines Vaters, der unbedingt einstimmen wollte, bis Natalie ihn durch verzweifeltes Fuchteln bat aufzuhören); man muss sich nämlich voll einbringen und mit ganzem Körpereinsatz dabei sein. Doch wie – so fragten sich Natalie und ihre Freundinnen – sollten sie das nur anstellen?

Bei Mädchen beginnt die weibliche Brust im Alter von acht bis zehn zu knospen, zwischen dem zwölften und achtzehnten Lebensjahr ist die Entwicklung abgeschlossen. Mädchen bekommen ihre ersten Schamhaare und ihre Achselbehaarung zwischen dem neunten und zwölften Lebensjahr und entwickeln die Körperbehaarung von Erwachsenen zwischen dem dreizehnten und vierzehnten Lebensjahr. Vor Jahren hörte ich einmal, wie jemand illegalen Sex mit Minderjährigen durch den Satz verteidigte: «Wenn Gras auf dem Platz ist, sollte man den Ball auch spielen.» Im Jahre 1830 bekamen Mädchen üblicherweise ihre erste Periode mit siebzehn. Dank der verbesserten Ernährung sowie dank der Fortschritte im allgemeinen Gesundheitszustand und bei den Lebensbedingungen liegt das normale Alter für die erste Menstruation in den USA heute bei zwölf (in den Sechzigern bei zwölf Jahren und neun Monaten, in den frühen Neunzigern bei zwölfeinhalb Jahren und zu Beginn unserer Dekade bei zwölf Jahren und vier Monaten). Mädchen werden zunehmend dicker, was auch dazu beiträgt, dass die Menstruation ausgelöst wird.

Der durchschnittliche Menstruationszyklus liegt bei etwas mehr als 29 Tagen. Der Zyklus der Mondphasen beträgt 29,53 Tage. Nach Darwin hängt die Menstruation vom Einfluss des Mondes auf den Rhythmus der Gezeiten ab, eine Hinterlassenschaft unseres Ursprungs im Meer. Bei Lemuren fallen Östrus und Begattung zumeist in die Zeit des Vollmonds.

Im Alter von neun oder zehn Jahren vergrößern sich Hodensack und Hoden beim Jungen, und sein Penis wird länger; im Alter von siebzehn hat sein Penis die Länge und die Form wie bei einem Erwachsenen. Das Schamhaar sowie die Achsel-, Bein-, Brust- und Kopfbehaarung beginnen sich bei Jungen im Alter von zwölf herauszubilden, der volle Umfang des Haarwuchses von Erwachsenen ist mit fünfzehn Jahren erreicht. Die erste Ejakulation vollzieht sich gewöhnlich im Alter von zwölf oder dreizehn, die meisten Jungen haben mit vierzehn Jahren alle zwei Wochen einen feuchten Traum. Ich habe die Namen fast aller Mitschüler der Mittelstufe vergessen, aber ich werde nie Pam Glinden und Joanne Liebes vergessen – Busenfreundinnen, üble Mädchen, bekannt als «Drogensüchtige» –, vor deren im Jahrbuch abgebildeten Fotos ich während der ganzen achten Klasse masturbiert habe. Damals erschien diese Handlung als magisch, geheim, pervers, ungewöhnlich, von hohem Stellenwert. Aber das war sie nicht. Durch meinen Körper floss Blut, das zu irgendeinem Zeitpunkt in der nicht unvorhersehbaren Zukunft (von, sagen wir: höchstens 18 000 Tagen) aufhören wird zu fließen. Mein Dad wird bald tot sein; eines Tages werde ich tot sein; trotz – oder vielleicht wegen – all der Fakten, die in diesem Buch erfasst sind, empfinde ich diese beiden Tatsachen immer noch als bedrückend.

«Der Unterschied zwischen Sex und Tod ist,» – so erläutert Woody Allen – «dass man das mit dem Tod allein regeln kann und keiner sich über einen lustig macht.»

Jungen sind schwerer und größer als Mädchen, weil ihre Gesamtwachstumsperiode länger ist. Der Wachstumsschub bei Jungen erfolgt zwischen dem dreizehnten und sechzehnten Lebensjahr; im Spitzenjahr ist ein Zuwachs von rund zehn Zentimetern zu erwarten. Bei Mädchen beginnt der Wachstumsschub mit elf, kann im Spitzenjahr rund siebeneinhalb Zentimeter erreichen und ist mit vierzehn Jahren fast vollendet. Mit achtzehn beträgt das Wachstum bei Jungen nicht einmal mehr zwei Zentimeter, bei Mädchen sogar etwas weniger, denn sie haben dann ihre Größe bereits zu 99 Prozent erreicht. Zwischen meinem fünfzehnten und achtzehnten Lebensjahr bin ich von rund 1,63 auf über 1,85 Meter gewachsen; ich komme mir heute immer noch klein vor. Natalie, die kleiner ist als die meisten ihrer Klassenkameradinnen, ist auf mich wütend, weil sie bis zum Ende der Highschool nicht so stark gewachsen ist wie ich. Sie kann es nicht abwarten, endlich «in die Höhe zu schießen».

Als Natalie zwei Jahre alt war, zogen Laurie und ich sie an, um sie zur Tagesbetreuung zu bringen. Mein Vater war in der Woche gerade zu Besuch bei uns. Natalie schrie wie wahnsinnig und beschwerte sich darüber, dass es die falschen Sachen seien, die wir ihr anziehen wollten – dies Stück hatte die falsche Farbe, das war zu eng. Immer wieder rief sie: «Meine, meine, meine.» Ich fragte hinterher meinen Vater, was sie uns nach seiner Auffassung damit wohl hatte sagen wollen, und er antwortete: «Sie wollte sagen: ‹Diese Körperteile, diese Beine, diese Arme – das sind meine, die gehören mir. Geht nicht so mit meinem Körper um. Es ist mein Körper.›» Ich fragte ihn, ob ich mich als Kind jemals auch so verhalten habe, worauf er fragte: «Machst du Witze? Du hast mich und deine Mutter auf die Palme gebracht, besonders im ersten Jahr. Du warst ein richtiger Schreihals!»

Aktuelle Meldung:
Wir sind Tiere

Meine Freundin Suzanne schickte mir per E-Mail eine Nachricht über ihre Tochter: «Naomi ist jetzt neun Jahre alt und kommt so langsam in die schwierigen Jahre. Mir ist natürlich klar, dass sich bei Teenagern zwangsläufig eine gewisse Hilflosigkeit einstellt, aber ich habe das Gefühl, dass bei Mädchen die gewohnte Vertrautheit mit ihrem Körper nicht nur vorübergehend, sondern oft sogar auf Dauer verloren geht. Ich habe immer das Bild von Naomi vor Augen, wenn sie von der Schule nach Hause kommt, sich voller Begeisterung einen Joghurt aus dem Kühlschrank holt und ihn auf der Veranda verspeist, während sie mit dem Hula-Hoop-Reifen spielt. Sie benutzt zwei Hula-Hoop-Reifen zugleich, steht praktisch still, wippt unmerklich mit ihren nicht vorhandenen Hüften, löffelt sich dabei Joghurt in den Mund und erzählt, was sie am Tage erlebt hat. Die Hulareifen kreisen ruhig wie Satelliten um sie herum, als ginge vom Inneren ihres Körpers eine starke Anziehungskraft aus. Dieses Ritual schaue ich mir immer wieder mit offenem Mund voller Staunen und Dankbarkeit an. Woher kommt nur diese Grazie? Mein Gefühl sagt mir, dass die offensichtlich ungehemmte Freude, mit der sie ihren Körper bewegt, ihr diese unglaubliche Anmut verleiht. Sie kennt ein Lied, das ich sehr gern mag. Sie kommt dann ganz ernsthaft auf mich zu und sagt: ‹Mama, Mama, ich muss dir etwas sagen.› Sie schaut mir ganz fest in die Augen, hüpft dann plötzlich mit linkischen Bewegungen auf und ab und singt ‹Den Frosch erforscht der Forscherfrosch, der Forscherfrosch erforscht den Frosch.›»

Als Natalie elf war, waren (traurig dreinblickende, sitzende, runde, kurzum: niedliche) Pandabären für sie das Schönste auf der Welt. Sie erfand ein Gesellschaftsspiel, das sie «Raus aus dem Tierheim!» nannte: Haustiere entfliehen dem Tierheim und versuchen, ein neues Zuhause zu finden. «Sex muss eigentlich ganz okay sein», erzählte sie mir, «denn die Menschen haben Sex miteinander, um neues Leben zu schaffen.» Sie kann noch heute unglaublich gut Tiere nachmachen.

Der schönste Augenblick bei Natalies wöchentlichen Fußballspielen ist für mich die Zeit nach dem Spiel: Die Eltern teilen Snacks aus, und die Mädchen sitzen alle im Kreis, sprechen gar nicht viel miteinander, sondern trinken ihren Saft, knabbern ihre Kekse, genießen die körperliche Erschöpfung und sind offensichtlich im Einklang mit sich und den anderen. Manchmal ist auch mein Vater dabei, macht einmal eine Minute Pause beim Fotografieren, wenn seine Augen müde werden, und strahlt und freut sich dann ganz einfach über die Herrlichkeit des Lebens.

Basketballkorb-Traum (I)

Zwischen Basketball und Dunkelheit hat es für mich schon immer eine merkwürdige Beziehung gegeben. Ich habe in der dritten Klasse angefangen, nach der Schule Körbe zu werfen und erinnere mich daran, wie sich Dämmerung und Schotter zu dem Gefühl vereinten, dass die Welt zwar untergehe, ich aber unzerstörbar sei. Eines Nachmittags spielte ich H-O-R-S-E mit einer Klassenkameradin, mit Renée Hahn; sie warf den Ball über den Zaun und sagte: «Ich habe keine Lust mehr, mit dir zu spielen. Du bist zu gut. Ich wette darauf, dass du bald bei den San Francisco Warriors spielst.»

Renée verstand es, sich wie ein Junge, aber zugleich wie ein Mädchen zu bewegen, und dieses H-O-R-S-E-Spiel zählt zu meinen glücklichsten Kindheitserinnerungen: Da war das Herumdribbeln in der Dunkelheit, wobei ich instinktiv genau wusste, wo der Korb hing; da war Renée, die ich nicht erkennen konnte, deren Schweiß ich aber roch und an deren Stimme ich mich orientierte, weil ich aus ihr heraushörte, dass sie mich und mein zukünftiges Leben als Spieler der Warriors liebte, das sich mir in der Tiefe der Nacht eröffnet hatte. Ich erinnere mich an den abschüssigen Halfcourt am entfernten Ende des Platzes, seinen orangefarbenen Pfahl, den orangefarbenen Ring, das hölzerne grüne Board, das metallene Netz, das im Wind scheppterte, den Sand auf dem Spielfeld, die überhängenden Eukalyptusbäume, den Zaun, über den der Ball auf die Straße flog und die Bank, auf der die Mädchen saßen und uns mit gespielter Langeweile beobachteten.

Während der ersten beiden Wochen im Sommer gingen Renée und ich fest miteinander, aber wir trennten uns, als ich nicht wagte, sie beim Fahnenklau-Spiel *Capture the Flag* zu befreien, weshalb sie an meinem zehnten Geburtstag nicht dabei war. Ich bat meine Eltern, dass Ethan Saunders, Jim Morrow, Bradley Gamble und ich für uns allein den ganzen Abend lang auf dem Platz jenseits der Straße Körbe werfen durften. Etwas zögernd gaben uns meine Eltern die Erlaubnis, und mein Vater kam alle paar Stunden zu uns herüber, um nach den Rechten zu sehen und uns mehr Coca Cola, mehr Geburtstagstorte und mehr Süßigkeiten zu bringen.

Gegen Mitternacht spielten Bradley und ich Zwei-gegen-zwei mit Jim und Ethan. Der Mond ging unter. Wir hatten eine Menge Zucker in unserem Blut, und alle von uns waren völlig geschafft und total müde. In einem Spiel, das bis 20 ging, stand es 18:18, als ich einen ganz weiten Wurf von der äußersten Ecke machte. Noch bevor der Ball auch nur meine Hand verlassen hatte, sagte Bradley: «Ein toller Wurf.»

Ich war ein guter Schütze, weil Werfen das Einzige war, das ich je gemacht hatte, und ich machte es ja nun ständig; aber selbst für mich war der Erfolg bei einem solchen Wurf unsicher. Und dennoch: Bradley wusste, dass er reingeht, ebenso wie ich, und auch Jim und Ethan wussten es. Wir waren uns genau so sicher, wie wir unsere eigenen Namen kannten oder die durchschnittliche Trefferquote der Spieler in der Startformation der Giants oder die Lebenslinien in unseren Handflächen. Ich spürte es in meinen Beinen und oben in der Wirbelsäule, die sich krümmte, als ich nach hinten fiel. Meine Finger prickelten, und meine Hand durchdrang die Nacht und zog den Wurf voller Freude durch. Wir wussten, dass der Wurf perfekt war: Als wir den Ball (den mir mein Vater zum Geburtstag geschenkt hatte) durchs Netz peitschen hörten, kam es uns vor, als hätten wir das Geräusch vor gut einer Sekunde schon einmal gehört. Was war in der Sekunde geschehen, in der wir das Geräusch schon kannten? Hatte die Welt aufgehört, sich zu drehen? Ist meine Seele ein paar Stufen nach oben geklettert? War außersinnliche Wahrnehmung im Spiel bei diesem großartigen Augenmaß? Was stand uns eigentlich zur Verfügung – war es Radar? Wann hatten wir mit dem harten Kampf eigentlich angefangen, der uns unseren Herzschlag spüren ließ?

Was die betagte Titelheldin am Ende von J. M. Coetzees Roman *Elizabeth Costello* bejahen kann, sind weder Liebe noch Kunst noch Religion, sondern allein das Geräusch der Frösche, die im Schlamm festsitzen und schreien, als sich der sintflutartige Regen gelegt hat. Nietzsche: «Es ist mehr Vernunft in deinem Leibe, als in deiner besten Weisheit.» Wittgenstein war der Meinung, unsere einzige Gewissheit komme daher, dass wir mit dem Körper handeln. Martha Graham: «Der Körper lügt nie.» Wir alle sind Tiere – zwar mit aufregenden Unterschieden, aber dennoch sind wir, in gewissem Sinne, alle ein und dasselbe Tier. Der Körper in seinen Entwicklungsstadien – von den Windeln bis zum Sarg – kann uns alles erzählen, was wir je über andere Dinge erfahren können.

Mutterschaft

Im *Alaska SeaLife Center* wurde Aurora, ein Weibchen des Pazifischen Riesenkraken, einem männlichen Kraken namens J-1 zugeführt. Sie gaben Farbsignale von sich und zogen sich in eine dunkle Ecke der Anlage im Schaubecken für «Tiefseebewohner» zurück. Einen Monat später legte Aurora Tausende von Eiern. Obwohl sich ihre Eier nicht entwickelten und die Aquaristen – das sind die Betreuer der Wassertiere – glaubten, dass die Eier unfruchtbar seien, sog Aurora an jedem Tag Wasser durch ihren äußeren Mantel und schickte Reinigungswellen über die Eier hinweg, wodurch sie sie zugleich gegen fressgierige Seegurken und Seesterne verteidigte. Selbst als die Aquaristen, die ja der festen Überzeugung waren, dass die Eier nicht fruchtbar seien, damit begannen, das Wasser aus Auroras über 13 600 Liter fassendem Aquarium abzulassen, besprühte sie ihre Eier, die auf Felsen lagerten und trocken wurden. Genau zehn Monate nach ihrer Begegnung mit J-1 (der inzwischen schon lange eingegangen war) kam es bei etlichen von Auroras Eiern zum Schlüpfen: Neun kleine Octopoden erhielten ihre Nahrung durch einen elektronisch gesteuerten Einspeisungsautomaten in einem Aufzuchtbecken. Die Weibchen der Pazifischen Riesenkraken gehen normalerweise ungefähr dann ein, wenn die Brut schlüpft, hauptsächlich, weil sie monatelang nichts fressen und ihre ganze Energie darauf verwenden, ihre Eier zu verteidigen. Aurora machte jedoch, so der Aquarist Ed DeCastro, einen eher gestärkten Eindruck und «hütete immer noch ihre Eier».

Im siebten Schuljahr fand Natalie zunehmend Gefallen daran, Laurie zu kritisieren: Sie habe irgendeine Auskunft falsch verstanden, sie habe noch Essensreste zwischen den Zähnen, sie mache zu viele Geräusche beim Kauen oder – und dies bemängelte sie besonders – sie spreche beim Essen. Dies waren, wie ich jetzt weiß, die ersten Faustschläge der offenbar unerbittlich geführten Auseinandersetzung zwischen Mutter und Tochter, die unser Haus für etliche der nächsten Jahre beherrschen sollte.

Mein Vater nimmt eine Menge Medikamente ein, um seine Angst, seine Depression und seine Schlaflosigkeit zu bekämpfen. Vor nicht allzu langer Zeit in diesem Jahr habe ich gemeinsam mit meinem Vater dessen Psychiater aufgesucht, um sicherzustellen, dass mein Vater die Medikamente in der richtigen Kombination einnimmt. Nach Ende der Sitzung hatte ich noch einige Minuten Gelegenheit, den sehr auf die Freud'sche Sicht ausgerichteten Psychiater meines Vaters zu fragen, warum heranwachsende Töchter eigentlich so kritisch gegenüber ihren Müttern eingestellt seien. Seine Antwort lautete: «Die gesamte hormonale Energie strömt wie verrückt durch den Körper einer Tochter, und aus verschiedenen Gründen verwandelt sie sich in Groll auf die Mutter. Ich glaube, die Tochter spürt unbewusst, welche Kraft und welch enormes Druckmittel ihr der Beginn der Fruchtbarkeit verleiht, was wiederum dazu führt, dass ihr die Familie wachsende Beachtung zollt. Sie stellt für die Familie das Potential dar, sich fortzupflanzen. Die Mutter verlässt die Arena, die die Tochter nun betritt. Wenn die Familie das Problem der Auseinandersetzungen zwischen Müttern und Töchtern diskutiert, so schlägt sich nicht nur der Vater ausnahmslos auf die Seite der Tochter, sondern so machen es auch alle anderen.» (Ich kann mich allerdings nicht daran erinnern, dass mein Vater das jemals bezüglich meiner Schwester getan hätte – meine Mutter war uneingeschränkt

«Herr im Hause».) «Die Gene drängen die Familie, sich vor das fruchtbarste weibliche Mitglied zu stellen. Insofern resultiert ein großer Anteil des Grolls, den eine Tochter gegenüber ihrer Mutter empfindet, aus einem Zwiespalt: Die Tochter fühlt die ihr mit dem Einsetzen der Fruchtbarkeit zugewachsene Kraft, aber zugleich auch die ihr auferlegte Bürde, zukünftig Kinder zur Welt zu bringen.» Mein Vater saß neben mir, hörte sich das an, nickte und murmelte manchmal zustimmend, stieß mir an einigen Stellen seinen Ellbogen in die Rippen, war aber stolz auf den olympischen Weitblick seines Klapsdoktors.

Das versicherungsmathematisch
beste Lebensalter oder
Warum Kinder
kein scharfes Essen mögen

Tolstoi sagte in seinen späten Siebzigern: «So wie ich mit fünf Jahren war, so bin ich jetzt.» Vom heiligen Ignatius von Loyola stammt der Ausspruch: «Zeige mir das Kind, bevor es sieben Jahre alt ist, und ich zeige dir den Mann.» Wordsworth schrieb: «Das Kind ist der Vater des Mannes.» Ist auch der Vater der Vater des Mannes? Ich glaube durchaus, dass es so ist.

Das Alter beginnt unmittelbar nach der versicherungsmathematisch besten Lebenszeit. In den USA und den meisten anderen entwickelten Ländern liegt das versicherungsmathematisch beste Alter im siebten Lebensjahr. Nachdem man sieben Jahre alt geworden ist, verdoppelt sich das Sterberisiko alle acht Jahre.

Im Alter von fünf Jahren hat der Kopf des Menschen neunzig Prozent seiner ausgewachsenen Größe erreicht. Bis zum siebten Lebensjahr erlangt das Gehirn neunzig Prozent seines maximalen Gewichts, bis zum neunten Lebensjahr fünfundneunzig Prozent, während der Adoleszenz einhundert Prozent. Es umfasst zwei Prozent des Gesamtkörpergewichts, besteht zu sechzig Prozent aus Fett, erhält zwanzig Prozent des aus dem Herzen strömenden Blutes und verbraucht zwanzig Prozent des gesamten Sauerstoffs im Körper.

Zwischen dem fünften und dem zehnten Lebensjahr verdoppeln die Nieren ihre Größe, um mit den wachsenden Abfallprodukten des Stoffwechsels im Körper fertigzuwerden. Im Alter von sechs bis sieben erreicht das Lymphgewebe, das Antikörper bildet, seine maximale Größe.

Der Magen eines Kleinkinds hat die Form eines Kuhhorns, mit neun Jahren hat er die Gestalt eines Angelhakens; mit zwölf hat er die Form eines Dudelsacks und besitzt schon die Funktionsfähigkeit wie bei Erwachsenen.

Die Durchschnittsdauer der Aktivität eines Sechs- bis Zehnjährigen beträgt sechs Sekunden für schwachintensive und drei Sekunden für hochintensive Leistungen. «Im zehnten Lebensjahr», so sagte Schopenhauer, «regiert Merkur. Wie dieser bewegt der Mensch sich schnell und leicht, im engsten Kreise; er ist durch Kleinigkeiten umzustimmen.» Dies ist eine absolut zutreffende Beschreibung meines Vaters, denn er war immer und ist noch heute – ein ewiger Zehnjähriger.

Das Wachstum erfolgt von der Geburt bis zum Jugendalter in zwei unterschiedlichen Ausprägungen: Die erste, die sich von der Geburt bis zum Alter von zwei Jahren erstreckt, vollzieht sich in einer raschen, sich aber verlangsamenden Entwicklung; die zweite, vom zweiten Lebensjahr bis zum Beginn der Pubertät, weist einen gleichmäßigen jährlichen Zuwachs auf. Ein durchschnittliches einjähriges Kind misst rund sechsundsiebzig, ein zweijähriges knapp neunzig Zentimeter, ein vierjähriges ca. 102 und ein achtjähriges 127 Zentimeter. Während der Grundschuljahre verlangsamt sich das Wachstum des Kindes auf fünf Zentimeter pro Jahr. Die Größe im Vergleich zu den Gleichaltrigen verändert sich im Allgemeinen nach dem sechsten Lebensjahr nicht mehr stark, und die Gewichtsverhältnisse bleiben auch nahezu gleich.

Die Gewichtszunahme beschreibt eine ähnliche Kurve. Ein neugeborenes männliches oder weibliches Kind verdoppelt sein Gewicht in fünf Monaten, verdreifacht es binnen eines Jahres und vervierfacht es bis zum Alter von zwei Jahren. Zwischen dem zweiten und fünften Lebensjahr bleibt der Gewichtszuwachs in jedem Jahr ungefähr gleich: er beträgt 2 bis 2,5 Kilo. Während des Alters von sechs bis zehn schwächt sich das Wachstum ab – eine Ruhepause zwischen dem schnellen Wachstum der frühen Kindheit und der Vorpubertät. Während dieser Zeit kommt es zu einer jährlichen Gewichtszunahme von 2,5 bis 3,5 Kilo pro Jahr.

Zwischen dem Alter von sechs bis elf Jahren scheint sich der Kopf zu vergrößern, und die Gesichtszüge weisen aufgrund des Wachstums der Gesichtsknochen erhebliche Veränderungen auf. Das Gesicht entfernt sich buchstäblich vom Schädel oder wächst aus ihm heraus.

Im Alter von fünf Jahren hat das Herz seine Größe, die es bei der Geburt hatte, vervierfacht. Im Alter von neun hat es sein sechsfaches, bei Einsetzen der Pubertät nahezu sein zehnfaches Geburtsgewicht. Während seines Wachstums nimmt das Herz eine zunehmend vertikale Position innerhalb des Brustkorbs ein. Das Zwerchfell senkt sich ab und schafft dadurch mehr Platz sowohl für die Herztätigkeit als auch für die Ausdehnung der Atmungsorgane.

Bei der Geburt ist unser Mund von Geschmacksknospen ausgekleidet, die die Geschmackssinneszellen beherbergen. Die Geschmacksknospen verteilen sich u. a. auf Gaumensegel, Nasenrachen, Kehlkopf und die seitliche Oberfläche der Zunge, weshalb die meisten Kleinkinder keine scharfen Speisen mögen. Da der gesamte obere Teil ihrer Mundhöhle mit Geschmacksknospen bedeckt ist, erleben kleine Kinder den Geschmack von Tabascosauce völlig anders als Erwachsene. Mit zehn Jahren haben sich die meisten der zusätzlichen Geschmacksknospen zurückgebildet.

Die Fähigkeit, fremde Laute genau zu reproduzieren, verliert sich nach dem zwölften Lebensjahr.

Zwei bis vier Jahre vor der Pubertät haben die meisten Kinder bereits fünfundsiebzig bis achtzig Prozent der Größe und

fünfzig Prozent des Gewichts erreicht, das sie im Erwachsenenalter haben. Kurz vor dem Einsetzen der Pubertät wachsen
der Schaft und die Enden der «langen Knochen» – Oberschen-
kelknochen (Femur), Schienbein (Tibia), Wadenbein (Fibula)
– zusammen: die Heranreifung des Skelettsystems und des
Reproduktionssystems sind perfekt aufeinander abgestimmt.
Welch schreckliche Symmetrie für unser sterbliches Gerüst.

Niemand weiß, was den Beginn der Pubertät auslöst.

Geschlecht und Tod (I)

Hin und wieder wird eine Eizelle, noch während sie sich im Eierstock befindet, aktiviert und fängt von ganz allein an, sich zu entwickeln. Das Ergebnis bei Säugetieren ist ein Teratom. (Die samenbildenden Zellen des Hodens bringen auch gelegentlich Teratome hervor.) Das Ei teilt sich und durchläuft die frühen Stadien der Embryogenese scheinbar normal, vollzieht den regelrechten Entwicklungsablauf aber nicht bis zum Ende. Der Embryo bildet eine formlose Zellmasse mit einer Vielzahl unterschiedlicher Zelltypen und unfertig geformten Organen: Knochen, Haut, Drüsenbestandteile und sogar Haar.

Ein Teratom kann sich zu einem Teratokarzinom (Keimzellkarzinom), einem lebensbedrohenden Krebs entwickeln, der, wenn er – in einem Laborversuch – von einem Lebewesen auf ein anderes mit dem gleichen genetischen Stamm verpflanzt wird, ungehemmt wächst, bis es seinen Wirtskörper getötet hat. Entnimmt man jedoch z. B. einer Maus einige Zellen des Teratokarzinoms und injiziert sie in einen Mäuseembryo im Frühstadium, so wird das später neugeborene Tier völlig normal: Die Teratokarzinomzellen werden durch die Entwicklungssignale gezähmt, die vom Embryo in der Frühphase ausgesendet werden.

Mit anderen Worten: Krebszellen können sich sehr ähnlich wie die Zellen eines frühen Embryos verhalten. Viele der Gene, die für den Krebs verantwortlich sind, der im fortgeschrittenen Alter auftritt, sind eng an der Steuerung des Zellwachstums und der Zelldifferenzierung im frühen Lebensalter beteiligt. Die Gene, die im Alter so verheerende Wirkungen auslösen, wie sie sich z. B. beim Morbus Alzheimer zeigen, scheinen mit ihrer frühen Lebensform, in der sie eine nützliche Aufgabe erfüllen, identisch zu sein. In einem Teratokarzinom entwickeln sich die Keimzellen zu einem unersättlichen Parasiten des Körpers. Das Gleichgewicht zwischen dem Zweck des Körpers – der Bewahrung von Gesundheit und Leben – und den Zielen der Keimzellen – der Reproduktion – ist abhandengekommen.

Für jede Zelle gibt es eine Lebenszeit und einen Todeszeitpunkt. Zellen können aufgrund von Schädigungen und infolge einer Selbsttötung absterben. Das Verlaufsmuster beim Tod durch Selbsttötung ist so geordnet, dass man bei diesem Prozess oft vom «programmierten Zelltod» spricht, der diejenigen Zellen zerstört, die eine Bedrohung für die Unversehrtheit des Organismus darstellen – z. B. Zellen, die von Viren befallen sind, Zellen mit DNA-Schäden oder Krebszellen.

Von Dylan Thomas stammen diese Zeilen (die ich liebe und die mein Vater verabscheut):

Die Kraft, die durch die grüne Kapsel Blumen treibt, treibt meine grünen Jahre; sie sprengt der Bäume Wurzeln, ist mein Zerstörer.

Basketballkorb-Traum (II)

Als Mannschaftsmitglieder der *Bobcats* von der *Borel Middle School* trainierten wir in einer winzigen Turnhalle mit wackeligen Körben, aalglattem Linoleum und Plakaten aus grobem Packpapier, die uns zum Sieg anfeuern sollten. Ich erinnere mich an späte Trainingseinheiten mit vielen Kurzsprints und Wurfübungen am Korb. Eines Tages sagte der Coach: «Okay, Leute, jetzt will ich euch mal zeigen, wie wir für Dave einen Block bilden.» Meine Freunde liefen über das Feld, spielten Pässe, schnitten den Angriffsspieler und blockten die Verteidiger aus. Alles für mich. Positionsangriffe für mich, damit ich vom oberen Ende des Kreises oder von der linken Ecke werfen konnte – meinen bevorzugten Punkten. Es war ein Gefühl, als wolle mich die ganze Welt abschirmen und dann loslassen.

In jenem Sommer war mein Vater aus seiner Stelle als Leiter der Öffentlichkeitsarbeit des Jüdischen Wohlfahrtsverbands entlassen worden und hatte eine wesentlich schlechter bezahlte Stelle als Leiter des Sozialen Dienstes im Landkreis San Mateo übernommen. Er saß in einem Büro, das aus einem einzigen Raum ohne Klimaanlage bestand, und erkundigte sich von dort aus bei Lebensmittelhändlern, warum sie Lebensmittelgutscheine nicht akzeptierten, er rief Restaurants an und fragte die Arbeitgeber, ob sie entsprechend den Aushängen in ihrem Schaufenster wirklich die gesetzlich vorgeschriebene Chancengleichheit ihrer Angestellten beachteten. Gelegentlich flog er an Wochenenden nach Sacramento oder Washington, um weitere Zuschüsse für sein Programm zu beantragen. Watts war in Aufruhr, Detroit stand in Flammen. Die Leute in seinem Bezirk verehrten ihn. Er sagte: «Bitte, ich mache doch nur meine Arbeit.» Sie nannten ihn die *Große Weiße Hoffnung* und luden ihn zu Grillpartys, Hochzeiten und Softballspielen ein. Bei den Softballspielen spielte er alle an die Wand. Sein Jahresgehalt betrug 7500 Dollar, aber er war glücklich. Er fühlte sich wohl im Ghetto.

Nach der Schule lief ich immer zu Fuß durch die Stadt, ließ meine Bücher im Büro meines Vaters und ging dann um die Häuserblocks, um Basketball mit den schwarzen Kindern zu spielen. Ich beherrschte inzwischen einen zweifach angetäuschten Sprungwurf, einen «double pump», vom dem die Achtklässler meiner Schule noch nie gehört hatten. Anstatt beim Absprung nach oben den Wurf anzusetzen, zog ich meine Knie zurück, hing eine Sekunde in der Luft, drehte den Ball wie einen Kreisel und warf erst, als ich mich wieder dem Boden näherte. Meine weißen Freunde hassten meinen neuen Wurf. Er erschien ihnen krass, maniert, teenagermäßig, irgendwie negerhaft. Je mehr ich auf diese Art warf, desto mehr hassten mich meine weißen Freunde, und je mehr sie mich hassten, desto mehr warf ich auf diese Art. Beim Vereinstreffen am Jahresende wurde ich zum «besten Sportler» gekürt, und mein Vater sagte, als ich mich nach oben begeben habe, um die Auszeichnung in Empfang zu nehmen, sei ich wie eine echte Sportskanone marschiert. Ich hielt das damals für leisen Hohn, wiewohl mir jetzt klar wird, dass er es höchst anerkennend gemeint hat.

Vom Kindergarten bis zur achten Klasse habe ich eigentlich nichts anderes als Sport betrieben, an Sport gedacht, von Sport geträumt. Ich erlernte das Lesen dadurch, dass ich Kurzbiographien von Sportstars verschlang. Mathematik lernte ich dadurch, dass ich Durchschnittswerte von Sportlern (meine eigenen eingeschlossen) berechnete. Mit zwölf Jahren sprintete ich fünfzig Yards in sechs Sekunden, was Kinder aus allen Vierteln der Stadt dazu brachte, zu meiner Schule zu kommen, um gegen mich zu laufen. Als wir bei einem Basketballcamp im Sommer während des Trainings in der Fünfer-Formation Spielzüge wie den «Weave» trainierten, holte man extra den Leiter des Camps, der seine Profilaufbahn als Basketballspieler erst vor kurzem beendet hatte, damit er sich ansah, wie präzise die Pässe waren, die ich hinter meinem Rücken spielen konnte. Er sagte, einen Aufbauspieler wie mich hätte er in seiner aktiven Zeit gut gebrauchen können und gab mir eine deutlich bessere Note. Ich erinnere mich daran, wie ich einmal, nachdem ich gegen Ende des zwölften Innings einen Home Run geschlagen und damit den Sieg im *All-Star Game* der *Little League* sichergestellt hatte, nach Hause kam, mich in meiner Spielkleidung in die Hängematte in unserem Garten legte, Zitronenlimonade trank, süße Kekse aß und meine Leistungen mit denen der Jungs verglich, über die in der jüngsten Ausgabe von *Sports Illustrated* berichtet wurde. Mein Gott, dachte ich damals, konnte das Leben irgendwann noch schöner sein als jetzt?

Etwas zu häufig zitiert mein Vater die Zeilen «Zurück, dreh's zurück, O Zeit, auf Deiner Flucht, / Lass mich noch einmal Kind sein, sei's auch nur für heute Nacht!» Und so dreht mein Vater die Zeit zurück: «Die Schule hat mich immer gereizt. Aus einem ganz einfachen Grund: Ich kam mit allem und allen sehr gut zurecht, hatte wenige ‹schlechte› Tage. Ich konnte schon lesen, als ich in die erste Klasse kam; meine drei älteren Brüder, besonders Phil, ein Leitartikel-Verfasser der *New York Sun*, hatten dafür gesorgt. Und zu lernen, wie man richtig schreibt, war für mich eine nie versiegende Quelle der Freude und des Staunens, und das ist noch heute so. Aber ich war auch nach der Schule gut – auf der Laufbahn und auf dem Softball-Spielfeld. Es machte mir einen Heidenspaß, mich mit meinen Klassenkameraden sportlich zu messen und sie meistens zu besiegen.

Schon bald hatte ich Freunde, die sich im Glanz meines Er-
folges sonnten.»

Im Alter von Mitte zwanzig nahm mein Vater an einem öffentlichen Probespiel der *Brooklyn Dodgers* teil und blieb auch
bis zur Endrunde, als irgendjemand jeden Wurf, den er machte
– bis hinauf nach Bedford Avenue – als *Van-Lingle-Mungo*-Tref-
fer bezeichnete. Unbestreitbar habe ich meine Sport-Gene von
ihm geerbt. Als Natalie die Vorlage für das Tor gab, das ihrer
Mannschaft zur Stadtmeisterschaft im Fußball verhalf, brüstete
er sich: «Das liegt bei den Shields im Blut.»

Blutsverwandt mit einem Weltstar? (I)

In der Geburtsurkunde meines Vaters steht «Milton Shildcrout». Der Name in seinem Wehrpass lautet «Milton P. Schildcrout» (er hat nie einen zweiten Vornamen besessen, er hat ihn sich ausgedacht). Als er seinen Namen im Jahre 1946 in «Shields» abänderte, tauchten im Antragsformular sowohl «Shildkrout» als auch «Shildkraut» auf. Sein Bruder Abe benutzte «Shildkrout», der Mädchenname seiner Schwester Fay war «Shildkraut». Wen interessiert das eigentlich? Mich interessiert es. Ich möchte wissen, ob ich mit Joseph Schildkraut verwandt bin, der im *Tagebuch der Anne Frank* der Darsteller des Otto Frank war und 1938 für seine Rolle als Alfred Dreyfus im Film *Das Leben des Emile Zola* einen Oscar gewonnen hat.

Ich bin mit der klaren Überzeugung aufgewachsen, dass die Geschichte einfach stimmte – der Schauspieler war der Cousin meines Vaters; aber jetzt äußert mein Vater plötzlich sehr viel mehr Zweifel: «Es besteht die Möglichkeit, dass wir verwandt sind», pflegt er zu sagen, «aber ich wüsste nicht, wie ich es beweisen sollte.» Oder er sagt: «Habe ich ein eindeutiges Zeugnis dafür, dass er ein Cousin von uns ist? Nein.» Oder: «Mein Bruder Jack hatte eine große Ähnlichkeit mit ihm, ganz ohne Zweifel.» Zitat aus einem Brief: «Sind wir tatsächlich verwandt – die beiden Familien? Ich kann es nicht mit Sicherheit sagen. Was ist Legende an dem, was ich im Laufe der Jahre verbreitet habe, und was sind stichhaltige, unbestreitbare Tatsachen? Ich weiß es nicht.» «Aber wir könnten wirklich mit

Rudolph/Joseph Schildkraut verwandt sein – ich glaube ehrlich daran.»

Im Jahre 1923, als mein Vater dreizehn war, nahm ihn sein Vater, Samuel, mit in ein jiddisches Theater an der Lower East Side, um sich Rudolph Schildkraut anzusehen, der auf der Bühne in der Hauptrolle eines Stückes mit dem Titel *Der vilde Mensch* für den legendären Jacob Adler einsprang. Rudolph war solch ein wilder Mann: Er ergriff ein Seil und schwang sich von einer Seite der Bühne zur anderen. Nach dem Ende der Aufführung, die eine Wohltätigkeitsveranstaltung für die Gewerkschaft meines Großvaters war – die *Internationale Gewerkschaft der Beschäftigten in der Damenbekleidungsindustrie* – überzeugte mein Großvater das Bühnenpersonal davon, dass er ein Verwandter von Rudolph Schildkraut sei, und dann begaben die beiden sich hinter die Bühne.

In einer winzigen Künstlergarderobe schminkte sich Rudolph ab, entledigte sich seines Bühnenkostüms und unterhielt sich anschließend mit Samuel. Wie mein Vater berichtete, erzählte ihm Rudolph, er sei in Rumänien geboren und später im Laufe seiner Schauspielerkarriere nach Wien und Berlin gezogen. («Schildkraut» hat zwei deutsche Wortbestandteile: *Schild* im Sinne von «Schutzschild» entspricht dem englischen «shield»; die Herkunft des nur im Deutschen und Niederländischen bezeugten Wortes *Kraut* ist unklar – neben «Blattwerk» kann es auch «Kohl» bedeuten. Wir sind also die Schutzherren und Verteidiger des Kohls.) Er kam um 1910 gemeinsam mit seiner Frau und seinem Sohn Joseph nach New York, kehrte einige Jahre später nach Berlin zurück, übersiedelte dann aber endgültig im Jahre 1920 in die Vereinigten Staaten. (Joseph Schildkrauts Autobiographie aus dem Jahre 1959 – *My Father and I* – bestätigt die Richtigkeit dieser Zeitangaben, was allein besagt, dass mein Vater vermutlich das Buch eingesehen hat, bevor er mir die Geschichte erzählt hat.) Samuel fragte Ru-

dolph, ob er etwas über die Vorfahren seiner Familie wisse –
wie und wann sie nach Österreich gekommen seien. Rudolph
beteuerte, er wisse so gut wie gar nichts. Sein Leben als Schauspieler führe ihn an viele Stätten, sein Leben und Interesse
gelte dem Theater und dessen Menschen. Die beiden Männer
sprachen ungefähr zehn Minuten auf Jiddisch miteinander;
dann gingen mein Vater und mein Großvater wieder. Die wenigen Wörter, die mein Vater nicht verstanden hatte, erklärte
ihm mein Großvater anschließend.

«Wochenlang», so erzählte mir mein Vater, «erfreute ich
meine Freunde und jeden, der etwas davon hören wollte, mit
der Nachricht, dass mein Vater und ich den großen Star des
österreichischen, deutschen und jiddischen Theaters in Amerika besucht hatten – Rudolph Schildkraut. Und außerdem,
sagte ich, sei er wahrscheinlich unser Cousin. Nichts aus dem
Gespräch zwischen meinem Vater und Rudolph Schildkraut
war dazu angetan, mich oder irgendjemand anderen zu diesem sicheren Schluss zu führen, aber ich wollte meine Freunde
und Nachbarn beeindrucken und reihte Rudolph und Joseph
Schildkraut schnell in unsere Familie ein. Ich sagte: ‹Sie sind
wahrscheinlich Cousins zweiten Grades.› Wenige Tage später
machte ich sie zu ‹Cousins ersten Grades›. Rudolph Schildkraut
ging dann – wie du weißt, Dave – weiter nach Hollywood und
machte eine kurze, aber erfolgreiche Karriere als Filmschau-
spieler. Ich habe allen Leuten erzählt, dass er ein sehr viel bes-
serer Schauspieler war als sein Landsmann Emil Jannings.»

Adoleszenz

Rattlesnake Lake

Das Testosteron führt zu einem Wachstumsschub; vergrößert den Kehlkopf, löst den Stimmbruch aus, steigert die Zahl der roten Blutkörperchen, die Muskelmasse und die Libido; fördert die Herausbildung von Penis, Hodensack und Prostata; regt das Wachstum von Haaren in der Schamgegend, an den Beinen und in den Achselhöhlen an; stimuliert die Absonderung von Talg aus den Poren. Während meiner Zeit auf der Highschool war meine Akne so ausgeprägt, dass sich eine zweite Haut herausbildete. Talg trat mir aus den Poren. Bis ich siebzehn war, hatte ich noch niemanden geküsst.

Die Akne blühte auf meinem Kinn, auf der Stirn, auf den Wangen, an den Schläfen, auf der Kopfhaut und hinter meinen Ohren. Sie führte zu Entzündungen an meinem Hals, trat stellenweise an meinem Penis hervor, zeigte sich an meinem Bauch, zog sich über meinen Rücken und die Pobacken. Sie glich einer widerspenstigen, einförmigen Tätowierung. Ich hatte Milien auf der Nase, offene Komedonen auf den Zehen, dichte rotblaue Verdickungen, aus denen schließlich das Blut hervortrat, eitrige Stellen, die verschwanden, wenn man sie ausdrückte, ausgedehnte Beulen, die nicht abklingen wollten, infizierte Wunden, die bis auf die Knochen reichten, abscheuliche Narben auf der Hautoberfläche, warzenartige Schwellungen an der Seite meines Kopfes. Ich ließ Kollagenspritzen über mich ergehen, erduldete Punch-Graft-Elevationen (bei denen mit einer Stanze die Narbe auf das Niveau der umgebenden Haut angehoben wird) und chemisches Körper-peeling.

Ich wusch mich mit braunen Riegeln von Kernseife und durchsichtigen grünen Seifenstücken, milden Babyseifen, die schäumten und scharfen Seifen, die brannten. Ich trug spezielle Gels auf, klare weiße Flüssigkeiten, Schlammpackungen. Ich nahm Tabletten, einmal, zweimal, dreimal täglich; vor, während und nach den Mahlzeiten. Ich machte weiter mit Milchdiät und laktosefreier Diät, mied die Sonne oder setzte mich zu ausgiebig der Sonne aus. Ich nahm Erythromycin, Tretinoin, Cleocin, PanOxyl, Benoxyl, Isopropyl Myristate, Polyoxyl-40-stearat, BHT (Butylhydroxytoluol), HPMC (Hydroxypropylmethylcellulose). Ich besuchte Ärzte und Ärzte und Ärzte.

Mein Vater ermahnte mich ständig, bitte nicht an mir herumzukratzen. Manchmal wurde er ungeduldig und gab mir einen Klaps ins Gesicht (als wollte er mich einerseits dafür rügen, dass ich mir am Esstisch den Schorf abkratzte und andererseits sein Mitleid dadurch ausdrücken, dass er auf die Quelle des Schmerzes einschlug). Aber er hatte sicher ein Recht, sich, wodurch auch immer, frustriert zu fühlen. Meine Hände strichen unablässig über meine Haut, befühlten sie, zupften an ihr herum und schnipsten große Teile der erkrankten Oberfläche fort. Die Krankheit mit den Entzündungen erzeugte in mir einen seltsamen Narzissmus, der mich immer wieder vor den Spiegel drängte, mich zugleich aber von einer genauen Betrachtung abhielt. Ich vermochte inzwischen schon perfekt vorherzusagen, welche Arten von Spiegeln den Eindruck mildern konnten und welche – was kaum noch möglich schien – die Sache verschlimmerten.

Meine Mutter hatte immer noch Pockennarben auf ihren Wangen, die auf ihre Krankheit in der Jugend hindeuteten, außerdem rosa Hautflecken aufgrund mehrmaliger Hautkrebs-Operationen, die sie dem Umstand verdankte, dass sie als Teen-

ager zu häufig ärztlichen Behandlungen mit Röntgenstrahlen
vertraut hatte. (Die enorme Menge an Bestrahlungen, die sie
bekommen hatte, hielt man später für die mögliche Ursache
ihres Brustkrebses und ihres Todes mit einundfünfzig Jahren.)
Auf einem vergilbten Foto ihres Bruders, das ihn in khakifar-
bener Kleidung in Okinawa zeigt, sah sein Gesicht aus, als ob
es in Flammen stünde. Ein Arzt im Krankenhaus in Stanford
erzählte meiner Schwester, dass er der Dermatologe mit den
höchsten Auszeichnungen in der Bay Area sei, dass er aber
beim besten Willen nichts für die Verbesserung ihrer Haut-
qualität tun könne, bevor sie nicht mindestens einundzwanzig
Jahre alt sei. Nur das Gesicht meines Vaters war beeindruckend
makellos – obwohl, wenn er sich beim Rasieren geschnitten hat
oder wenn die Abdrücke seiner Brillengläser einen roten Fleck
auf seinen Augenbrauen hinterließen, meine Mutter behauptete, auch er habe früher Hautprobleme gehabt. Sie hatten völlig
absurde Begründungen dafür zur Hand, wer für das verantwortlich sei, was sich auf meinem Kinn herausbildete.

Während meines zweiten Studienjahres erreichten die Probleme mit den Pickeln derartig katastrophale Ausmaße, dass
ich zweimal im Monat jeweils eine Stunde für den Hin- und
Rückweg aufwenden musste, um Stickstoff-Behandlungen
von einem Hautarzt in San Francisco zu erhalten. Seine Praxis lag schräg gegenüber von einem Einkaufszentrum, in dem
sich auch eine Filiale von *Longs Drugstore* befand, wo ich dem
Apotheker als Erstes für den jeweiligen Monat mein Rezept
für das Wundermittel hineinreichte. Während ich dann darauf wartete, dass die Medikation angerichtet würde, kaufte
ich mir immer eine riesige Tüte mit roten Lakritzstangen der
Firma *Switzer*. Ich riss die Tüte auf, und selbst wenn (besonders wenn) mein Gesicht, nach all den Anstrengungen, die es
gerade hatte erdulden müssen, noch leicht blutete, verschlang
ich die Lakritzen, während ich in der Schlange vor dem Kas-

sierer stand. Aus heutiger Sicht war die Lakritze nichts anderes als eine Art Hostie, so als ob meine nässenden roten Pickel durch das Hinunterschlucken der Lakritze nun süß und appetitlich würden. Ich schlucke die Lakritzen, und schon bin ich von allem entlastet. Ich erinnere mich, dass ich diese logische Unvereinbarkeit als eine Art Rausch empfand. Mein Foto im Jahrbuch von uns Highschool-Schülern im vierten Jahr war so stark retuschiert, dass die Leute mich fragten, wer das denn sei.

In seiner Schrift *Ist Akne wirklich eine Krankheit?* stellt Dale F. Bloom heraus, dass «Akne im Jugendalter keineswegs eine Krankheit ist, sondern ein normaler physiologischer Prozess mit der Funktion, potentielle Partner so lange abzuwehren, bis die von der Akne heimgesuchte Person den Zeitpunkt der erreichten Geschlechtsreife um einige Jahre überschritten hat und somit emotional, intellektuell und physisch in der Lage ist, die Elternschaft zu übernehmen.» Dale F. Blooms These scheint mir unangreifbar zu sein.

In einer Untersuchung zeigte sich, dass von männlichen Teenagern mit den höchsten Testosteronspiegeln neunundsechzig Prozent berichteten, bereits Geschlechtsverkehr gehabt zu haben und dass von den Jungen mit den niedrigsten Testosteronspiegeln sechzehn Prozent berichteten, bereits Geschlechtsverkehr gehabt zu haben. Der Testosteronspiegel bei Jungen ist achtmal so hoch wie der bei Mädchen. Das Testosteron ist bei Jungen für den Aufbau der Muskelmasse und für die Anregung des Wachstumsschubs verantwortlich, der seinen Gipfel im Alter von vierzehn erreicht hat. Im Zeitraum zwischen dem elften und sechzehnten Lebensjahr steigt der Testosteronspiegel auf das Zwanzigfache. Im Alter von sechzehn hat das kardiovaskuläre System die Größe und den Rhythmus eines erwachsenen Menschen erreicht.

Die Haare wachsen im Monat ungefähr einen Zentimeter; am schnellsten wachsen sie bei jungen Erwachsenen, und am

allerschnellsten bei Mädchen im Alter von sechzehn bis vierundzwanzig. Hirnaufnahmen von Menschen, die ein roman-
tisches Bild betrachten, von jungen Müttern, die dem Schrei
der Säuglinge lauschen oder von Personen, die unter Koka-
ineinfluss stehen, weisen eine verblüffende Ähnlichkeit auf.
Folgt man Daniel McNeill, so «erreichen unsere Schüler im
Jugendalter den Gipfel ihrer Körpergröße, höchstwahrscheinlich als Lockmittel für die Liebe, und dann werden sie bis zum
Alter von sechzig Jahren langsam wieder kleiner.» Dazu Natalies Kommentar – und sie hat ihn wirklich abgegeben: «Das
ist fürchterlich.»

Als sie mich fragte, warum Leute Graffiti anbringen, versuchte ich zu erklären, wie Jungen als Teenager alles Vorhan-
dene zerstören müssen, um sich zu beweisen. Ich erwähnte
die Jungen in der Badeanstalt, die einfach nicht der Bitte der
netten weiblichen Aufseherin folgen wollten, bei Ende der Öff-
nungszeit das Becken zu verlassen, die dies erst taten – und
zwar postwendend –, als der männliche afroamerikanische
Bademeister sie ruppig dazu aufforderte.

An einem Sonntagmorgen, mein Vater schwelgte bei einem
Telefongespräch mit mir in seinen Erinnerungen, verkündete
mein Vater, dass er rausgehen und mir beim Punchballspie-
len zusehen wollte. Es war das erste Mal in all den Jahren,
die ich schon spielte, dass er den Wunsch äußerte, mir dabei
zuzusehen. Wir spielten auf der Straße vor meinem Haus. Un-
terbrechungen gab es nur, wenn ein Pferdewagen vorbeikam.
Mein Vater wählte seinen Beobachtungsplatz an der linken
Seitenauslinie. Ich sah ihn dort stehen und winkte, als ich zu
meinem Schlag ansetzte. Diesmal schlug ich den sogenannten *Spaldeen* – so hieß bei uns der rosafarbene *Spalding High-
Bounce Ball* – mit meiner ganzen Kraft, und er schoss wie ein
Pfeil, wahrscheinlich mit einer Geschwindigkeit von fast hundert Kilometern in der Stunde, genau auf die Stelle, an der

mein Vater stand. Vergeblich versuchte mein Vater, den Ball mit einer Handbewegung abzuwehren. Der Ball traf ihn auf seiner linken Wange, verfehlte sein Auge nur um Zentimeter.

Boyd R. McCandless meint: «Ein Jugendlicher besteht aus seinem Körper, und sein Körper besteht aus ihm.»

Tolstoi hat einmal gesagt: «Ich habe irgendwo gelesen, dass Kinder im Alter von zwölf bis vierzehn – also in der Übergangszeit zwischen Kindheit und Jugendalter – eine außerordentliche Neigung zur Brandstiftung und sogar zum Mord empfinden. Wenn ich auf mein eigenes Knabenalter zurückblicke, kann ich durchaus nachempfinden, dass es möglich ist, das schrecklichste Verbrechen ohne die Absicht zu begehen, einen Schaden herbeizuführen – einzig aus Neugierde oder aus einem unbewussten Handlungsdrang.»

Rund ein Dutzend männliche Teenager stand oben auf einem zerklüfteten Felsen in der Mitte des Rattlesnake Lake, etwa sechseinhalb Kilometer nördlich von North Bend, eine Stunde entfernt von Seattle. Mehrere gleichaltrige Mädchen taten es ihnen gleich. Ich faulenzte auf einem Floß und schaute mir alles aus der Ferne an. Die Jungen trugen abgeschnittene Jeans und hatten, von wenigen Ausnahmen abgesehen, kräftige Oberkörper. Die Mädchen trugen abgeschnittene Jeans und Bikinioberteile, waren deutlich weniger durchtrainiert. (Während des Wachstumsschubs in der Pubertät erweitert sich der Hüftumfang im Vergleich zu dem der Schultern. Bei den Jungen erweitern sich die Schultern im Vergleich zur Hüftbreite. Achtzehnjährige Mädchen haben (bezogen auf das Körpergewicht) zwanzig Prozent weniger Knochenmasse als gleichaltrige Jungen.

Der Fels war vielleicht ein Stockwerk hoch. Die Jungen entschieden sich dafür, von den höheren Felsabschnitten mit einem Kopfsprung in den See zu springen, die meisten der Mädchen hechteten auch ins Wasser, aber weniger spektakulär, weniger gewagt. Ein Mädchen, das nicht sprang, wurde ständig von ihrer Freundin bedrängt: «Ich glaube einfach nicht, dass du siebzehn bist und nicht springen willst. Wenn du es nicht tust, spreche ich nie wieder mit dir.»

Die Jungen am Rattlesnake Lake befragten sich ständig über ihre eigenen Sprünge: «Wie war der? Wie hat er ausgesehen?»

So sieht er aus: Der durchschnittliche Penis eines Mannes ist im erschlafften Zustand siebeneinhalb bis zehn Zentimeter lang und misst circa dreizehn bis achtzehn Zentimeter im erigierten Zustand. Der dokumentierte Bereich schwankt zwischen neuneinhalb bis gut vierundzwanzig Zentimeter. In den dreißiger Jahren holte man sich Mannequins aus Europa, die man entsprechend der Größe ihrer Geschlechtsmerkmale in drei Klassen unterteilte: klein, mittelgroß und amerikanisch (im Vergleich zu anderen Kulturen sind Amerikaner besessen von der Größe der Sexualorgane: der Penisse und Brüste). Lyndon Johnson urinierte häufig vor seinen Ministern, forderte seine Mitarbeiter regelmäßig auf, sich mit ihm in der Toilette zu treffen, wo er dann seine Notdurft verrichtete, und zeigte gern seinen Penis, dem er den Spitznamen «Jumbo» gab. Als er in vertraulicher Runde von einigen Reportern zu einer Erklärung dafür gedrängt wurde, warum die Amerikaner in Vietnam seien, öffnete LBJ den Reißverschluss seiner Hose, zeigte seinen Jumbo und sagte: «Deswegen.» Phallocrypte, so nennt man Hüllen, die in Neuguinea auf den Penis der Männer gesteckt werden, sind bis zu sechzig Zentimeter lang. Mein erigierter Penis misst fünfzehn Zentimeter (ein langweiliger, frustrierender Durchschnitt); ich habe ihn mehrfach nachgemessen.

Obwohl mein Vater insgesamt viel kleiner ist als ich, ist er, da bin ich (flüchtig betrachtet) ganz sicher, in der Hose merklich besser ausgestattet. Kein Wunder, dass er ein solcher Lustmolch war.

Jungen und Mädchen
im Vergleich (II)

Bei unserer Geburt beträgt das Körperfett zwölf Prozent des Körpergewichts, steigert sich auf fünfundzwanzig Prozent innerhalb eines halben Jahres und nach einem Jahr auf dreißig Prozent. Mit sechs Jahren fällt es wieder ab auf zwölf Prozent, dann steigt es bis zum Eintritt der Pubertät. Nach der Pubertät setzt sich bei Mädchen der Anstieg fort, während bei Jungen ein leichtes Absinken zu verzeichnen ist.

Während der Highschool ist die Knochenentwicklung bei den Mädchen der Entwicklung der Jungen zwei Jahre voraus. Junge Mädchen übertreffen die Jungen in Größe und Gewicht und bleiben häufig größer, bis die Jungen in der Adoleszenz den Wachstumsschub durchmachen, der die Pubertät begleitet. Die maximale Skelettentwicklung vollzieht sich bei den meisten Mädchen mit sechzehn und bei den Jungen mit neunzehn Jahren; Dates zwischen Klassenkameraden in der Highschool sind aus hormonellen Gründen erklärtermaßen eine Farce und zum Scheitern verurteilt.

«Mit siebzehn neigt man dazu, sich auf unglückliche Liebesaffären einzulassen», sagte Françoise Sagan, die es wissen sollte.

Bei Männern erreicht der Geschlechtstrieb bei älteren Teenagern oder Anfang zwanzig den Höhepunkt, bei den Frauen liegt dieser Höhepunkt erst ein Jahrzehnt später.

«Ich wollte, es gäbe gar kein Alter zwischen sechzehn und dreiundzwanzig oder die jungen Leute verschliefen die ganze

Zeit: Denn dazwischen ist nichts, als den Dirnen Kinder schaffen, die Alten ärgern, stehlen, balgen», so sagte der Schäfer in Shakespeares *Wintermärchen*.

Im Alter von fünfzehn bis vierundzwanzig kommen Männer mit dreifach höherer Wahrscheinlichkeit zu Tode als Frauen, zumeist durch waghalsiges Verhalten oder durch Gewalteinwirkung – z. B. durch Mord, Selbstmord, Autounfälle oder Krieg.

F. Scott Fitzgerald schrieb an seine Tochter Scottie: «Für Abenteuer in der frühen Jugend zahlt man oft einen schrecklichen Preis. Wie ich dir schon einmal sagte, liegt jeder Junge, der schon mit achtzehn oder neunzehn getrunken hat, heute sicher in seinem Grab.»

Basketballkorb-Traum (III)

Mein Vater war Manager eines halbprofessionellen Basketball-Teams mit dem Namen *Brooklyn Eagles*; es bestand aus Harry Glatzer, seinem Bruder Nat, der für Thomas Jefferson spielte – eine Highschool, die sie beide besuchten –, von wo aus, wie mein Vater bemerkte, «Nat aber nach der Abschlussprüfung nirgendwo unterkam», Max «Puzzy» Posnack, während der ganzen Zeit Spielführer von St. John's, Allie Schuckman, auch ein Star bei St. John's, Max «Kappy» Kaplan, ebenfalls von St. John's, Attie Jackson, einem schwarzen Spieler, der «auf dem ganzen Platz eine verwirrende Präzision» zeigte, und Isador «Midge» Serota, der «seine Tage damit verbrachte, dass er kein normales, sondern *Pickup Basketball* spielte.» Man musste den Eagles unter dem Tisch hundert Dollar zahlen (da viele der Spieler College-Sportler waren), um sie als Gegner für ein Weihnachtsmatch in Yale zu verpflichten.

Die Version der Geschichte, die mein Vater erzählt, enthält (wie alle seine Geschichten) viel Märchenhaftes. Beim letzten Mal, als er sie mir auftischte, führte er dieselben unglaubwürdigen Einzelheiten an, die er immer bringt: Als er und die sieben Spieler von Brooklyn nach New Haven gefahren sind, «hat es gegen vier oder fünf Uhr nachmittags leicht geschneit, so dass es am Steuer nicht ganz einfach war, aber Kappy war ein guter Fahrer. In der Gegend so ungefähr vierzig oder fünfzig Kilometer von New Haven entfernt, wurde der leichte Schneefall heftiger und machte das Autofahren ziemlich gefährlich.

Bei langsamer, aber gleichbleibender Geschwindigkeit kamen wir unserem Ziel, dem Basketballplatz von Yale, näher.

Ganz plötzlich spürten wir einen dumpfen Schlag gegen den vorderen Kotflügel. Ein Körper rollte über den Kotflügel und über das Auto hinweg auf die Fahrbahn. Wir hatten einen Menschen angefahren. Wir bremsten das Auto ab, rannten zu einem nahegelegenen Gehöft und benachrichtigten den örtlichen Sheriff, der etwa eine Viertelstunde später aufkreuzte und Kappy befragte, ob er, zumal bei diesen gefährlichen Wetterbedingungen, etwas getrunken habe oder zu schnell gefahren sei. Der Sheriff warf nur einen Blick auf das Unfallopfer und sagte: ‹Es ist der alte Polack, der stadtbekannte Säufer. Er hat Sie möglicherweise überhaupt nicht gesehen.›

Wir hatten die Zeit dabei ständig im Auge. Wir mussten gegen halb sieben in New Haven sein. Der Sheriff erzählte uns von einem Bauern in der Nähe, der einen Fuhrbetrieb hatte. Inzwischen war es so spät – etwa halb vier Uhr –, dass wir aufs Mittagessen verzichten und für zwanzig Dollar den Fahrdienst des Bauern anheuern mussten, um rechtzeitig zum Spiel zu erscheinen. Kappys Auto wurde zur Beweissicherung beschlagnahmt und musste in der Stadt Wilton, also dort, wo wir den Mann überfahren hatten, verbleiben. Wir stiegen in die große Limousine und gelangten gegen sieben Uhr durchgefroren und hungrig zur Turnhalle. Die Leute aus Yale waren schon wütend auf uns, weil sie glaubten, wir hätten sie versetzt.

Wir zogen uns unsere Spielkleidung an, machten ein paar Aufwärmübungen, und das erste Viertel endete mit einem Vorsprung der Yalies von zwanzig Punkten; zur Halbzeit führte Yale mit dreißig Punkten. In der Pause hat Allie mit der ganzen Mannschaft jede Menge Sandwiches verschlungen und Mineralwasser in sich hineingeschüttet. Das war wohl kaum die empfehlenswerte Nahrung für Spieler, die im Kampf auf durchtrainierte Athleten trafen, die ihrerseits ausgeruht und wohlvor-

bereitet dem Spiel gegen die ‹zähen Burschen› aus Brooklyn
entgegenfieberten. Puzzy gab der Mannschaft zur Pause ein
paar aufmunternde Worte mit auf den Weg, und die zweite
Halbzeit sah dann schon anders aus.

Puzzy, Allie und Artie erzielten nun ihre Treffer. Das Spiel
endete unentschieden. Wir spielten zwei Verlängerungen und
verloren mit einem Korb. Der Mannschaftskapitän aus Yale
bedankte sich bei uns und zahlte mir die hundert Dollar, von
denen zwanzig sofort weitergingen an den Landwirt und Fahrer, der uns zurück zur Bushaltestelle in Wilton chauffierte. Wir
bestiegen den Bus gegen Mitternacht und kamen morgens gegen sechs Uhr wieder in New York an. Die Spieler flitzten zu
den Automaten. (Die gibt's heute nicht mehr: Man warf Mün-
zen ein und konnte aus den Drehfächern Essen ziehen – von
Hauptgerichten bis zum Nachtisch.) Ich verteilte das restliche
Geld: Jeder Spieler bekam ein paar Dollar. Ich nahm mir nichts.
Wir hatten genug für die U-Bahn-Fahrkarte – fünf Cents zurück nach Brooklyn – und das Spiel war Geschichte. Es wurde
schnell zum Gespräch in der Nachbarschaft. Einen Monat später fuhr Kappy nach Wilton zurück zur Gerichtsverhandlung.
Er wurde für unschuldig erklärt. Wir haben kein weiteres Spiel
mehr bestritten.»

Warum Löwinnen Dunkelhaarige
vorziehen oder
Warum Männer und Frauen
tiefe Stimmen lieben

Das olfaktorische System – der Geruchssinn – umgeht alle Denkprozesse des Gehirns und lenkt seine Informationen ausschließlich auf die Regionen, die die Kontrolle über das Geschlechtliche und die Aggressionen ausüben. Damit sich männliche mit weiblichen Hamstern paaren können, muss dieses System unbedingt funktionieren. Männliche Mäuse benötigen es, um auf weibliche Fruchtbarkeitssignale reagieren zu können, und Säue brauchen es, um durch Eber erregt zu werden. Bei den Menschen löst der Geruch nicht mehr vorrangig eine sexuelle Reaktion aus, nirgendwo ist der Geruch für uns auch nur annähernd so bedeutsam wie im übrigen Tierreich.

Der wichtigste der menschlichen Sinne ist das Sehvermögen; der Augenschein ist das, was uns am meisten beeindruckt. *Gentlemen prefer blondes* (*Blondinen bevorzugt*) hieß die amerikanische Filmkomödie, doch Löwinnen bevorzugen Dunkelhaarige, die höhere Testosteronwerte und unter Umständen bessere Gene haben sollen.

Menschen und Angehörige vieler anderer Spezies finden Stimmen anziehend. Auch bei uns Menschen werden tiefe und rauchige Stimmen – die von beiden Geschlechtern als attraktiv empfunden werden – mit hohen Testosteronwerten und einem möglicherweise stärkeren Geschlechtstrieb und guten Genen verbunden.

Angst und Schrecken, und nicht die angenehmen Erlebnisse, die man teilt, führen eher zu einer wechselseitigen Anziehung. Die Freisetzung von Stresshormonen aktiviert die neurochemischen Systeme des Gehirns, die die Bindungsneigung fördern. In einem bekannten Experiment interviewte eine attraktive Frau junge Männer auf einer schwankenden Hängebrücke sechzig Meter über einem Fluss und auch auf dem Erdboden. Mitten im Interview gab sie ihnen ihre Telefonnummer. Über sechzig Prozent der Männer, die sie auf der Hängebrücke befragt hatte, riefen bei ihr an, aber nur dreißig Prozent derjenigen, die sie auf dem Boden interviewt hatte.

Ich war siebzehn, genau wie meine Freundin Carla, und keiner von uns beiden hatte sexuelle Erfahrungen. Es regnete in Strömen, aber die durch ein Pultdach geschützte und von undurchlässigem grünen Tuch umschlossene Terrasse hinter dem Haus von Carlas Eltern ließ uns nicht nass werden. Ich wollte draußen übernachten, mir eine Erkältung einfangen. Ich wollte leiden und schlottern. Carla wollte sich die Zähne putzen. Sie mochte den Badezimmergeruch, Spiegel und warme Toilettensitze. Mit dem Handtuch und einer Zahnbürste in der Hand stieß sie die Fliegengittertür auf und wollte ins mit Linoleum ausgelegte Bad.

Ich breitete die Schlafsäcke auseinander und entrollte sie auf dem hölzernen Fußboden. Dann schüttelte ich unsere Rucksäcke auf und stopfte sie in die Öffnungen der Schlafsäcke. Ich schubste die Bank, die im Weg stand, in die Terrassenecke, schaffte ein wenig Ordnung und wartete.

«Alles nass hier draußen», sagte Carla, als sie auftauchte. «Lass uns drinnen schlafen.»

«Nein», sagte ich, «der Regen hört gleich auf.»

Ich machte die Tür zum Haus zu, rüttelte am Türknauf und erklärte die Tür für abgeschlossen. Die einzige Möglichkeit hineinzukommen, bestand darin, dass man den Schlüssel irgendwo auf der Terrasse fand, wenn der nächste Morgen erwachte.

Carla schlüpfte unter die Decke und legte sich in ihrem Schlafsack dicht neben mich.

«Wie sehe ich aus?» fragte sie.

Ich suchte in meinem Kopf nach Adjektiven, ich wollte ihr etwas Nettes sagen, die richtigen Worte finden und dabei besonders anschaulich sein: «Zum Küssen. Traumhaft. Herrlich.»

«W-w-wie sehe ich aus?» fragte ich. Wenn ich mit Carla allein war, stotterte ich weniger, als wenn ich mit irgendjemand anderem zusammen war, aber ab und zu war das Stottern doch wieder da.

Carla lachte und ging auf die Frage nicht ein. Immer, wenn sie mich fragte, wie sie aussehe, wusste sie, ganz gleich, wie meine Antwort lautete, dass sie unwiderstehlich war. Sie wollte, dass ich auch gut aussah, aber das tat ich nun einmal nicht. Meine Pickel wollten nicht weichen, ich wollte nicht weichen, ich war nun einmal der, der ich war. Ich war nicht attraktiv. Carla wusste das. Sie konnte es sehen. Sie war nicht blind. Sie liebte mich trotzdem. Sie liebte mich wegen meines großen und vielschichtigen Gemüts – oder so. Jeder kann eine reine Haut haben (so wie mein Vater), blaue Augen (ebenso), welliges Haar (bis in die mittleren Jahre), eine angenehme Stimme (die er immer noch hat).

Wir berührten uns mit den Fingerspitzen, verschränkten unsere Finger, pressten die Handflächen wie flache Bäuche gegeneinander und drückten sie ganz fest. Ich dehnte ihre Mittelfinger zurück und fuhr mit meinem Zeigefinger zwischen ihren Fingern nach oben und nach hinten. Ich hielt sie hinten am Hals fest, schloss meine Augen, küsste sie. Überraschend setzte sie sich auf, küsste mich auch, und dann stießen wir mit der Stirn zusammen, als ich den Reißverschluss des Schlafsacks aufmachte und dichter zu ihr hinüberglitt. Sie lachte über das, was sie für meine Ungeschicklichkeit hielt. Ich küsste ihre Stupsnase. Wir pressten unsere Lippen aufeinander und verdrehten unsere Köpfe, bis ich sagte: «Heute müssen wir einfach miteinander schlafen.»

«Das weiß ich nicht», sagte sie. «Ich glaube, ich bin noch nicht so weit. Es ist kalt. Ich muss vorher wirklich noch mal ins Bad.»

Sie kroch aus ihrem Schlafsack, nahm ein paar Sachen aus ihrem Rucksack und wollte die Tür öffnen.

«Sie ist abgeschlossen», sagte ich.

Sie bewegte den Türknauf, stieß die Tür auf.

«Lügner», sagte sie.

«Ich dachte wirklich, ich hätte die Tür abgeschlossen», sagte ich.

Sie schloss die Tür leise hinter sich, während ich mich auf den Schlafsack legte. Draußen schwankten Äste wie gebrochene Arme an den Bäumen, und dicke Regenwolken machten den Himmel unsichtbar. Ich wartete auf Carla, was manchmal durchaus einige Stunden dauern konnte. In Badezimmern konnte sie sich leicht verlieren. Dort fühlte sie sich sicher, geborgen, eingeschlossen. Ihre Kulturtasche ähnelte einem Handkoffer. Sie mochte es, gepflegt zu sein. Sie redete gern von Handtüchern und Seifen und verschiedenen Sorten Toilettenpapier und wie angenehm warm und weich sie sich anfühlten. Sie spielte gern mit Wasserhähnen. Versessen auf ihre Schönheit, starrte sie stundenlang in Spiegel und verscheuchte ihre Makel.

In gewisser Hinsicht war ich im Moment einer dieser Makel. Ich war nicht Carlas Traumjunge. Ich hatte keine tiefe, rauchige Stimme. Ich war nicht der von der Löwin bevorzugte dunkelhaarige Typ.

Mein Vater schwelgte kürzlich vor mir in Erinnerungen an seine erste Freundin: «Ungefähr fünf Jahre lang, vom dreiundzwanzigsten bis zum achtundzwanzigsten Lebensjahr, bin ich mit einer Freundin deiner Tante Fay ausgegangen – mit Pearl Feinberg, einer großen und sehr attraktiven jungen Frau, die eine so klassische Figur hatte, dass alle Außenstehenden anerkennend pfiffen und ihre ‹Ohs› und ‹Ahs› ausstießen. (Wir nannten es damals nicht ‹ausgehen›, aber du weißt, was ich meine.) Pearl arbeitete als Sekretärin und gelegentlich als Mannequin für eine der großen Bekleidungsfirmen in New York. Ich hatte eine gute Stelle (als Redakteur beim *Journal-American*), eine hübsche Freundin, einen spektakulären hellbraunen Ford mit offenem Verdeck (der aussah wie das heutige VW Cabrio) und ein bisschen Geld. Ich kam mir vor, als hielte ich die ganze Welt in meinen fünfundzwanzig Jahre alten Händen.

Pearl und ich hatten immer ein riesiges Programm, wenn wir uns an den Wochenenden trafen: Wir gingen ins Kino, ins Theater, zu Picknicks, auf Partys und spielten Tennis im nahegelegenen Highland Park. Obwohl wir uns fünf Jahre lang regelmäßig trafen – alle unsere Freunde glaubten, wir würden ewig zusammenbleiben –, haben wir nie übers Heiraten gesprochen. Das war hauptsächlich meine Schuld. Wir waren beide schon lange mündig, aber ich war zu unreif, zu zaghaft und hatte eine fast krankhafte Angst davor, Verantwortung zu übernehmen. Ich war der unerfahrenste Achtundzwanzigjährige auf der westlichen Halbkugel.

Wie alle anderen Tageszeitungen in New York litt auch das *Journal-American* infolge der anhaltenden Nachwirkungen der Wirtschaftskrise unter riesigen Verlusten im Anzeigengeschäft und verringerte den Personalbestand erheblich. 1938 wurde auch ich arbeitslos. Ich ergatterte noch eine Stelle bei der *New York Post*, aber ein halbes Jahr später wurde ich auch dort entlassen. Im selben Sommer entschloss ich mich nach drei Monaten Arbeitslosigkeit, in *Chester's Zunbarg*, dem Sommer-Ferienort in den Catskill Mountains, einen Job anzunehmen. Ich hielt die Tennisplätze in Ordnung und versuchte gelegentlich, viel zu dicken Pelzhändlern und Lehrern aus der Bronx das Tennisspielen beizubringen. In dem Sommer lernte ich dort Helen kennen [die erste Frau meines Vaters], die gerade die Scheidung von einem für die Wirtschaftskolumne der *New York Times* zuständigen Journalisten hinter sich hatte und nun den größten Teil des Sommers in Chester's verbringen wollte.

Helen war eine erfahrene Frau – zumindest nach meiner Einschätzung. Von ihr erfuhr ich alles über Sex und Politik. Sie hat sich schon damals stark für die Politik der Kommunistischen Partei engagiert. Tatsächlich hat sie ein Jahr, nachdem wir uns kennengelernt hatten, ihre Stelle in der Wall Street – sie war Bibliothekarin – aufgegeben, um als freiwillige Helferin für die Partei zu arbeiten.

In dem heißen Sommer – was die Gefühle betraf und nicht das Zehn-Grad-Klima in Catskill – habe ich Pearl vollkommen vergessen. Gegen Ende des Sommers kehrte ich nach Brooklyn zurück und lebte mit Helen mehrere Monate zusammen, bevor wir heirateten. Pearl habe ich nie wieder gesehen.

Vierzig Jahre später, als ich zu deiner akademischen Abschlussfeier nach Providence kam, verbrachte ich eine Woche bei Fay, die heute in einer noblen Eigentumswohnung in Queens lebt. Als sie eines Morgens vom Einkaufen zurückkam, sagte sie als Erstes zu mir: ‹Milt, du rätst nicht, wem ich im Einkaufszentrum zufällig begegnet bin. Auch in einer Million Jahren rätst du das nicht.› Ich nannte ein paar Namen aus meiner Jugendzeit – von Freunden, zu denen ich den Kontakt verloren hatte.

‹Ob du es glaubst oder nicht›, sagte Fay zu mir, ‹ich habe

Pearl, deine alte Flamme, getroffen. Sie heißt nicht mehr Feinberg. Sie hat aus unserer damaligen Nachbarschaft einen der Jungs geheiratet, die mit uns Tennis gespielt haben. Sie heißt jetzt Richman, nach dem Namen ihres verstorbenen Mannes. Sie sieht immer noch sehr hübsch aus; ihre Haare sind jetzt grau, sie hat zwei Töchter und mehrere Enkelkinder und lebt in Queens. Sie hat mir ihre Telefonnummer gegeben. Ich habe ihr gesagt, dass du aus Kalifornien zu Besuch da bist und habe ihr ein bisschen darüber erzählt, was du so getrieben hast. Sie sagte, sie würde sich freuen, von dir zu hören.›

Tja, 1978 war ein Jahr nach dem Tod deiner Mutter. Ich war immer noch dabei, mich aus meiner Depression herauszukämpfen. Am Vortag hatte ich *Chapter Two*, das neue Stück von Neil Simon gesehen, das von dem Kummer und der Qual handelte, der sich die Hauptfigur gegenübersah, ein Schriftsteller, der kurz nach dem Tode seiner Ehefrau eine junge Frau kennenlernt. Er ringt mit der heiklen Frage, ob er diese neue Frau in sein Leben treten lassen soll. Er spricht mit seinem Bruder darüber, der ihn ermuntert, die Beziehung einzugehen – ‹Das Leben muss weitergehen› – und erzählt ihm, dass er wegen des neuen Verhältnisses starke Schuldgefühle empfindet, weil er sich noch immer tief zu seiner verstorbenen Frau hingezogen fühlt. Der Schriftsteller setzt die Beziehung am Ende fort und – als der Vorhang fällt – hat er sie geheiratet. Mir hat Neil Simons bequemer und wenig überzeugender Schluss überhaupt nicht gefallen. ‹Wie konnte er sie so schnell nach dem Tode seiner Frau heiraten?› fragte ich mich, während ich im Theater saß. ‹Was war mit den Bekundungen unvergänglicher Liebe zu seiner verstorbenen Frau, die er im ersten Akt gemacht hat? Alles nur Gerede? Was war mit den Geschenken zum Valentinstag, die er ihr regelmäßig jedes Jahr geschickt hat? Unecht wie eine Drei-Dollar-Note?› Das waren die Gründe, die ich Fay dafür nannte, dass ich keine Lust verspürte, Pearl anzurufen, geschweige denn, sie zu besuchen. Der Hauptgrund war allerdings, dass ich mich für die schofelige Art schämte, mit der ich sie behandelt hatte, für die gotterbärmliche Weise, in der ich unsere Beziehung beendet hatte. Nie anzurufen oder zu schreiben. Nichts. Beschämend. Unverzeihlich.»

Superhelden

Mein Kater, Zoomer, steht gern im Mittelpunkt und ist sehr gesellig. Sobald ich meine Schriftstücke auf dem Esszimmertisch ausgebreitet habe, liegt er schon obendrauf. Die meisten Besucher begrüßt er, indem er auf ihren Schoß kriecht. Seine Lieblingsbeschäftigung ist es, stundenlang vor dem Kaminfeuer zu liegen, während Laurie, Natalie und ich in seiner Nähe sitzen und lesen. Seine zweitliebste Beschäftigung ist es, zwischen uns dreien zu liegen, während wir uns einen Film anschauen; er schleckt Speiseeis aus unseren Schüsseln, wobei wir so tun, als ob wir es nicht bemerken. Nachts schläft er hinter Natalies Nacken und umfängt mit seinen Pfoten ihre Stirn. Verhätscheln wir ihn aber durch zu langes Streicheln, so reagiert er auf diese übertriebene Zähmung unweigerlich dadurch, dass er uns beißt oder kratzt. Zoomer liebt es, sich hinter einem Bücherschrank zu verstecken und nichtsahnende Personen, die vorbeigehen, kurz anzuticken, oder er liegt quer in einem Bücherregal, lässt eine Pfote in der Luft hängen und seinen Blick durch den Raum schweifen – so wie ein Löwe seine Augen auf die Savanne richtet und nach einer Antilope Ausschau hält. Er möchte sich und uns davon überzeugen, dass er, obwohl völlig verwöhnt, im Herzen immer noch ein Killer ist.

Von einem Zimmer zum anderen schleppt er «seinen» Teddybär – den Natalie seine Freundin nennt – und obwohl er vermutlich schon vor Jahren sterilisiert worden ist, benutzt er ihn Tag und Nacht zum Trockenbumsen und jault dabei wie ein wütender Eroberer. Er verbringt Stunden damit, am Fenster seines benachbarten Angstgegners, Fireball, zu kratzen, doch sobald er die Gelegenheit hat, Fireball von Nase zu Nase zu begegnen, beruhigt er sich und zieht sich, vorgeblich enttäuscht, in die Sicherheit seines Gewahrsams zurück. Bei den wenigen Gelegenheiten, zu denen er sich nach draußen begibt, faucht er erschreckt bei jeder Provokation und flitzt unter fadenscheinigen Vorwänden wieder ins Haus. Er muss sich selbst beweisen, dass er ein toller Kerl ist, aber in Wirklichkeit ist Zoomer ein Weichei.

Als Peter Parker im Film *Spider-Man* von einer Spinne gebissen wird und sich langsam in Spider-Man verwandelt, sagt Onkel Ben zu ihm: «Du veränderst dich, und das ist ganz normal. Aber achte nur darauf, in wen du dich verwandelst, okay?» Peters Wandlung von einem mickerigen Typ zur Spinne entspricht haargenau seiner Entwicklung vom Jungen zum Mann. Bevor er zu Spider-Man wird, trägt er sein Hemd straff und eng anliegend in der Hose – wie ein Depp; nachher trägt er Unterhemd und Hemd über der Hose. Man kann ihn nicht mehr im Zaume halten. Das gilt auch für seinen Oberkörper, der neuerdings muskulös ist, und seine Sehleistung beträgt jetzt 20/20. Peter empfindet seine Geschlechtsreife so, als ob er den Göttern das Feuer gestohlen hat: «Ich fühle die ganze Kraft, aber ich habe keine Ahnung, was sie bedeutet und wie ich sie beherrsche. Ich weiß einfach nicht, was ich mit ihr anfangen soll.» Männliche Teenager neigen zur Ansicht, dass der Geschlechtstrieb die Alltagswelt übertrumpft und verklärt. Eines der überraschenden Dinge bei meinem Vater ist, dass er, hoch in den Achtzigern, immer noch an diese Verklärung glaubt.

Als Spider-Man zum ersten Mal M.J. rettet, sagt sie zu Harry, der ihr fester Freund ist, dass es «unglaublich» gewesen sei. «Was meinst du mit ‹unglaublich›?», fragt er sie immer wieder.

Als Spider-Man dann M. J. zum zweiten Mal rettet, fragt sie ihn: «Darf ich dafür diesmal ‹Danke schön› sagen?», schiebt ihm seine Maske über die Lippen und gibt ihm einen leidenschaftlichen Kuss, wodurch beide in feuchte Ekstase geraten. Das Drehbuch macht nur zu deutlich, dass Peters neu entdeckte Fähigkeit ein Zeugungsakt ist, genauer gesagt: Onanie. «Er wackelt mit dem Handgelenk, will den kleinen Schelm zum Abspritzen bringen, aber er kommt nicht.» Bei allen drei Gelegenheiten, als Spider-Man M. J. rettet, nehmen die beiden eine Pose ein, die der Missionarsstellung sehr nahe kommt. Spider-Man auf einer Mission. Als Peter Parker hat er seinen kleinen Peter noch geparkt, als Spider-Man braucht er den mythischen Rummel eines Sex-Flugs – ohne das unschöne emotionale Großreinemachen hinterher.

Spider-Man verkörpert das Zusammentreffen der alltäglichen – asexuellen – Hälfte des eigenen Ichs mit der Hälfte des großen Jungen, die triebgesteuert ist. Nahezu jede männliche Figur in diesem Film plagt sich mit dieser Spaltung. Selbst der Einbrecher mit dem «verrückten Gesicht», der das Geld der *New York Wrestling Foundation* stiehlt und am Ende Ben bei einer Autoentführung ums Leben bringt, flüstert «Danke» und lässt ein süßes Lächeln über sein Gesicht huschen, als Peter zur Seite tritt und ihn in den Fahrstuhl einsteigen lässt. Grausamkeit und Demut halten in einem ständigen Verwirrspiel Zwiesprache miteinander. (Natalie: «Dieser Film handelt davon, wie jeder Mensch seine verborgene Seite hat. Menschen zeigen sich einem nicht immer so, wie sie wirklich sind.»)

Vor einigen Jahren, als ich an einem Samstagnachmittag in der Badeanstalt des Green Lake in Seattle meine Bahnen zog, schwamm auch mein Vater ein wenig, arbeitete anschließend kurz an den Gewichten, ging in die Sauna und döste dann weg, was er hartnäckig bestritt, wie er das immer macht. Im Umkleideraum fing ein zehnjähriger Junge an, erst ganz leise, vor sich hin zu summen, und zwar die Titelmelodie von *Batman*, die mein Vater zunächst nicht erkannte, dann aber nickte, als ich ihn darauf hinwies. In weniger als einer Minute hatte die Melodie den ganzen Umkleideraum erfasst – rund ein Dutzend pubertierender Jungen summte das Lied mit. Einige sangen ernsthaft, andere blödelten herum. Einige standen auf Bänken, andere droschen sich gegenseitig die Handtücher auf ihre Hintern. Einige tanzten splitternackt herum, andere tanzten weiter, als sie schon angezogen waren. Es war überraschend und rätselhaft, verwirrend und schön, albern und spannend zugleich, allerdings nicht für meinen Vater, der fast alle Erscheinungsformen von Massenunterhaltung – mit der wichtigen Ausnahme von Sportveranstaltungen – fürchterlich findet. «Popkultur», so erklärte er mir im Auto auf dem Heimweg, «schafft keine wirkliche Gemeinschaft. Es ist *Ersatz* für Gemeinschaft.»

Am Ende von Ann Beatties Geschichte *The Burning House* stehen sich zwei Eheleute, die sich scheiden lassen, gegenüber. Sie redet als Erste.

«Ich möchte wissen, ob du kommst oder gehst.»

Er nimmt einen tiefen Atemzug, atmet dann aus und bleibt ganz ruhig liegen.

«Alles, was du getan hast, ist löblich», sagt er. «Es war richtig, noch einmal zu studieren. Du wolltest das Richtige tun, als du versucht hast, eine normale Freundin wie Marilyn zu finden. Aber während deines ganzen Lebens hast du einen Fehler gemacht: Du hast dich mit Männern umgeben. Über alle Männer – ob sie nun verrückt wie Tucker, eine schwule Tunte wie Reddy Fox oder ob sie erst sechs Jahre alt waren – über alle will ich dir eines sagen: Männer halten sich für Spider-Man und Buck Rogers und Superman. Weißt du, welches Gefühl wir alle im Gegensatz zu dir in unserem Inneren haben? Dass wir zu den Sternen aufsteigen.»

Er ergreift ihre Hand. «Ich schaue mir dies alles aus dem Weltraum an», flüstert er, «ich bin schon ganz weit weg.»

Superman

Mein Vater lebt in Woodlake, einem Wohn- und Sportkomplex für ältere Menschen in der San Francisco Bay Area. Das ist ein Ort, an den sich zähe alte Leutchen begeben, um zu sterben. Sie selbst glauben aber, es sei ein olympisches Trainingslager: Mineralwasser und Frisbees, Jacuzzi, Sauna, Tennisplätze, Kraftraum, Bingo-Salon, Tanzlokal, schwarz asphaltierter Parkplatz, Autos mit Düsenantrieb, Wohnungen mit weißem Stuck, Eiskraut, das überall wächst. Enten quaken über einen künstlichen Teich. Gut erhaltene, von der Sonne ausgedörrte Siebziger schlendern über das Übungsgrün. Großmütter in String-Bikinis entfernen sich in großen Schritten vom Pool. Vaters Altersgenossen hüpfen auf den Tennisplätzen herum. Sie tragen weiße Tenniskleidung, Schlapphüte, modernstes Schuhwerk, die Designer-Sonnenbrillen der Filmstars und schwingen ihre übergroßen Schläger wie Rohrstöcke und Schmetterlingsnetze. Bemerkenswert an der Atelierwohnung meines Vaters ist allein die Menge der dort herumliegenden Tennisschläger und Spanner, Dosen voller Tennisbälle, Hemden, kurzen Hosen, Schweißbänder, Trainingsanzüge, Tennissocken, Schuhe und Unterwäsche. Die Wohnung ist nicht durch meinen Vater geprägt. Sie ist ein Fachgeschäft, das vom Tennissport bestimmt ist.

In fast jeder Geschichte, die er auf seiner uralten Remington-Schreibmaschine für den von Woodlake geförderten Schreibkurs verfasst – ein Dutzend Damen, ein pensionierter Zahnarzt und mein Vater treffen sich mit dem Dozenten an jedem zweiten Mittwoch –, stellt er sich selbst als einen ausgeglichenen Jasager dar, als einen Mr. Bonhomme. Er hat mehr als fünfzig

Positionen im Journalismus, in der Öffentlichkeitsarbeit und im sozialen Bereich innegehabt, ist aus vielen Stellen entlassen worden, hat fünfzig Jahre lang unter manischen Depressionen gelitten, wurde in Krankenhäuser eingewiesen, hat zahllose Elektroschock-Therapien erhalten – er ist ein Meister der Niederlage. Lily Tomlin hat an meinen Vater gedacht, als sie sagte, «Die Sprache ist erfunden worden, weil der Mensch ein starkes Bedürfnis empfindet, sich zu beklagen.» Mein Vater hat stets nach jedem bissigen Hund einen Stein geworfen, aber in einer seiner Geschichten gibt er seinem Freund den klugen Ratschlag «Du kannst nicht nach jedem bissigen Hund einen Stein werfen.» Er, der wohl die einzige Person auf der Welt ist, die einen noch schlechteren Orientierungssinn besitzt als ich, schreibt über einen anderen Freund: «Lou schafft es sogar, sich in einem Carport zu verirren. Er hat den schlechtesten Orientierungssinn aller männlichen Autofahrer im Staate Kalifornien.» Immer wieder lässt er sich viel zu schnell zu solchen Äußerungen hinreißen. Früher verspürte ich das Bedürfnis, ihn von dieser Macho-Haltung abzubringen, aber dann sah ich ein, dass er sich dadurch aufheitern konnte, dass er, anstatt sanfte Abschieds- und Gute-Nacht-Geschichten zu erzählen, sich und uns dadurch beweisen wollte, noch immer der tolle Kerl aus Brooklyn zu sein, der keineswegs bereit ist, schon zu sterben.

Eine Geschichte wie die andere beruht auf Eigenlob und Unwahrheiten: Seine Kinder aus der ersten Ehe, denen er sich entfremdet hat, sind nicht zur Feier seines 95. Geburtstags erschienen, besuchen ihn aber jetzt und bringen Geschenke mit. Er ist seit dem vierzigsten Lebensjahr kahlköpfig, aber erst jetzt hat er «sein Haar», wie er sagt, «fast gänzlich verloren». Meine Mutter stirbt mit sechzig (statt mit einundfünfzig) Jahren. Das Schreiben gibt ihm die Möglichkeit, alles unnötig zu verschönen. Mein Vater liest immer noch mit großer Begeisterung, er hat eine Abneigung gegen einfache Gefühle im Leben und in der Literatur (vor kurzem erklärte er Coetzees knallharten und grausamen Roman *Schande* zum besten Werk, das er in den letzten zehn Jahren gelesen habe), weshalb sein optimistischer Ton um so mehr fasziniert und verblüfft.

In seinen Geschichten spricht er wie ein Macher – in Wirklichkeit ist er besessen von Versagensängsten und nur so hart wie Nagellack. Ich möchte, dass er etwas über Schwächen schreibt, über seine eigenen Schwächen, doch stattdessen zitiert er zustimmend den Ausspruch eines Freundes über die Frauen: «Denk immer an die vier F: Du musst sie finden, fühlen, ficken und fortscheuchen.» Mein Vater, Sam Spade.

Er ist in armen Verhältnissen aufgewachsen, mit vier Brüdern und zwei Schwestern (seine Mutter starb, als er zwölf Jahre alt war, und eines seiner Geschwister, als er sechzehn war), aber auch bei diesem Thema herrscht die Nostalgie: «Ja, das waren noch Tage – die guten alten Zeiten, voller Unschuld, meine Sommer in völliger Zufriedenheit.» «In keiner anderen Wohnung, in der ich gelebt habe, fühlte ich mich so heimisch wie damals in Nummer 489 in New Jersey.» «Mrs. Mason hat mich sehr unterstützt, mich manchmal an ihren Busen gedrückt und mir die Tränen getrocknet.»

Meine Eltern haben sich vor dreißig Jahren, kurz vor dem Tode meiner Mutter, scheiden lassen, und sich darauf verständigt, ein äußerst schlechtes Verhältnis zueinander zu haben. Aber heute ist es eine «grundsolide Ehe» gewesen. Als mein Vater von seinem Chef einmal Urlaub erbat, sagte er zu ihm: «Ich sehe mich einer Palastrevolution gegenüber, und die drei Revolutionäre zu Hause schicken sich an, den König zu stürzen.» Den König, der er nie war. Ich möchte, dass mein Vater darüber schreibt, wie er gezwungen war, auf ewig die Krone der Königin zu polieren – gemäß ihren ständig wechselnden, peinlich genauen Anweisungen. Ich möchte ihn fragen: Was war das für ein Gefühl? Ich möchte wissen: Wie sieht es in seinem Innersten aus. Wie sieht es aus in jenem kahlen, kranken Dom? Mein Wunsch, Vater: Wenn du sprichst, dann bitte nur bodenständig. Keine Luftaufnahmen, keine lässigen Zungenübungen!

Basketballkorb-Träume (IV und V)

Das Junior-Team spielte direkt im Anschluss an die Schul-Auswahl. Als das dritte Viertel beim Spiel der Schul-Auswahl zu Ende ging, verließen wir vom Junior-Team, die wir alle unsere guten Pullover, unsere guten Schuhe und unseren einzigen Schlips trugen, die Halle, um uns für unser Spiel umzuziehen. Es machte mir Spaß, genau dann zu gehen, wenn das Spiel der Schulmannschaft interessant wurde; es gefiel mir, dass alle uns als Gruppe wahrnahmen, ich zu dieser Gruppe gehörte und jeder uns Erfolg wünschte; ich liebte es, unter den Zuschauern zu sein und dann zum eigenen Spiel aufzubrechen. Und wenn ich dann selbst spielte, wusste ich, dass die Menge da war, aber sie war schnell weit weg, genauso wie die Scheinwerfer an der Decke.

Als Neuntklässler war ich der ausgewiesene Shooter, der Gunner, wann immer wir einer Zone entgegentraten. Ich warf vier oder fünf Körbe hintereinander, zwang das gegnerische Team aus ihrer Zone und setzte mich dann hin. Ich war nicht sehr kreativ. Ich konnte niemanden durchs Dribbeln ausschalten, aber ich konnte werfen. Wenn ich einen Schritt machen konnte, etwas Platz und eine Schutzwand hatte – was wollte ich mehr? – dann konnte man auf mich setzen.

Als ich in der neunten und zehnten Klasse war, sagte mir der Coach des Junior-Teams, ich müsste lernen, den Ball bis zum Korb durchzubringen und mich mit ihm in das Getümmel unter dem Korb zu stürzen. Doch das wollte ich nicht, weil ich wusste, dass ich es nicht konnte. Ich fürchtete ohnehin, dass ich einen ganzen Schritt zu langsam sei.

Im folgenden Sommer habe ich dann richtig Basketball gespielt. Damit meine ich nicht, dass ich rund sechsundsechzigmal eingesetzt wurde (wenn ich nicht gerade bei A & W in der Gastronomie arbeitete) oder dass ich an jedem Nachmittag ein paar Stunden gespielt habe. Ich meine lediglich, dass ich im Sommer 1972 Basketball gespielt habe. Punkt. Nichts anderes, aber auch gar nichts anderes habe ich gemacht. Jeweils den ganzen Tag lang während des Sommers, den ganzen Sommer hindurch, und jeden Abend mindestens bis 22 Uhr.

Das Spielfeld in der Schule war durch einen von Eiskraut bedeckten Wall und durch die Mauern des Schulgebäudes abgeschirmt. An halbmondartig geformten Boards waren leuchtend gelb-grüne Korbringe mit Kettennetzen angebracht – nur richtig gute Werfer konnten sich mit der Korbanlage anfreunden. Das Spielfeld befand sich auf einem grasbewachsenen Hügel, von dem aus man auf die Straße sehen konnte; wenn ich mir den Garten Eden ausmale, denke ich an das Spielfeld in jenem Sommer – Trikotträger gegen Spieler ohne Trikot, Fünf-gegen-fünf, pausenlose Angriffe, bis wir aus den Latschen kippten. Ich spielte in zusammengewürfelten Mannschaften, aber auch stundenlang allein, mit Freunden, gegen Freunde, mit Leuten, die ich niemals zuvor und auch hinterher nie mehr gesehen habe, mit Männern mittleren Alters, die Sweatshirts vom College trugen und mir beim Kampf um den Ball gern mit ihren Händen an den Hintern fassten, mit jüngeren Brüdern meiner Freunde, die nicht glauben konnten, wie gut ich war, mit Spielern vom San Mateo College, die sich im Sommer fit hielten und sagten, mir könnte der Durchbruch gelingen, mit Trainern, die mir versicherten, die Zukunft ihrer Jobs hinge von meinem Leistungsverhalten ab, mit den Besitzern einer Buchhandlung für Pornos, die von mir wissen wollten, ob ich mich gern in

einem künstlerisch wertvollen Film sehen würde, mit meinem
Vater, der mich fragte, was eigentlich aus dem Begriff Team-
work geworden sei.

Ich spielte auf Asphalt, aber auch in Hallen, in meiner eigenen Fantasie, im Regen, bei heftigem Wind, der den Ball beherrschte, unter brennender Sonne. Um meine Fußgelenke trug
ich Ledergewichte, die ich nur nachts abnahm, um dadurch meine Beine zu kräftigen, damit ich höher springen konnte. Ich las
jedes verfügbare Buch über Spieltechnik. Ich übte Seilspringen:
drinnen, auf der Straße, beim Treppensteigen, beim Ausführen
des Hundes. Ganz für mich allein machte ich Übungen, die in
einem Lehrbuch beschrieben waren. Darunter eine Reihe von
Freiwürfen, Korblegern von beiden Seiten – mal mit der einen,
mal mit der anderen Hand ausgeführt, Hakenwürfen, die seitlich
zum Korb über dem Kopf durchgezogen werden, Standwürfen
aus allen Richtungen, Drehsprungwürfen im Nach-hinten-Fal-
len, Sprungwürfen nach dem Dribbling und solchen nach dem
Pass sowie Würfen, bei denen der Ball mit den Fingerspitzen im
Sprung in den Korb geschlagen wird. Dies alles wurde endlos
wiederholt. Ich wollte, dass meine Schultern so hochhängend
werden wie die von Rick Barry, dem Star der Warriors, meine
Handgelenke so straff wie bei ihm, mein Blick so gnadenlos wie
seiner. Nach einer Weile hatte ich dann das Gefühl, mein Kopf
sei der Korbrand und mein Körper sei der Ball. Ich versuchte,
meinen Kopf vollständig in meinen Körper zu versenken. Der
Basketball flog wie von selbst. An dem Punkt hörte ich dann
auf, aber das Gefühl blieb.

Mein Vater erzählte mir immer: «Basketball besteht nicht
nur aus Werfen. Du musst das ganze übrige Spiel begreifen.»
Er stellte Mülleimer auf das Spielfeld, um die herum ich meine
Schrittfolgen üben musste: den Shuffle-Step, den Schritt nach
hinten, das Dribbeln – erst mit der rechten, dann mit der linken
Hand, zwischen meinen Beinen, hinter meinem Rücken. Beim

Vorstürmen hatte ich den Ball so in die Nähe eines überhöhten Abflussrohrs zu werfen, dass er als perfekte Vorlage für einen Korbleger zu mir zurückprallte – so habe ich mir den Rest des Spiels erarbeitet.

Mr. Rossi, der Trainer der Schulauswahl, war drahtig und schnell, und die meisten von uns glaubten ihm, als er auf seine Tage als Mannschaftsführer in Santa Clara anspielte. Er hat nie viel gesagt. Er lächelte angespannt, doch ab und zu ergriff er einen beim Trikot und drückte einen gegen den Umkleideschrank. Dann lächelte er wieder.

Bei den allerersten Spielen, die ich als Elftklässler für die Schulauswahl bestritt, hatte ich die Flügelposition inne. Als wir gegen eine Mannschaft aus Redwood City antraten, erhielt ich im ersten Viertel den Ball an der äußersten Freiwurflinie, täuschte nach links, blockte rechts den Verteidiger aus und drang in den Drei-Sekunden-Raum ein – was mir eigentlich selten gelang. Mein Verteidiger blieb an mir dran, und als ich zu meinem Wurf hochstieg, hingen wir Bauch an Bauch in der Luft. Jede Vorwärtsbewegung wäre ein Offensivfoul gewesen, bei jeder Bewegung rückwärts wäre ich auf dem Hintern gelandet. Ich versuchte, mich wie ein Korkenzieher um ihn herumzuwinden, doch für den Positionswechsel im Fluge war ich nicht geschickt genug. Die Hüfte des Burschen aus dem Redwood City Team prallte gegen meine Hüfte, so dass ich mich um 180 Grad drehte und auf meinem Bein landete. Mein rechter Oberschenkel streifte mein rechtes Ohr. Ich stieß laute Flüche aus, bevor ich vor Schmerzen das Bewusstsein verlor.

Ich hatte mir eine Oberschenkelfraktur zugezogen und verbrachte den Winter im Streckverband in einem Krankenhaus. Mein behandelnder Arzt hatte die Röntgenaufnahmen falsch interpretiert und den Gipsverband zu früh entfernt, so dass bei mir ein Aluminiumstift in die Nähe des Knochens eingeführt werden musste, ich anschließend einen Stützverband ums Knie

zu tragen hatte und während des ganzen Jahres mit Krücken
herumlief. (Kürzlich habe ich mir den Stift entfernen lassen
– eigentlich aus keinem zwingenden Grunde, sondern lediglich, weil mir die Vorstellung nicht geheuer war, eines Tages
mit einem «fremden Objekt» in meinem Körper beigesetzt zu
werden. Im übrigen wäre das eine Verletzung jüdischer Vor-
schriften. Dabei wird es bei mir kein Erdbegräbnis geben; ich
werde verbrannt. Nicht, dass ich religiös wäre: Ich bin Atheist. Gleichwohl erschien es mir als ein Verstoß gegen die Ordnung der Dinge, den Stift drinzulassen.) Im Herbst sind dann
die Stützen ums Knie entfernt worden, und mein Vater versuchte, mit mir zu trainieren, um mir wieder zu Ausdauer und
Schnelligkeit zu verhelfen, gab sein Unterfangen jedoch auf,
als deutlich wurde, dass ich nicht mehr voll hinter der Sache
stand. In der Abschlussklasse war ich der zehnte Spieler in einer Zehner-Mannschaft und schrieb regelmäßig Spielberichte
über die einzelnen Partien, woraus sich eine Sportkolumne für
die Schulzeitung entwickelte. Schnell hatte ich begriffen, dass
es mir eher lag, Basketball zu beschreiben und zu analysie-
ren, als den Sport selbst aktiv zu betreiben. Ich war bezüglich
unserer mittelmäßigen Mannschaft erbarmungslos in meiner
Kritik, und der Trainer nannte mich «Ace» (nach dem Wort *ace
reporter*, was so viel bedeutet wie «Reporter-Ass» oder «Spit-
zenreporter»), denn ich war wirklich nicht sein größter Ball-
künstler. Ich konnte werfen, wenn ich frei zum Schuss kam,
aber ich verstand es nicht, jemanden schnell zu blocken oder
jemanden abzuschütteln, der mich eng verfolgte. Ich rutschte
in die Rolle des Typs für schlaue Antworten und Erklärungen,
des sachkundigen Bankdrückers, der wusste, wie man die Zone
verteidigte, der aber selbst auf dem Feld nichts brachte. Zur
tiefen Enttäuschung meines Vaters wurde aus mir nicht nur
kein Profispieler, sondern ich wurde das, was er selbst während
seines Lebens immer einmal wieder – und das durchaus mit

Vergnügen – gewesen war: ein Sportreporter. Vor einigen Jahren konnte man das in seinem Lokalblatt nachlesen, wo er in einem Artikel *Erinnerungen an alte Zeiten* veröffentlicht hatte:

Vor fünfundsiebzig Jahren gehörte ich zur Redaktion von *Liberty Bell*, der Schulzeitung der Thomas Jefferson High School, und schrieb meine nahezu unsterblichen Zeilen über die Schulmannschaften und den Sportbetrieb. Unsere Baseball- und Fußballmannschaften bezogen ständig Niederlagen; sie machten eine Wissenschaft aus der Kunst des Verlierens. Doch mit unseren Basketballteams war es anders; zweimal haben sie die Bezirksmeisterschaft gewonnen, und in meinem letzten Schuljahr kamen sie in die Endrunde der Stadtmeisterschaft.

Wir spielten gegen Evander Childs, eine Schule in der Bronx, um den Titel von New York City. Das Endergebnis des Spiels war 27:26. Im Jahre 1928 und auch noch rund ein Dutzend Jahre später gab es keine 45-Sekunden-Regel beim Ballbesitz; es gab einen Centersprung nach jedem gültigen Korbwurf; und der beidhändige Standwurf war der einzige Wurf, den die Spieler praktizierten.

Wir verloren das Spiel in den letzten Sekunden, als George Gregory, der Center der Evander Childs, der auch in der Stadtauswahl spielte, den Ball nach einem Sprungball aus zweieinhalb Metern rückwärts in den Korb klatschte. Auf dem Nachhauseweg fluchte und schluchzte ich abwechselnd während der gesamten einstündigen Fahrt mit der U-Bahn. Mit meinem Gejammer – diesem «Ich-will-und-kann-einfach-nicht-glauben-was-da-passiert-ist» – hörte ich auch am nächsten Tag nicht auf, als ich meinen Kumpeln vom Spiel erzählte.

Andere Zeiten, andere Maßstäbe.

Ich sehe immer zu, dass ich meinen Vater im Frühjahr besuche, damit wir beide uns zusammen die NBA Playoffs ansehen können. Er ist ein großer Bewunderer von Burschen, die versuchen, einem Spiel ganz allein ihren Stempel aufzudrücken – Kobe Bryant, Allen Iverson. Solo-Acts von Alleinunterhaltern. Dabei – und das widerspricht dem natürlich völlig – zischt er verständnislos bei jedem schlechten Abspiel, bei jeder überharten Verteidigung, vergleicht jedes Mal den vorhandenen oder fehlenden Mannschaftsgeist mit dem der New York Knicks aus dem Jahre 1970. Er schwärmt für Körper, die sich zu bewegen wissen.

Nur ein bisschen sterben

Während viele Jungen gern Superhelden sein möchten, die die Welt beherrschen, ziehen sich magersüchtige Mädchen aus der Welt und der Sexualität zurück. Heranwachsende Jungen versuchen, stark und angriffslustig zu werden, magersüchtige Mädchen hingegen versuchen, schwach und zerbrechlich zu werden. Anorexie, die weibliche Kehrseite der männlichen Gewalttätigkeit und heldischen Fantasie lässt sich unmittelbar vom Zwang pubertierender Gruppen herleiten. Weibliche Teenager entwickeln Magersucht als charakteristische Reaktion auf Veränderungen der geschlechtlichen Entwicklung. Mädchen werden magersüchtig, weil sie versuchen, dem kulturellen Ideal extremer Schlankheit zu entsprechen und/oder entsexualisieren sich. Sie möchten keine Hüften und Brüste entwickeln und fürchten sich davor, dass ihre Körper dick werden. Das anorektische Mädchen, magersüchtig, abgespannt, ohne Menstruation, mit durch Mangelernährung nur schwach ausgeprägten sekundären Geschlechtsmerkmalen, verzögert somit seinen Eintritt ins Erwachsenendasein.

Ein Aberglaube unter «primitiven» Völkern: Berührt eine Frau einen Kadaver, so hört sie auf zu menstruieren.

Neunzig Prozent der Magersüchtigen sind weiblich. Siebzig Prozent der Frauen sagen, dass das Betrachten von Models in Modezeitschriften bei ihnen Gefühle von Depression, Schuld und Minderwertigkeit auslöst. Fünfundneunzig Prozent der

Menschen, die sich verpflichten, an Programmen zur Gewichts-
reduzierung teilzunehmen, sind Frauen. Achtundneunzig Prozent nehmen das durch die Einhaltung einer Diät verlorene
Gewicht wieder zu. Frauen betrachten sich selbst als dick,
wenn sie rund sieben Kilo Übergewicht haben; Männer halten
sich erst dann für dick, wenn ihr Gewicht rund sechzehn Kilo
über dem landesweiten Durchschnitt liegt. Mein Vater ist immer mädchenhaft stolz auf seine recht schmale Taille gewesen;
das Erste, worauf er zu sprechen kommt, wenn er mich sieht,
ist die Frage, ob ich ab- oder zugenommen habe. Sein über-
schwänglichstes Lob lautet: «Du bist schlank wie eine Tanne.»
Achtzig Prozent der Menschen, die sich einen Teil ihres Dünndarms haben entfernen lassen, um bei sich eine Gewichtsre-
duzierung zu erreichen, sind Frauen. Fünfundfünfzig Prozent
der heranwachsenden Mädchen glauben, zu viel zu wiegen;
nur dreizehn Prozent der heranwachsenden Mädchen sind tatsächlich übergewichtig. Die Magersucht hat die höchste Todesrate unter allen psychiatrischen Erkrankungen. Elf Prozent der
Amerikaner würden einen Fötus abtreiben, wenn man ihnen
sagte, dass er zur Fettleibigkeit neige. Bittet man fünfjährige
Kinder, gut aussehende Menschen zu bestimmen, so zeigen sie
ausnahmslos auf dünne Personen. Kinder in der Grundschule
haben eher eine negative Einstellung gegenüber Fettleibigen
als gegenüber Raufbolden, Behinderten oder Kindern einer
anderen Rasse. Lehrer schätzen die Intelligenz dicker Kinder
üblicherweise zu niedrig und die Intelligenz schlanker Kinder
zu hoch ein. Korpulente Studenten haben geringere Chancen,
ein Stipendium zu erhalten. Magersüchtige entwickeln oft La-
nugo, weiches, wolliges Körperhaar, zu dessen Wachstum es
kommt, damit der Körper nach dem Verlust von Fettzellen die
Wärme halten kann. Magersüchtige weisen viele körperliche
Symptome des Verhungerns auf; ihre Bäuche sind aufgebläht,
ihr Haar ist matt und brüchig, die Regel setzt bei ihnen aus, sie

sind schwach und anfällig für Infektionen. Sie haben auch die psychologischen Merkmale der Hungernden: Sie sind depressiv, reizbar, pessimistisch, teilnahmslos und denken zwanghaft an das Essen. Sie träumen von Festgelagen.

Mädchen und Frauen, die in Kim Chernins Buch *The Obsession: Reflections on the Tyranny of Slenderness* zitiert werden: «Ich habe von der Krankheit *Anorexia nervosa* gehört und halte dauernd Umschau nach jemandem, der von ihr befallen ist. Ich möchte mich gern einmal neben eine solche Person setzen. Ich sage mir dann: Vielleicht hole ich mir dabei die Krankheit.»

«Eine meiner Cousinen hat immer Essen unter den Tisch geworfen, wenn niemand hingeschaut hat. Am Ende wurde sie so dünn, dass man sie ins Krankenhaus bringen musste. Ich habe sie immer bewundert.»

«Ich geniere mich, Bulimie zu haben. Es ist eine so schicke Krankheit.»

«Es interessiert mich nicht, wie lange es dauert. Eines Tages werde ich meinen Körper so weit bringen, dass er mir gehorcht. Ich werde dafür sorgen, dass er schlank und straff und fest wird. Das wird mir bestimmt gelingen, auch wenn ich dabei sterbe.»

«Die Kontrolle über seinen Körper zu haben gestaltet sich zu einer außergewöhnlichen Leistung. Man macht seinen Körper zu seinem ureigenen Reich, wo man der Tyrann ist, der absolute Diktator.»

«Guck mal und schau dir an, wie dünn ich bin, noch dünner, als du mich haben wolltest. Du bringst mich nicht dazu, mehr zu essen. Ich habe mein Schicksal unter Kontrolle, selbst, wenn es mein Schicksal ist, zu verhungern.»

«Ich bekomme eine Menge Komplimente. Meine Freunde sind eifersüchtig, aber ich habe neue Freunde gewonnen. Jungs, die mich vorher nicht auf der Rechnung hatten, wollen jetzt mit mir ausgehen.»

«Ich sage es nicht gern, aber ich würde mich lieber vollfressen als herumknutschen.»

«In all den Jahren als Therapeut bin ich noch nie auf ein Mädchen gestoßen, das seinen Körper liebt.»

Ich war in meinen Mittzwanzigern. Bevor sie ihre Kleider auszog, sagte sie, sie müsse mir etwas sagen: sie habe Herpes. Da ich in ihre betörende Zickigkeit völlig verknallt war, fand ich die vorübergehend erzwungene Enthaltsamkeit irrsinnig erotisch – so wie bei einem Keuschheitsgürtel, der das verherrlicht, was er aussperrt. Schließlich lebten wir dann tatsächlich zusammen, und als unsere Liebe endete, wurde der Herpes zu einem Thema zwischen uns. Sie schlug vor, dass wir einfach heiraten sollten, und wenn ich den Herpes kriegen würde, dann würde ich ihn eben kriegen: Wen sollte das interessieren? Ich schlug vor, sie sollte wenigstens einige der Möglichkeiten erkunden, die die moderne Medizin für uns bereithält.

Aus einer Vielzahl von Gründen passten wir zwei einfach nicht zusammen, aber heute interessiert mich – und besser kann ich es nicht ausdrücken –, welche verborgene Botschaft mir dieses Virus eigentlich übermitteln wollte. Als ich in sie verliebt war, hat mich das Virus erotisiert; als ich nicht mehr in sie verliebt war, hat es mich abgestoßen. Der Körper als solcher hat keine Bedeutungen. Wir verleihen ihm nur bestimmte Bedeutungen.

Ähnlich drückt es auch die Psychologin Nancy Etcoff in ihrem Buch *Nur die Schönsten überleben* aus: «In einem sozialen Kontext, in dem nur ein König über ausreichende Nahrungsressourcen und Arbeitskräfte verfügt, um genug essen zu können und nicht körperlich arbeiten zu müssen, so dass er dick wird, wird Prestige durch Zeichen des Überflusses verliehen. Ein dünner Mensch ist also einer, der zu arm ist, um sich viele Kalorien leisten zu können, oder auch einer, der so viel körperlich arbeiten muss, dass er kein Gewicht zulegen kann. Wenn hingegen arme Frauen dick sind (weil schlechte Nahrungsmittel so billig und leicht zu bekommen und die Frauen ungenügend gebildet sind, um die Nachteile solcher Ernährung zu kennen, und sich teure, gesunde Nahrung nicht leisten können), dann ist es ‹in›, schlank zu sein, und Zurückhaltung beim Essen sowie körperliche Bewegung werden zu Prestigeangelegenheiten.»

«Ich kann dicke Frauen nicht ausstehen», sagte eine dünne Frau im Fernseh-Thriller *The Obsession*. «Wenn ich eine von diesen Dicken in einem Café oder im Bus sitzen sehe und dort kein anderer Platz frei ist, dann kann ich da nicht hineingehen und kann da auch nicht sitzen.»

«Es ist so, als ob man sich einen Totenkopf anschaut», sagt eine andere Frau über eine Dicke in der Gemüseabteilung. «Der Ladenbesitzer sollte ihr Geld dafür geben, dass sie hier abhaut. Wem schmeckt denn noch das Essen, wenn man nach Hause kommt und diesen Anblick im Kopf hat?»

Wenn mein Vater sich über dicke Menschen mokierte, nannte er sie «Wassermelonen-Schmuggler!»

Laurie und ich veranstalten jeden Monat einen Diätwettbewerb, obwohl wir beide nicht zu dick sind. «Möchtest du noch eine zweite Portion?» «Ich habe ein Bananenbrot für dich gebacken.» Was sich bei uns abspielt? Wir sagen beide: Du siehst schön aus; ich brauche das allerdings ganz besonders; für die Liebe tue ich einfach alles.

Das Fasten befreit uns von sinnlichen Bedürfnissen und Begierden, richtet uns auf Visionen und Trancezustände aus. Moses fastete vierzig Tage lang, bevor er die Zehn Gebote empfing. Jesus fastete vierzig Tage vor seiner Erleuchtung. Die Heiligen im Mittelalter (besonders Frauen) fasteten zum Beweis ihrer Reinheit und Heiligkeit, und wenn ihr Fasten die normalen menschlichen Grenzen überschritt, so galt das als ein Gnadenerweis Gottes. Durch die bewusste Kontrolle ihrer Atmung waren Nonnen vor Jahrhunderten in der Lage, ihre Menstruation zu beenden und ihren Nahrungsbedarf einzuschränken.

Das Fasten ist für weibliche Heilige eine feste Größe. Im dreizehnten Jahrhundert sagte Margareta von Cortona: «Ich möchte vor Hunger sterben, um die Armen zu sättigen.» Thérèse von Lisieux starb im Jahre 1897, kurz vor ihrem 25. Geburtstag, an Tuberkulose. Als sie auf dem Sterbebett lag, als ihre Gedärme bluteten und sie unfähig war, das Wasser unter Kontrolle zu halten, quälte sie der Gedanke an Festbankette. Auch Gemma Galgani starb im Jahre 1903 25-jährig an Tuberkulose. Sie träumte vom Essen; wäre es recht, so fragte sie ihren Beichtvater, Jesus zu bitten, ihr den Geschmackssinn zu nehmen? Die Erlaubnis wurde ihr erteilt. Sie vereinbarte mit Jesus, dass sie fortan durch ihr eigenes Leiden für alle von Priestern begangenen Sünden büßen sollte. Während der nächsten sechzig Tage übergab sie sich bei jedem Versuch, etwas zu essen.

Im Jahre 1859 veröffentlichte der amerikanische Arzt William Stout Chipley einen Artikel, in dem er einen Zustand beschrieb, den er als «Sitophobie» (Angst vor Nahrung) beschrieb. Im Jahre 1868 hat William Withey Gull, der englische Arzt, den man verdächtigte, Jack the Ripper zu sein, die Krankheit *Anorexia nervosa* zum ersten Male erwähnt; im Jahre 1873 hat er einen Vortrag über die Störung gehalten. Im selben Jahr veröffentlichte ein französischer Mediziner, Charles-Ernest Lasègue, einen langen Artikel über das, was er als «hysterische Anorexie» bezeichnete. Lasègue beschrieb die folgenden Symptome: Die Menstruation hört auf, das Durstgefühl verstärkt sich, der Leib zieht sich zurück und verliert an Spannkraft, es kommt zu hartnäckiger Verstopfung, die Haut ist blass und trocken, der Puls ist erhöht, die Patientin ermüdet schnell und hat Schwindelgefühle, wenn sie sich nach dem Ausruhen wieder erhebt – alle diese Symptome verbindet man bis heute mit der Magersucht.

Im späten neunzehnten Jahrhundert war der schwache Appetit einer Frau der Ausweis ihrer Feinheit und Eleganz. «Sie futtert wie ein Scheunendrescher», sagte man von einer jungen Dame, die zugab, einen herzhaften Appetit zu haben; man machte spöttische Bemerkungen und Witze über sie. Viktorianische Frauen wurden selbst als werdende Mütter dazu angehalten, nie ihren Hunger kundzutun. Wenn sie ihren Appetit eingestanden, erwartete man von ihnen, dass sie nur nach leichten, süßen, delikaten Leckerbissen verlangten und nicht nach Fleisch, von dem man glaubte, es errege die sexuelle Begierde. Der Genuss einer Scheibe Roastbeef deutete bei einer Frau auf ihre niederen Instinkte hin, denen nachzugeben für sie nicht schicklich war.

Im Jahre 2004 schrieb Hilary Mantel: «Warum fühlen sich Frauen immer noch so verfolgt? Den idealen Körper kann man heute offenbar nur noch durch plastische Chirurgie erzielen. Die ideale Frau hat die Einkommensverhältnisse einer Vorstandvorsitzenden, Brüste wie eine aufblasbare Puppe, keinerlei Hüften und die engen haarlosen Schamlippen einer Sechsjährigen. Es wird immer schwieriger in der Welt. Man kann es niemandem recht machen. Kein Wunder, dass einige Mädchen aussteigen wollen. Die Magersucht als solche sieht nach einem verrückten Verhalten aus, aber ich glaube nicht, dass sie als Verrücktheit anzusehen ist. Sie ist ein gewisses Zurückschrecken, ein Vorbehalt, ein Bewahren des eigenen Ichs, ein Kampf darum, sich von sexuellen und gefühlsmäßigen Verstrickungen zu befreien. Die Krankheit drückt das Christus-Wort aus: *noli me tangere*. Fass mich nicht an, entferne dich von mir. Für ein oder zwei Jahre mag dieses Verhalten seine Berechtigung haben: bleichsichtig zu sein, weg vom Fenster zu sein, nur ein bisschen zu sterben, das Innere zu pflegen, während das Äußere darbt, sich Zeit zu kaufen. Die meisten Magersüchtigen erholen sich schließlich wieder. Anorexie kann eine kurzfristige Hilfe sein, eine Überlebensstrategie.»

In Shakespeares *Cymbeline* stirbt Imogen allem Anschein nach, als sie ungefähr fünfzehn Jahre alt ist. Ihre Brüder, Guiderus und Arviagus, stehen an ihrem Grab und stimmen angesichts des vermeintlich leblosen Körpers, der im Sarg liegt, ein Klagelied an:

> *Fürchte nicht mehr Sonnenglut,*
> *Noch des Winters grimmen Hohn!*
> *Jetzt dein irdisch Treiben ruht,*
> *Heim gehst, nahmst den Tageslohn.*
> *Jung Mann und Jungfrau, goldgehaart,*
> *Zu Schornsteinfegers Staub geschart.*

Dann öffnet Imogen ihre Augen und kommt zum Leben zurück.

Das gute alte Leib-Seele-Problem

Gemäß dem *Bundesgesetz zur Etikettierung und Werbung bei Zigaretten* muss die Werbung für Tabakprodukte in den Vereinigten Staaten eine der vier nachstehend aufgeführten Warnhinweise des *Leiters des Öffentlichen Gesundheitswesens* enthalten.

Warnung des Leiters des Öffentlichen Gesundheitswesens: Das Rauchen verursacht Lungenkrebs, Herzerkrankungen, Emphyseme und kann zur Komplikation bei Schwangerschaften führen.

    Warnung des Leiters des Öffentlichen Gesundheitswesens: Wer das Rauchen aufgibt, vermindert ernste Risiken für seine Gesundheit.

    Warnung des Leiters des Öffentlichen Gesundheitswesens: Zigarettenrauch enthält Kohlenmonoxid.

    Warnung des Leiters des Öffentlichen Gesundheitswesens: Das Rauchen kann bei Schwangeren zur Schädigung des Embryos, zu Frühgeburten und zu geringem Geburtsgewicht führen.

Alle vier Warnungen müssen mit gleicher Häufigkeit ausgesprochen werden, doch Tabakfirmen können wählen, wann sie welche Warnung aussprechen. Gemäß dem *Bundesgesetz zur Etikettierung und Werbung bei Zigaretten* wird bei der Werbung jeder der vier Hinweise des *Leiters des Öffentlichen Gesundheitswesens* mit der gleichen Häufigkeit ausgesprochen – jeder einzelne mit rund fünfundzwanzig Prozent. Bei der Stichprobenuntersuchung von zweiundfünfzig Anzeigen in achtzehn Zeitschriften erscheint die Warnung für schwangere Frauen sehr viel häufiger, nämlich im Berichtszeitraum insgesamt bei dreiundfünfzig Prozent, in den Anzeigen von Männermagazinen (*Sports Illustrated, Esquire, GQ*), während die gleiche Warnung nur in zwanzig Prozent der Anzeigen in Frauenzeitschriften (*Mademoiselle, McCall's, Ms., Vogue, Working Woman*) auftaucht.

Die Warnung, dass Zigarettenrauch Kohlenmonoxid enthält, erscheint in siebenunddreißig Prozent der Anzeigen in Frauenzeitschriften, hingegen in keiner der Anzeigen in Männerzeitschriften. Die Anzeigen mit der Warnung vor Kohlenmonoxid zeigen jugendliche, unbekümmerte und weniger ernsthaft erscheinende Frauen. Kohlenmonoxid ist ein Giftgas, das die Mechanismen der Sauerstoffbindung des Körpers beeinträchtigt; die Werbestrategen gehen offensichtlich davon aus, dass Frauen, insbesondere jungen Frauen, diese Tatsache weniger bewusst ist als Männern.

Mademoiselle, die Zeitschrift mit den meisten Zigarettenanzeigen, hat eine junge, weibliche Leserschaft. Achtundachtzig Prozent der Raucher beginnen vor ihrem zwanzigsten Lebensjahr, und die einzige Gruppe, die heute mehr als vor zwanzig Jahren raucht, ist die der heranwachsenden Mädchen.

Tabakunternehmen scheinen die Durchführung der Warnung des *Leiters des Öffentlichen Gesundheitswesens* zu manipulieren, um sie so ineffektiv wie möglich zu gestalten und dabei ihren Zweck zu entschärfen, indem sie oft Warnungen verwenden, die der Leser nach ihrer Einschätzung höchstwahrscheinlich nicht beachtet.

Immer wenn ich diese Zusammenfassung eines von Laurie vor Urzeiten verfassten Politologie-Referats noch einmal durchlese, bin ich aufs Neue gerührt von ihrem Glauben und ihrer Hoffnung, dass die menschlichen Handlungen bis zu einem gewissen Grade auf rationalen Überlegungen beruhen. Alle Anzeichen deuten darauf hin, dass dies nicht so ist (vgl. die Magersucht). Mein Vater bildet dabei natürlich die Ausnahme: In seinen frühen Fünfzigern fing er an, Pfeife zu rauchen (in Fotoalben aus der Zeit sieht er unwahrscheinlich würdevoll aus), gab das aber sofort wieder auf, nachdem er während eines Tennisspiels erkannt hatte, dass er wesentlich schlechter Luft bekam.

Geschlecht und Tod (II)

Bei vielen Insektenarten wird das Weibchen, sobald es lebensfähig und ausgereift geschlüpft ist, von den Männchen umschwärmt, die verzweifelt darum kämpfen, sich mit ihm zu paaren. Im Anschluss an die Paarung stirbt es, nachdem es seine Eier abgelegt hat. Die jugendlichen Entwicklungsstadien sind also keineswegs nur Vorläufer der voll entwickelten erwachsenen Lebensform; vielmehr bildet die erwachsene Lebensform lediglich den höchsten Stand der jugendlichen Lebensform, damit sich der Kreislauf fortsetzen kann.

Bei Tieren, die ihre gesamte Nachkommenschaft auf einmal hervorbringen, wie z. B. der Lachs, ist fast die ganze Lebensspanne allein auf die Fortpflanzung ausgerichtet. Das Tier wächst, speichert Energie und bereitet seine Keimdrüsen für die eine Explosion vor. Wenn das hormonelle Signal gegeben wird, werden alle Ressourcen mobilisiert, um die Fortpflanzungsleistung aufs höchste Maß zu steigern, selbst wenn das Tier im Anschluss so stark geschädigt und verbraucht ist, dass es kurz darauf verendet. Die Lebenszeit eines Lachses verlängert sich deutlich, wenn das Tier kastriert wird, bevor sich die Keimdrüsen entwickeln.

Wenn sich die im August liegende Paarungszeit für die männliche Beutelmaus nähert, erhöhen sich beständig deren Testosteronwerte und erreichen im Juli ihren Gipfelpunkt. Die Nebennieren vergrößern sich und schütten erhöhte Hormonmengen in die Blutbahn aus. Die Männchen geraten in einen Zustand äußerster körperlicher Erregung und Anspannung. Sie beteiligen sich untereinander an heftigen Kämpfen um die Paarungsmöglichkeiten mit den Weibchen. Nach der Paarung haben die Männchen – zusätzlich zu ihren im Kampf erlittenen Verletzungen – heftig blutende Magengeschwüre. Ihr Immunsystem ist so geschwächt, dass sie leicht Opfer von Parasiten werden. Fast alle von ihnen verenden binnen weniger Tage. Die Weibchen überleben und sind mit der Aufzucht und dem Säugen ihrer vaterlosen Jungen befasst, doch auch sie sind außerordentlich schwach. Nur einige wenige Männchen überleben und stehen im Folgejahr für die Fortpflanzung zur Verfügung.

Die ersten Ejakulationen von Jungen sind Absonderungen während der Nacht: Sie vollziehen sich unkontrolliert und spontan. Der Körper eines Jungen tritt automatisch in den Prozess der geschlechtlichen Fortpflanzung ein, wobei er selbst, wenn überhaupt, nur einen geringen Einfluss auf diese Entwicklung hat. Und im Grundsatz (wenn auch mit wichtigen Unterschieden) ist es bei Mädchen ähnlich. Kaum hat der Mensch sich daran gewöhnt, lebendig in der Welt herumzumarschieren, wobei er noch kaum Vorstellungen von sich selbst hat, da beginnt im Körper bereits der Prozess der Fortpflanzung.

Für einen großen Teil der Menschheit gilt seit jeher, dass Paare als Teenager zusammenkommen und ihr erstes Kind ungefähr im Alter von zwanzig Jahren zeugen bzw. empfangen. Als die Anthropologin Suzanne Frayser 454 traditionelle Kulturen untersuchte, fand sie heraus, dass das Durchschnittsalter für neuvermählte Frauen das zwölfte bis fünfzehnte, für neuvermählte Männer das achtzehnte Lebensjahr war.

Während der letzten dreißig Jahre hat sich die Selbsttötungsrate unter nordamerikanischen Kindern und Heranwachsenden verdoppelt; sie ist damit die dritte Hauptursache für Todesfälle unter Jugendlichen. Der Aufruhr der Hormone ist für manche Teenager einfach zu viel; so ereignet sich beispielsweise im Frühling eine unverhältnismäßig hohe Zahl an Schießereien in Schulen.

Basketballkorb-Traum (VI)

In meinem dritten Jahr an der Highschool, einen Monat vor meinem Beinbruch, stand unser Trainer, Mr. Rossi, während wir uns für unser Erstligaspiel umzogen, an der Tafel und fuchtelte und krümelte dort mit der Kreide herum. Zunächst dachten wir, er wollte nur versuchen, uns irgendwie zu motivieren. Er stieß mit seinem Zeh gegen die Bank. Wir zogen uns unsere Auswärtstrikots und unsere langen Baumwollstrümpfe an und glaubten nun, Mr. Rossi hätte vielleicht einen Schluck zu viel genommen. Dann platzte er damit heraus.

«Dicky Schroeder», sagte er. Und wir alle fragten uns plötzlich: Wo, zum Teufel, war Dicky – etwa zu Hause mit einer Kopfgrippe, wo wir doch auswärts gegen Lincoln spielen mussten? Man sollte ihm ein paar Aspirin geben und ihn dann mit dem Taxi zum Spielort schicken, nicht wahr, Mr. Rossi?

«Dicky hatte gestern Abend einen üblen Unfall in seiner Garage. Seine Eltern sagten, es sei kein Unfall gewesen. Dicky ist nicht mehr unter uns.»

Wir verschlossen unsere Garderobenschränke. Wir brauchten eine Weile, um zu erfassen, was Mr. Rossi gesagt hatte und benötigten den Rest des Jahres, um seine Worte zu verarbeiten. Dicky Schroeder rauchte Raleighs und fuhr einen aufgemotzten Chevy. Er kaufte sich ständig neue Klamotten und Zubehör für sein Auto und quatschte dauernd davon, Frauen flachzulegen. Er war zu aktiv, als dass er sich selbst umbringen würde.

Ungefähr eine Woche später veröffentlichte die Schulzei-

tung einen Nachruf und zitierte Leute, die aussagten, was für
ein ernsthafter Schüler er gewesen sei. Der Artikel war eine
Beleidigung der Intelligenz von uns allen und endete mit Ralph
Waldo Emersons Spruch «Der Tod ist kein Ende, sondern ein
Übergang», der jedem von uns außerordentlich guttat, weil wir
nun wussten, dass Dicky nicht für immer gegangen war; er
nahm nur teil am Übergangsspiel.

Sofort nachdem uns Mr. Rossi von Dickys Selbstmord erzählt
hatte, fragte er uns, ob wir spielen wollten, was wir zu seiner
und vielleicht sogar zu unserer eigenen Überraschung einhellig
bejahten. Als wir auf der Fahrt zum Spiel im Bus saßen, redete
niemand, und keiner von uns machte Aufwärmübungen. Die
Partie begann, und wir versuchten alle, wie Dicky zu agieren.
Wie üblich schauten wir, wem wir zuspielen konnten, gaben
den Ball ab und rannten los. Jeder suchte nach dem freien
Mann, und der freie Mann war Dicky. Wir hofften alle, auf-
zuwachen und zu erfahren, dass er nur Spaß gemacht hatte.
Wenn wir alle versuchten, so zu spielen wie er, dann würde er
vielleicht kurz unter seiner Garagentür hervorlugen und uns
zeigen, wie man beim Überzahlangriff Drei-gegen-zwei zu laufen hat. Bei diesem Spiel, das ich nicht vergesse, bis ich neunzig
bin, war unser Star, Brad Gamble, bei einem Konter ganz allein
auf dem Weg zum Korb und ich hinter ihm. Er stoppte und legte
den Ball so auf den Boden, dass ich ihn aufnehmen konnte. Ich
schaute, ob mich jemand verfolgte, hielt inne, doch niemand
kam. Der Ball prallte bei meinem Wurf vom Brett in den Korb,
und wir fuhren einen leichten Sieg nach Hause.

Erwachsenenalter
und
mittlere Jahre

Verfall und Untergang (II)

Wenn man ab einem bestimmten Alter bei guter Gesundheit ewig leben könnte – welches Alter wäre das? Im Laufe der Lebensjahre erhöht sich für die Menschen auch das Alter, das sie als ideal empfinden. Für 18- bis 24-jährige ist es 27; für 25- bis 29-jährige ist es 31; für 30- bis 39-jährige ist es 37; für 40- bis 49-jährige ist es 40; für 50- bis 64-jährige ist es 44; und für Menschen über 64 ist das ideale Lebensalter 59.

Unser Intelligenzquotient ist zwischen dem 18. und 25. Lebensjahr am höchsten. Sobald das Gehirn seine maximale Größe erreicht hat – im Alter von fünfundzwanzig –, beginnt es bereits zu schrumpfen, Gewicht zu verlieren und sich mit Flüssigkeit anzufüllen. In einem Brief an seinen Vater schrieb Carlyle, dass sein Bruder Jack «der Meinung ist, wie es bei einem biederen Burschen von zwanzig Jahren immer sein wird, dass äußerlicher Status und dazugehörige Annehmlichkeiten nichts bedeuten, dass die Erhabenheit des Geistes das einzig Wahre sei. Ich behaupte, wie dies jeder vernünftige Mann von achtundzwanzig Jahren tut, dass das zum Teil Poesie ist, die in nur wenigen Jahren weitgehend mit Prosa versetzt sein wird.» Goethe, der mit achtundzwanzig Jahren schon beachtliche Werke vorgelegt hatte, bewunderte den Schweizer Lehrer und Zeichner Rodolphe Toepffer, der einmal gesagt haben soll: «Wer mit achtundzwanzig nicht berühmt ist, muss allen Träumen vom Ruhm abschwören.»

Als ich einunddreißig war, ist mir zu Ohren gekommen, dass

jemand an die Kabinenwand der Damentoilette einer großen Buchhandlung geschrieben hatte: «David Shields ist ein großer Schriftsteller und sieht obendrein auch noch gut aus.» Das war damals so ziemlich der Höhepunkt meines Lebens, als meine Akne längst abgeklungen war, ich volles Haar besaß, schlank war, ohne eine Diät einzuhalten, noch Kontaktlinsen tragen konnte und glaubte, ich würde noch einmal berühmt.

(Erst kürzlich, als ich einmal ein Kompliment hören wollte und deshalb meinen Vater fragte, was nach seiner Meinung aus mir geworden sei, meinte er: «Als Kind warst du ein toller Sportler. Ich war fest davon überzeugt, dass aus dir ein Profi als Basketball- oder Baseball-Spieler werden würde.») Sir William Osler formulierte es so: «Die wirkungsvolle, vorwärtsgerichtete und anregende Arbeit in unserer Welt wird von den Menschen zwischen ihrem fünfundzwanzigsten und vierzigsten Lebensjahr geleistet.» Und das stimmt wirklich: Die Kreativität hat ihren Höhepunkt in den Dreißigern und fällt dann sehr schnell ab; die meisten kreativen Leistungen werden erbracht, wenn die Menschen so um die dreißig Jahre alt sind. Degas hat einmal gesagt: «Mit fünfundzwanzig Jahren kann jeder Talent haben; aber es kommt darauf an, mit fünfzig Talent zu haben.» Der Trost kommt aus der Bibliothek: Mit fünfundvierzig ist unser Wortschatz dreimal so umfangreich wie mit zwanzig Jahren. Wenn wir sechzig sind, verfügt unser Gehirn über viermal so viel Informationen wie mit zwanzig.

Unsere Kraft und unsere Koordination haben ihren Höhepunkt, wenn wir neunzehn sind. Unser Körper ist bis zum Alter von zwanzig Jahren am beweglichsten; danach lässt die Funktion der Gelenke beständig nach. Sprinter von Weltklasse sind meistens ältere Teenager oder Anfang zwanzig. Unsere Ausdauer ist am größten, wenn wir Ende zwanzig oder Anfang dreißig sind; Marathonrekorde werden ausnahmslos von Sport-

lern gehalten, die zwischen fünfundzwanzig und fünfunddreißig Jahre alt sind.

Wenn wir jung sind, haben unsere Lungen eine riesige Leis-
tungsreserve; selbst Weltklassesportler zwingen ihre Lungen
selten an die oberste Belastungsgrenze. Doch sobald wir älter
werden, lässt die Elastizität der Lungen nach: Man kann sie
nicht mehr so weit auffüllen und auch nicht mehr vollständig
von verbrauchter Luft entleeren. Die aerobische Kapazität
nimmt zwischen dem zwanzigsten und sechzigsten Lebensjahr
pro Jahr ein Prozent ab.

«Es ist nicht der Sex, mit dem junge Ballsportler ein Problem
haben», sagte Baseballspieler Casey Stengel. «Ihr Problem ist,
dass sie die ganze Nacht auf den Beinen sind, um nach Gelegenheiten zum Sex zu suchen.»

«Während der Sommermonate der Jahre 1938 und 1939»,
schrieb mein Vater in einem Beitrag für sein Seminar, «arbeite
ich als Platzwart im Tennisverein und gelegentlich als Tennislehrer in Chester's Zunbarg – (das ist die jiddische Umschreibung für ‹Sun Hill›) –, einem kleinen Sommer-Ferienort für 120
Leute in den Catskill Mountains knapp 130 Kilometer nordöst-
lich von New York City. Am ersten Tag in jenem Sommer erläuterte mir Anne Chester die Einzelheiten meines Jobs, den ich
in ihrem Hotel übernehmen sollte. ‹Die Bezahlung ist schlecht
– nur zweihundert Dollar für den Sommer – das tut mir wirklich
leid, aber die Nebenleistungen gleichen das bestens aus.›

‹Welche Nebenleistungen?› fragte ich in meiner jugendfri-
schen Unerfahrenheit.

‹Es wird nicht lange dauern, bis du das herausgefunden
hast›, sagte sie mit einem listigen Augenzwinkern.

Vierundzwanzig Stunden später lief eine sinnliche Brünette
über den Platz, kam auf mich zu und wollte von mir wissen, ob
ich Tennisstunden gäbe.

Ich bejahte das und fragte sie, an welchem Tag und zu welcher Zeit es ihr passen würde, zum Tennisunterricht zu erscheinen. ‹Und geben Sie auch noch anderen Unterricht neben dem Tennis?›, trällerte meine sirenenhafte Tennisschülerin.

‹Nur Tennis, junge Frau›, quetschte ich mühsam heraus und streckte ihr meine Hand entgegen. ‹Ich heiße Milt, und wir sehen uns dann morgen um zehn Uhr.›

‹Ja, ich weiß›, sagte sie und hielt dabei meine Hand fest. ‹Ich werde da sein.› Ich hatte den Eindruck, sie wollte meine Hand gar nicht loslassen. Ich brauchte die rechte Hand zum Hochwerfen des Balles beim Aufschlag. ‹Ich heiße Eva, Eva Gordon.›

Am nächsten Morgen um kurz vor zehn Uhr war ich auf der Anlage mit einem Haufen gebrauchter Tennisbälle und einer wachsenden Neugierde, auf was für eine Tennisspielerin ich bei diesem händchenhaltenden Flittchen stoßen würde. Es wurde 10.15 Uhr, doch keine Eva erschien. War das Ganze eine billige Masche, um einmal den neuen Tenniscrack zu treffen und zu checken? Man hört ja überall, Tennislehrer seien tolle und sexy Typen, obwohl diese Beschreibung auf mich ganz und gar nicht passt.

Gerade, als ich im Begriff war, sie abzuschreiben, bummelte Eva gemächlich über den Platz. ‹Ich bin da, Trainer.› Sie war unglaublich herausgeputzt in flammend roten Shorts und einem tief ausgeschnittenen Oberteil, das nicht verbarg, dass sie das Herz auf dem richtigen Fleck hatte.

‹Lass uns anfangen›, rief ich geschäftsmäßig. Ich hatte für elf Uhr noch einen weiteren Gast für eine Tennisstunde.

Eva war eine Offenbarung auf dem Platz. Sie hatte die lässigste Vorhand seit Helen Wills und eine Rückhand, die die Hülle vom Ball riss.

‹Spielst du für eine Schulauswahl?›, fragte ich und ließ erkennen, dass es Zeit für eine kurze Pause war.

‹Ja, fürs Hunter College in der Stadt›, antwortete sie.

Eva blieb bei diesem ersten Mal zwei Wochen lang in Chester und nahm jeden Tag eine Stunde. Wir spielten auch etliche Sätze – äh – außerhalb des Platzes. Sie war außerhalb des Unterrichts genauso gut und brisant wie auf dem Tennisplatz.

Sie kam in dem Sommer noch zwei weitere Male für jeweils eine Woche, um ihre – äh – Stunden zu nehmen. Am *Tag der Arbeit* Anfang September war es uns schon recht ernst mit unserer Beziehung, aber ich musste in die Stadt zurück, um mitten in der Depression eine Anstellung zu finden, und Eva musste ihr Studium am Hunter College zu Ende bringen. Außerdem wussten wir beide (wir waren schließlich keine närrischen Kinder mehr), dass wir ein Sommer-Techtelmechtel gehabt hatten, an das wir gern zurückdenken würden, das aber – aus einer Vielzahl von Gründen – keine Fortsetzung finden würde. Es war fantastisch, solange es gedauert hat, darüber waren wir uns bei einem Longdrink an der Hotelbar beide einig.»

Arteriosklerose kann schon früh, etwa im Alter von zwanzig Jahren, einsetzen.

Mit zunehmendem Alter werden unsere Reaktionen auf Reize verschiedenster Art sehr viel langsamer und ungenauer, insbesondere bei komplizierteren Aufgaben. Im Zeitraum vom zwanzigsten bis zum sechzigsten Lebensjahr verlangsamt sich unsere Reaktion auf Geräusche um zwanzig Prozent. Mit sechzig Jahren macht man mehr Fehler bei Aufgaben zum verbalen Lernen; mit siebzig lässt die Fähigkeit nach, kleine Veränderungen wahrzunehmen, so z. B. die Bewegungen eines Uhrzeigers.

Ein durchschnittlicher zwanzigjähriger Mensch, dem man eine Liste mit vierundzwanzig Wörtern vorlegt, wird sich vierzehn der Wörter einprägen können, ein vierzigjähriger Mensch wird sich elf merken können, ein Sechzigjähriger neun und ein Siebzigjähriger sieben.

Bei den meisten Menschen ist die vollständige Skelett-entwicklung mit Anfang zwanzig abgeschlossen. Mit dreißig Jahren verfügt der Mensch über die größte Knochenmasse. Dann haben die Knochen auch die endgültige Dichtigkeit und Festigkeit erreicht. Die menschlichen Knochen mit ihrer erstaunlichen Mischung aus Festigkeit und Elastizität können einem Druck von rund 1700 Kilo auf einen Quadratzentimeter standhalten – viermal so viel wie Stahlbeton –, doch wenn man den Mineralanteil entfernen würde, wäre das, was übrig bleibt, so biegsam, dass man Knoten daraus binden könnte. Gegen Ende des dritten Lebensjahrzehnts beginnt man mehr Knochen abzubauen als neu aufzubauen. Der Knochenverlust tritt schleichend ein, ein Prozent pro Jahr. Je älter man wird, desto größer der Verlust.

In den ersten Jahren des zweiten Lebensjahrzehnts lässt unsere Fähigkeit, salzige oder bittere Stoffe zu schmecken, ebenso nach wie unser Vermögen, Gerüche auszumachen. Die Menge an Ptyalin, eines Stärke spaltenden Enzyms im Speichel, nimmt mit Beginn des zwanzigsten Lebensjahres ab. Jenseits des dreißigsten Lebensjahres weist der Verdauungstrakt eine Abnahme der Verdauungssäfte auf. Anders formuliert: Mit zwanzig Jahren fließen unsere Säfte, und um die dreißig trocknen wir aus.

Die Schauspielerin Lauren Bacall hat einmal gesagt: «Wenn eine Frau in den USA das 26. Lebensjahr erreicht hat, ist sie auf Talfahrt. Von da an geht es mit ihr nur noch abwärts. Das verschafft einem kein wahnsinniges Selbstvertrauen und Wohlbefinden.»

Jimi Hendrix starb im Alter von siebenundzwanzig Jahren, ebenso Janis Joplin, Jim Morrison, Brian Jones von den Stones, Kurt Cobain und der Blues-Musiker Robert Johnson.

Bis zum dreißigsten Lebensjahr nimmt bei uns die Griffkraft zu; sind wir älter als vierzig, nimmt sie jäh ab. Sind wir älter als fünfundsechzig, so nimmt die Muskelkraft des Unterarms

und des Rückens ab. Der Grund für die nach dem fünfzigsten
Lebensjahr nachlassende Leistungskraft – also die Fähigkeit,
eine Kurbel über einen definierten Zeitraum zu drehen – ist
beim Menschen eher in der verminderten Koordination als im
Nachlassen der Stärke zu suchen. Mein Vater hingegen hat
mich noch bis in die Mitte seines sechsten Lebensjahrzehnts
im Armdrücken besiegt.

Wenn Männer dreißig Jahre alt sind, beobachtet man bei ihnen
ein Nachlassen der Begeisterung für typisch männliche Akti-
vitäten, wie Sport, Trinken und Autoreparaturen. Sei dankbar,
sage ich mir, für die kleinen Freuden. Bis heute zähle ich es
zu den glücklichsten Augenblicken meines Lebens, als ich auf
der Hochschule im Alter von fast dreißig Jahren mit etlichen
meiner Kommilitonen in die Sporthalle ging, um Basketball zu
spielen. Außen auf der Flügelposition erwischte ich den Ball bei
einem Schnellangriff, umspielte durch eine Rückwärtsdrehung
William Mayfield, der als Stürmer für die Basketballmannschaft
der Universität Iowa begonnen hatte, und war auf dem Weg
zum Korb schneller als er. (Hat er mich vorbeiziehen lassen?
Wer weiß? Ich möchte es nicht wissen.) Die anderen Freaks
unter meinen Kommilitonen rasteten total aus und sagten alle:
«Du siehst gar nicht aus wie ein Basketballspieler!» Brille,
Hüftspeck usw. Basketballkorb-Traum (VII), ganz ohne Zweifel.

Nicholas Murray Butler hat einmal gesagt: «Auf den Grab-
steinen vieler Menschen sollte stehen: ‹Gestorben mit dreißig,
begraben mit sechzig.›» Die alten Perser waren der Auffassung, die ersten dreißig Jahre sollte man damit verbringen,
sein Leben zu leben und die letzten vierzig Jahre sollte man
damit verbringen, es zu verstehen. Schopenhauer kehrte die
Zeitabschnitte um und sagte: «Die ersten vierzig Jahre unseres
Lebens liefern den Text, die folgenden dreißig den Kommentar dazu.» Rousseau vertrat die Anschauung: «So wechseln im

Leben die Szenen. Jedes Alter wird von seinen besonderen Triebfedern in Bewegung gesetzt. Der Mensch aber bleibt stets derselbe. Im zehnten Lebensjahr lässt er sich durch Kuchen lenken, im zwanzigsten durch eine Geliebte, im dreißigsten durch Vergnügungen, im vierzigsten durch Ehrgeiz, im fünfzigsten durch Habsucht. Wann aber jagt er nur der Weisheit nach?» In jedem Alter, ob mit zehn oder mit neunzig, ist mein Vater eine vergnügungssüchtige Rakete gewesen.

Da unsere Wirbelsäule bis zum dreißigsten Lebensjahr nicht aufhört zu wachsen, kann unsere Größe zwischen dem Alter von zwanzig und dreißig Jahren drei bis fünf Millimeter zunehmen. Ab dem dreißigsten Lebensjahr verlieren wir jedoch in jedem Jahr rund 1,6 Millimeter an Körpergröße; die Körperhaltung verändert sich, weil unsere Wirbel schrumpfen, während unsere Hüft- und Kniegelenke sich stärker zum Boden neigen und sich das Fußgewölbe abflacht. Mein Vater ist von 180,3 auf 170,2 Zentimeter zusammengeschrumpft. Mit fortschreitendem Alter verlieren wir Körperflüssigkeit, und unsere Organe schrumpfen: Unser Körper verbraucht ab dem dreißigsten Lebensjahr in jedem Folgejahr täglich zwölf Kalorien weniger.

Bei den meisten Menschen lässt die Fähigkeit, obere Klangfrequenzen zu hören, im dritten Lebensjahrzehnt nach; die Wahrscheinlichkeit, dass ihre Fähigkeit, hohe Töne zu hören, abnimmt, ist bei Männern 3,5mal so hoch wie bei Frauen. Welchen Verlustgrad man auch ausmacht, im Durchschnitt verschlechtert er sich in jedem Jahrzehnt um das 2,5fache. Die Schweißdrüsen, die den Hörkanal feucht halten, sterben eine nach der anderen ab; das Ohrenschmalz wird trockener und krustiger, so dass sich harte Absonderungen bilden, die die Töne nicht durchlassen. Ein Drittel des Hörverlustes bei älteren Menschen ist auf diese Ansammlung von verhärtetem Ohrenschmalz zurückzuführen. Unser Trommelfell wird dünner und schlaffer, wodurch die Trommel weniger leicht durch die Schallwellen zum Vibrieren gebracht wird. Wir verlieren zunehmend die Fähigkeit, den Schall auf allen Frequenzen zu hören.

Das limbische System – «der Sitz der Gefühle» – liegt in einem Teilbereich des Gehirns, dem Hippocampus, den Menschen ebenso besitzen wie Eidechsen. (Das menschliche Gehirn hat drei Abschnitte: das Stammhirn, das die grundlegenden Funktionen und Gefühle steuert, ist der reptilische Abschnitt; im Säugetier-Abschnitt sind die komplexeren mentalen Funktionen, wie das Lernen und die Anpassungsfähigkeit, angesiedelt; und der dritte Abschnitt bildet – mit dem Großhirn und dem Kleinhirn – beim Menschen den größten Anteil: Er ermöglicht es uns, die Sprache zu gebrauchen und komplexe Gedächtnisleistungen auszuführen.) Ab dem dreißigsten Lebensjahr sterben Teile des Hippocampus fortschreitend ab.

Emerson sagte: «Ein Mann über dreißig wacht – vielleicht mit Ausnahme von fünf oder sechs Tagen – jeden Morgen traurig auf, und das bis zu seinem Tode.»

Als er einunddreißig Jahre alt war, sagte Tolstoi: «In unserem Alter, wenn einem nicht nur aufgrund gedanklicher Überlegungen, sondern aufgrund des gesamten Lebensgefühls klar geworden ist, wie unsinnig und unmöglich das Streben nach Genuss ist; wenn man das, was einem wie eine Qual vorkam – nämlich Arbeit und Mühe –, als einzige Substanz des Lebens empfindet, dann erscheinen einem die Attribute der Jugend – nämlich Sucherei, Seelenqual, Unzufriedenheit mit sich selbst und schlechtes Gewissen – als unangebracht und nutzlos.»

Bevor er auf der Guillotine hingerichtet wurde, antwortete Camille Desmoulins, einer der Anführer der Französischen Revolution, auf die Frage, wie alt er sei (er war vierunddreißig): «Ich bin dreiunddreißig – habe also das Alter des guten Sansculotten Jesus, ein Alter, das für Revolutionäre tödlich ist.»

Mit fünfunddreißig zeigt fast jeder von uns einige Anzeichen des Alterns, z. B. graues Haar, Falten, weniger Kraft, weniger Schnelligkeit, Wandversteifung bei den Hauptarterien, Degeneration der Blutgefäße des Herzens, verminderte Blutzufuhr zum Gehirn, erhöhten Blutdruck. Im Falle meines Vaters waren dessen einzige Altersanzeichen mit fünfunddreißig die sich schnell vergrößernden Geheimratsecken. Einer von drei amerikanischen Erwachsenen hat Bluthochdruck. Die maximale Rate, die das Herz beim Schlagen erreichen kann, ergibt sich, wenn man das Lebensalter von 220 abzieht und verringert sich daher jedes Jahr um einen Schlag. Das Herz entwickelt sich fortschreitend zu einer leistungsschwächeren Pumpmaschine.

Dieses Nachlassen der Leistungsfähigkeit ließ sich bei meinem Vater nicht beweisen, denn selbst nach seinem neunzigsten Lebensjahr wurde er morgens noch im Dunkeln munter, schnürte sich seine Turnschuhe und zog sich seinen Jogginganzug an. Die Vögel fingen gerade an zu zwitschern, und der wie mit einem Buntstift gemalte mattblaue Himmel war noch von schwarzen Streifen durchzogen, als mein Vater schon beim Joggen war. In einer Stunde rannte er gewöhnlich zwanzig (als er dann älter wurde, fünfzehn und später zehn) Runden über eine Strecke, die keine überdachte Tribüne, keine Beleuchtung und keine eingezeichneten Bahnen hatte, dafür aber viel Unkraut in der Mitte, einen ausgetrockneten Wasserbrunnen am Ende der weitentfernten Geraden und einen Weg, der mit Scherben und Steinen übersät war. Das störte ihn alles nicht. Er stampfte mit seinen Füßen durch den Schmutz und bewegte heftig seine Arme und seine gummiartigen Beine, und dies so lange, bis sich unter dem Stampfen seiner Füße endlich auch die Nacht zurückzog und der Morgen anbrach. Es war genauso, wie er es in einem Brief schilderte, den er mir, übrigens ohne irgendeinen Anlass, geschickt hat: «Ich bin, sei nicht überrascht, immer noch der kleine spindeldürre Junge, der mit der Geschwindigkeit des Pegasus durch die Straßen von Brownsville hinter einem Baseball hergesprungen ist.»

Rheumatoide Arthritis beginnt zwischen dem 35. und 55. Lebensjahr.

Im Jahre 1907 sagte der französische Schriftsteller Paul Léautaud, der damals sechsunddreißig Jahre alt war: «Man hat mich kürzlich gefragt: ‹Was machen Sie eigentlich heutzutage?› ‹Ich bin damit beschäftigt, älter zu werden›, antwortete ich.» Im Film *Mein Essen mit André* sagt Wallace Shawn: «Ich bin auf der Upper East Side aufgewachsen, und mit zehn Jahren war ich reich, ein Aristokrat, der in Taxis herumfuhr, umgeben von Luxus. Alles, was ich im Sinn hatte, waren Kunst und Musik. Jetzt bin ich sechsunddreißig und habe nur noch eines im Sinn: Geld.»

Mozart starb mit fünfunddreißig Jahren; Byron mit sechsunddreißig; Raphael und van Gogh mit siebenunddreißig.

James Boswell, Samuel Johnsons Biograf, sagte: «Ich muss billigermaßen einräumen, dass nach meiner Meinung das Missverständnis zwischen jüngeren und älteren Menschen eher auf die letzteren als auf die ersteren zurückzuführen ist. Zwar sind junge Menschen leidenschaftlich und ungestüm, aber, sofern man sie mit Freundlichkeit behandelt, durchaus empfänglich für die Ratschläge älterer Menschen, denen allerdings ihrerseits oft die Erinnerung an die eigenen Gefühle in den frühen Lebensjahren abhandengekommen ist.» Boswell war, als er dies schrieb, siebenunddreißig und Samuel Johnson neunundfünfzig Jahre alt. Immer, wenn ich meinem Vater gegenüber irgendeine meiner Leistungen erwähne, wechselt er schnell das Thema oder kommt auf die Leistung eines anderen Menschen zu sprechen, die ihn stärker beeindruckt hat. Ich habe ihn einmal gefragt, ob nach seiner Überzeugung jede Vater-Sohn-Beziehung von Konkurrenzgefühlen mitbestimmt sei, doch das bestritt er vehement und betonte, er habe mir gegenüber nie etwas anderes als Stolz und Bewunderung empfunden.

Der Dirigent des Londoner Symphonieorchesters, Colin Davis, sagte im Alter von achtunddreißig Jahren: «Ich glaube, das, was vielen Menschen widerfährt, ist der Tod des Ehrgeizes im herkömmlichen Sinne. Die große Antriebskraft, die einen anstößt, auf die Palme treibt und zwanzig Jahre lang die schlimmsten Eigenschaften in einem hervorbringt, wird langsam etwas mottenzerfressen und ermattet. Alles in allem habe ich den Eindruck, dass ich sehr viel ruhiger geworden bin. Zwar liebe ich die Musik keineswegs weniger, aber ich habe nicht mehr die überschüssige Energie, die ich früher in einen Enthusiasmus und rauschartigen Zustand einmünden ließ. Ich fühle mich sehr viel freier, als ich jemals in meinem Leben gewesen bin.»

Der älteste Mensch, der je einen Boxtitel gehalten hat, war achtunddreißig Jahre alt. Der älteste Mensch, der jemals in der NBA, der Basketball-Profiliga in Nordamerika, gespielt hat, war dreiundvierzig Jahre alt. Das höchste Alter, in dem jemand einen Leichtathletikrekord gebrochen hat, war mit einundvierzig – und zwar im Jahre 1909. Der älteste Mensch, der eine olympische Goldmedaille gewonnen hat, war zweiundvierzig Jahre alt; das war 1920. Im Prolog zu den *Canterbury Tales* schrieb Geoffrey Chaucer: «Will Gold schon rosten, was tut Eisen dann?»

Im Alter von vierzig Jahren lässt unsere Vorliebe für temporeiche Unternehmungen nach.

Die Leistung unserer weißen Blutkörperchen, die Krebs und Infektionskrankheiten bekämpfen, beginnt ab dem 40. Lebensjahr nachzulassen.

Jack London starb mit vierzig, Elvis Presley mit zweiundvierzig.

An meinem 30. Geburtstag habe ich mir unter dem Einfluss meiner Freundin mein linkes Ohr durchstechen lassen und kaufte mir einen Diamant-Ohrstecker. Während der folgenden rund zehn Jahre habe ich mehrere Ohrringe getragen, aber irgendwie war das für mich nie das Richtige. Die Ohrringe zwangen mich, dem Wesen meines Stils oder dem Fehlen meines Stils ins Auge zu sehen. Ich bin sicher nicht machohaft genug, um einen Ohrring so zu tragen, als sei ich ein heißer Typ, doch andererseits bin ich auch nicht effeminiert genug, um einen Ohrring im rechten Ohr zu tragen, als sei ich sozusagen ein Schwuler auf Probe. Stattdessen bin ich dabei, mich durchzuwursteln, dies auch selbst so zu sehen, es anzuerkennen und darauf zu reagieren. An meinem 40. Geburtstag habe ich, beeinflusst von Natalie, die meinte, ich sähe damit wie ein Pirat aus, den Ohrring, den ich damals getragen habe – einen Goldreif –, abgelegt und seitdem keinen mehr getragen.

F. Scott Fitzgerald, der mit vierundvierzig Jahren gestorben ist, schrieb einst in sein Notizbuch: «Betrunken mit zwanzig, gescheitert mit dreißig, gestorben mit vierzig.»

In jedem Jahr lagert sich mehr Fett an den Wänden der mittleren und größeren Arterien ab und führt zu einer Arterienverengung. Das Gewicht unseres Dünndarms nimmt ab; der Umfang und das Gewicht unserer Nieren verkleinern sich. Der gesamte Blutfluss zu den Nieren nimmt in jedem Jahrzehnt nach dem 40. Lebensjahr um zehn Prozent ab. Jedes Organ wird am Ende zu wenig versorgt, um noch erfolgreich arbeiten zu können.

Don Marquis, Leitartikler einer amerikanischen Zeitung, der mit neunundfünfzig Jahren gestorben ist, hat einmal gesagt: «Vierzig und fünfundvierzig sind schlimm genug; fünfzig ist unglaublich schwer zu verkraften; eine Viertelstunde später ist man sechzig; und zehn Minuten später ist man fünfundachtzig.»

«Fünfundvierzig», meinte Joseph Conrad, «ist das Alter des Draufgängertums für viele Männer – aus Trotz gegen den Verfall und den Tod, der mit offenen Armen im finsteren Tal zu Füßen des unausweichlichen Hügels liegt.» Die bekannten Klischees der männlichen Midlifecrisis – eine Liebesaffäre oder der Kauf eines roten Sportwagens – sind, jedenfalls auf biologischer Ebene, tief greifende Auflehnungen, wie sie in dem an Dylan Thomas angelehnten Songtext anklingen «So wüte, wüte doch, dass man das Licht dir umgebracht» (»Rage, rage, against the dying of the light»). Die erste Ehe meines Vaters scheiterte, als er eine Affäre mit seiner hinreißenden rothaarigen Sekretärin bei der Jüdischen Föderation im Großraum von Los Angeles hatte und ein Foto von ihr auf abenteuerliche Weise in unserem Familienalbum landete.

Cicero hat einmal gesagt: «Das Alter beginnt mit sechsundvierzig.» Er starb mit dreiundfünfzig Jahren.

John Kennedy starb mit sechsundvierzig.

Und Virginia Woolf hat gesagt: «Die bewusste Gestaltung des Lebens ist das, was man jetzt lernen sollte: sparsam wirtschaften. Jetzt, mit sechsundvierzig Jahren, bin ich vorsichtig wie ein armer Mensch.»

Von Victor Hugo stammt der Ausspruch: «Vierzig ist das Alter der Jugend. Fünfzig ist die Jugend des Alters.»

An meinem zehnten Geburtstag, als mein Vater sechsundfünfzig Jahre alt war, hat er mir und meinen Freunden den Baseball so scharf zugeworfen, dass wir Angst hatten, ihn zu schlagen. «Ab mit euch in die Batter's Box», knurrte er uns an.

Blutsverwandt mit einem Weltstar? (II)

Im Jahre 1955 lebten meine Eltern in Los Angeles. Meine Mutter, die für die *Amerikanische Bürgerrechtsunion* (*ACLU*) arbeitete, fragte bei meinem Vater nach, ob er nicht Joseph Schildkraut bitten könne, an einer von der ACLU geförderten Gedenkfeier für Albert Einstein teilzunehmen, der im April gestorben war. «Schließlich», schrieb mein Vater als Antwort auf eine meiner zahllosen Bitten um weitere Informationen, «war Einstein ein deutscher Jude und Pepi [Schildkrauts Spitzname] hatte lange Jahre seines Berufslebens in Berlin verbracht und gehörte zu einer Gruppe Prominenter, die in den Jahren vor Hitler aus Deutschland geflohen war und in der Gegend um Pacific Palisades und Santa Monica gelebt hatte.»

Mein Vater beschaffte sich Schildkrauts Telefonnummer, rief ihn an, erzählte ihm, dass er auch ein Schildkraut sei und lud ihn ein, auf der Gedenkfeier eine Rede zu halten. «Nach langem Abwägen des Für und Wider und bedeutungsschweren Pausen am Telefon (auf seiner Seite, nicht auf meiner)», so fuhr mein Vater fort, habe Schildkraut meinen Vater gebeten, ihm das Redemanuskript zu bringen. Ein paar Tage später begab sich mein Vater zu Schildkrauts Haus in Beverly Hills und brachte ihm die Unterlagen für die Rede, die er auf der Gedenkfeier halten sollte, wenn er sich denn entschlösse, am Programm teilzunehmen. Schildkraut kam an die Tür und begrüßte Shields (den geborenen Schildkraut) ziemlich kurz. «Er war sehr geschäftsmäßig – kalt und distanziert.» Eine kurze

Weile unterhielten sie sich über ihre Familien. Mein Vater erzählte ihm von seinem Besuch hinter der Bühne im Jahre 1923. Joseph wußte nicht das Geringste über die Vorfahren der Schildkraut-Familie. Mein Vater meinte: «Joseph Schildkraut, so würde ich sagen – und das ist, glaube ich, eine richtige Feststellung –, war jemand, der sich über sein jüdisches Erbe keine Gedanken gemacht hat.»

Schildkraut unterhielt sich mit meinem Vater ungefähr eine halbe Stunde in der Eingangshalle des großen, weitläufigen Hauses. «Später, als ich die Geschichte erzählte, habe ich sie oft aufgebauscht und z. B. gesagt, dass er seine Hacken zusammengeknallt hat wie die Preußen. Dabei hat er das gar nicht getan.» Schildkraut sagte, er müsse das Manuskript an Dore Schary zur Überprüfung weiterreichen. (Schary war ein Autor, der später bei *RKO – Radio Keith Orpheum*, einer der ältesten amerikanischen Produktionsfirmen für Kino- und Fernsehfilme – und anschießend bei *MGM* Leiter der Produktionsplanung war. Antikommunistische Ängste schwirrten damals herum; die schwarze Liste galt noch.) Schildkraut bat Shields, in einer Woche noch einmal wiederzukommen.

Als mein Vater zum zweiten Mal erschien, sprach Schildkraut wieder nur kurz mit ihm in der Empfangshalle des Hauses – «bei keinem meiner Besuche hat er mich ins Wohnzimmer gebeten, auch hat er mich nicht seiner Frau vorgestellt, die sich im Nebenraum zu schaffen machte» – und brachte dann vor, dass Schary das Manuskript gelesen und für gut befunden hätte. Der Text war nahezu vollständig Einsteins Schriften über Bürgerrechte, Lehr- und Redefreiheit entnommen. Die Gedächtnisfeier fand im ehemaligen Hollywood Athletic Club statt, in dem später die University of Judaism untergebracht war. Zu den weiteren Rednern gehörten Linus Pauling; A. L. Wirin, der Personalleiter der Bürgerrechtsunion; John Howard Lawson, ein Drehbuchschreiber und inoffizieller Sprecher der «Hollywood

Ten» (jener zehn Schauspieler, Regisseure und Drehbuch-
autoren, die um 1950 in den USA wegen «unamerikanischer
Umtriebe» zu kurzen Gefängnisstrafen verurteilt wurden);
Anne Revere, die, bevor sie auf die schwarze Liste gesetzt
wurde, einen Oscar als beste Nebendarstellerin für ihre Dar-
bietung als Elizabeth Taylors Mutter im Spielfilm *Kleines Mädchen, großes Herz (National Velvet)* gewonnen hatte; und ein
Romancier, der früher nach der festen Überzeugung meines
Vaters hohes Ansehen genoss und der auf jeden Fall dem Rang
der Marx Brothers gleichkommt – Lion Feuchtwanger.

Es war eine Veranstaltung mit freiem Eintritt. Jeder Platz
im riesigen Zuschauerraum war besetzt. Hunderte von Besu-
chern saßen in den Gängen. Eason Monroe, der Geschäftsfüh-
rer der Bürgerrechtsunion (ein Mann, für den meine Mutter
ihr ganzes Leben lang geschwärmt hat), bat das weiter he-
reinflutende Publikum, sich Sitze oder Stehplätze in den verschiedenen kleineren Sälen auf der oberen Etage zu suchen.
Monroe versicherte ihnen, die Redner würden, nachdem sie
im Hauptauditorium gesprochen hätten, zu ihnen nach oben
kommen und dort zu ihnen sprechen. Das Programm begann
mit leichter Verspätung um 20.30 Uhr, aber Schildkraut war
immer noch nicht aufgetaucht. Monroe fragte Shields: «Milt,
wo ist dein Vetter? Es wird langsam Zeit.» Mein Vater beruhigte
Monroe und sagte, er werde schon kommen. «Er war eine zu
große Nummer, als dass er einer solchen Veranstaltung hätte
fernbleiben können.» Sein Name war in den Ankündigungen
als einer der Hauptsprecher groß herausgestellt worden.

Schließlich tauchte Schildkraut auf. Monroe begrüßte ihn
und fragte ihn, ob er, ebenso wie die anderen, auch bereit sei,
zu den oben sitzenden Gruppen zu sprechen. Schildkraut sagte,
er würde zunächst zu den Leuten im großen Hörsaal sprechen
und sich dann entscheiden.

Die anderen Redner – Pauling, Wirin, Lawson, Revere und

Feuchtwanger – sprachen zum Publikum im Hauptauditorium, wurden dort «warm empfangen» (was auch immer das heißt) und begaben sich anschließend nach oben, um noch einmal zu den inzwischen hineingeströmten weiteren Zuschauern in den Nebensälen zu sprechen. «Der Anlass verlieh auch dem ideenlosesten Redner und den langweiligsten Ausführungen emotionalen Glanz», so meinte mein Vater. «Doch dann kam Pepi, der letzte Redner im Programm. Als er aufs Podium stieg, war das Publikum laut und unruhig. In der Tat waren die Zuhörer von den Gefühlen der Erinnerung an den großen Einstein tief berührt. Schildkraut blickte einmal in die Runde und bediente sich dann des wirksamen Tricks aller Schauspieler: Er flüsterte die ersten Zeilen seiner Rede, worauf sich sofort Stille beim Publikum ausbreitete. Als er sich der Aufmerksamkeit sicher war, setzte er seine Rede lautstark fort. Am Ende erhielt er langanhaltenden Beifall des Publikums, das sich von den Plätzen erhoben hatte. Und das wurde einem politisch Unbedarften zuteil, der, was eigentlich noch schlimmer ist, mit dem zuvor Verlesenen und dem, wofür Einstein sonst noch stand, keineswegs in allen Dingen einverstanden war. Aber er war der vollendete Schauspieler und hat seinen Text perfekt vorgetragen.»

Nachdem Schildkraut geendet hatte, fragte mein Vater, wie es damit stünde, nun noch nach oben zu gehen. Schildkraut schaute einfach durch Shields hindurch und schritt aus der Tür. «Jetzt hatte er wirklich etwas von einem preußischen Offizier. Das war das letzte Mal, dass ich ihn gesehen habe. Persönlich, meine ich. Natürlich habe ich *Das Tagebuch der Anne Frank* als Film ein halbes Dutzend Mal gesehen. Und wenn der Film irgendwann im Fernsehen gezeigt wird, werde ich ihn mir wieder anschauen.»

Jungen und Mädchen
im Vergleich (III)

Im Alter von dreißig bis vierunddreißig sind Frauen noch fünfundachtzig Prozent so fruchtbar, wie sie es mit zwanzig bis vierundzwanzig Jahren waren; der Grad mindert sich auf fünfunddreißig Prozent im Alter von vierzig bis vierundvierzig und sinkt praktisch auf null Prozent nach dem 50. Lebensjahr. Bei den Männern geschieht die Abnahme der Fruchtbarkeit sehr viel allmählicher: Im Alter von fünfundvierzig bis fünfzig verfügen die Männer noch über neunzig Prozent ihres Höchststandes an Fruchtbarkeit, und er sinkt auch nach dem 55. Lebensjahr nur auf achtzig Prozent ab. Männer, die mit älteren Frauen Kinder zeugen, übermitteln eine verminderte Gen-Kodierung, während Frauen mit älteren Männern ohne dasselbe Problem Kinder zeugen können.

Am 22. Januar 2005 heiratete der jetzt 61-jährige Donald Trump, dessen Vermögen auf 2,5 Milliarden Dollar geschätzt wird, das blauäugige, 37-jährige slowenisch-österreichische Mannequin Melania Knauss, das seit sechs Jahren seine ständige Partnerin gewesen war, in Palm Beach (Florida) in Gegenwart von vierhundert gemeinsamen Freunden in der Bischöflichen Kirche Bethesda-by-the-Sea. Trump war zuvor mit den Mannequins Marla Maples und Ivana Winklmayr verheiratet. Zwei Söhne und eine Tochter aus der ersten und seine Tochter aus der zweiten Ehe wohnten der halbstündigen Hochzeitszeremonie bei, die den Höhepunkt der dreitägigen Feierlichkeiten bildete.

Bei der Zeremonie zündete die Braut die sogenannte Vereinigungskerze an, die auch bei ihrer Tauffeier schon geleuchtet hatte, und erklärte, dass sie sich durchaus Kinder wünsche; bei der Geburt ihres Babys im folgenden Jahr wurden die Kinderfotos an die Wochenzeitschrift *People* für eine sechsstellige Summe verkauft. Knauss sagte, sie wünsche sich eine Feier, die «schick, elegant, schlicht und sexy» sei. An ihrem mit einer knapp vier Meter langen Schleppe versehenen, rund dreiundzwanzig Kilo schweren, aus rund neunzig Meter weißem Satin gefertigten Kleid hatten alle achtundzwanzig Schneiderinnen Christian Diors eintausend Stunden genäht, und allein die Stickarbeiten hatten weitere fünfzig Stunden in Anspruch genommen. Trump sagte über Knauss: «Wenn wir in ein Restaurant gehen, sehe ich erwachsene Männer weinen.»

Nach den Worten des französischen Kochs Jean-Georges Vongerichten, der seine Dienste als Geschenk darbrachte, hat die neue Mrs. Trump einen «tadellosen Geschmack». Der Koch ist bei Donald Trump in Lohn und Brot. Der Hochzeitskuchen war über 1,80 Meter hoch und mit dreitausend Rosen aus Zucker geschmückt. Für gute Stimmung sorgte beim Empfang, der auf Trumps Sommersitz Mar-a-Lago stattfand, ein Orchester mit sechsunddreißig Musikern.

Billy Joel, der kurz zuvor mit fünfundfünfzig die 23-jährige «Restaurant-Korrespondentin» Katie Lee geehelicht hatte, wobei Joels 19-jährige Tochter Alexa Ray als Trauzeugin fungierte, meinte zu Trumps Hochzeit, es sei eine «hübsche Feier» gewesen.

Als er dreiundfünfzig Jahre alt war, wurde John Derek von Barbara Walters gefragt, ob er seine damals 23-jährige Ehefrau Bo Derek auch noch lieben würde, wenn sie entstellt oder gelähmt wäre. Er überlegte einen Moment und sagte dann: Nein. Bo Derek bemühte sich um ein Lächeln, doch das gelang ihr nicht.

Sex verändert (alles)

Die Menopause, die üblicherweise zwischen dem 45. und 50. Lebensjahr eintritt, gibt es nur beim Menschen. Sie hat ihren Grund in der Evolution: Mit fünfzig Jahren stellen sich erste Erfahrungen mit ungünstigen Alterserscheinungen bei jeder Mutter ein. Sie verbessert ihren genetischen Beitrag zu zukünftigen Generationen, wenn sie keine weiteren Kinder mehr bekommt, und erhöht damit ihre Überlebenswahrscheinlichkeit, die dem Großziehen ihrer Kinder und der Unterstützung ihrer Enkel zugutekommen kann.

Die Menopause vollzieht sich schrittweise: Zehn oder mehr Jahre bevor bei Frauen die Menstruation zum Erliegen kommt, werden die Perioden häufig kürzer. Im Alter von dreißig bekommen die Frauen ihre Perioden alle achtundzwanzig bis dreißig Tage; mit vierzig Jahren alle fünfundzwanzig Tage; mit sechsundvierzig Jahren alle dreiundzwanzig Tage. Bei Frauen, die älter als fünfunddreißig sind, weisen die Eier häufiger Gen-Defekte auf; kommt es zur Befruchtung, so ist die Wahrscheinlichkeit, dass die gezeugten Babys Geburtsschäden aufweisen, erhöht. Die Follikel hören auf, den Befehlen des Gehirns zur Östrogen-Produktion zu folgen. Die Menge an Östrogen, vor allem an Estradiol, einem der wichtigsten natürlichen Östrogene, wird knapp.

Der Östrogenmangel führt bei Frauen zu einer Ausdünnung der Schambehaarung, die Schamlippen werden faltiger, und die Haut rund um die Scheide schrumpft. Die Zellwände der

Scheide werden schwächer und rissanfälliger; die Scheide wird trockener, infektionsanfälliger und kann sich daher – aufgrund nachlassender Elastizität – weniger leicht zusammenziehen und ausdehnen, ist also weniger aufnahmebereit für das Eindringen des Penis. (Mickey Rodney sagte über Ava Gardner: «Sie war unten einmalig, wie ein kleiner warmer Mund.») In der Zeit nach der Menopause wird die Scheide bei Frauen, die kein Östrogen verabreicht bekommen, in der Länge und im Durchmesser kleiner. Die Brüste werden schlaffer, und das Brustdrüsengewebe wird durch Fett ersetzt, wodurch das Absacken der Brüste noch verstärkt und von Faltenbildung begleitet wird. Die Brustwarzen werden kleiner und richten sich nicht mehr so leicht auf. Dehnungsstreifen in der Brust werden dunkler. Fett sammelt sich am Rumpf, insbesondere um die Taille, am Hals, an den Armen und den Oberschenkeln, wodurch uneinheitliche Wölbungen entstehen – außer im Gesicht, denn das verliert seine Fettpolster und wirkt dann eher eingefallen. (Eine von Lauries Freundinnen drückte es so aus: «Mit vierzig muss sich eine Frau zwischen ihrem Gesicht und ihrem Hintern entscheiden: schöner Hintern, ausgemergeltes Gesicht; schönes Gesicht, fetter Hintern.») Die Haut bei Frauen wird faltig, trocknet aus und wird dünner. Männer haben eine dickere Dermis als Frauen, was vielleicht erklärt, warum sich die Gesichtshaut der Frauen eher verschlechtert. Vor der Menopause findet sich bei Frauen üblicherweise keine Abnahme der Knochendichte; nach der Menopause weisen Frauen eine schnellere Rate des Knochenverlustes auf als Männer vergleichbaren Alters.

Bei Frauen im Alter von zwanzig bis vierzig Jahren stellt sich die vaginale Lubrikation fünfzehn bis dreißig Sekunden nach der sexuellen Erregung ein; bei Frauen im Alter von fünfzig bis achtundsiebzig dauert es zwischen einer Minute und fünf Minuten. Bei jüngeren Frauen weitet sich die Scheide während der Erregung ohne Schmerz; bei älteren Frauen ist die Dehnfähigkeit begrenzt. Ein verstärkter Blutzufluss führt bei jüngeren Frauen zu einer Rotfärbung der inneren Schamlippen; bei älteren Frauen ist dies nicht der Fall. Bei jüngeren Frauen hebt und senkt sich die Klitoris gegen den Körper; bei älteren Frauen geschieht dies nicht. Beim Orgasmus jüngerer Frauen zieht sich die Scheide in gleichmäßigen, rhythmischen Wellen zusammen und dehnt sich wieder aus – in Abständen von etwa einer Sekunde kommt es gewöhnlich zu acht bis zwölf Kontraktionen, wobei sich auch die Gebärmutter zusammenzieht. Bei älteren Frauen kommt es nur zu vier bis fünf Kontraktionen, und wenn die Gebärmutter sich zusammenzieht, ist dies manchmal schmerzhaft. Ältere Frauen kehren sehr viel schneller zum Zustand vor der Erregung zurück.

Wenn Männer das Alter von vierzig Jahren erreichen, atrophiert das Gewebe im hinteren Bereich der Prostata: Der Muskel erschlafft und wird durch unelastisches Bindegewebe ersetzt. Auf der Prostata bildet sich manchmal eine harte Schicht, die dazu führt, dass die Männer Samen in geringerer Menge und mit geringerem Druck produzieren. Bei vielen Männern gibt es eine Wucherung der Drüsenzellen und des Bindegewebes in der Mitte der Prostata, die zu Schmerzen beim Wasserlassen führt. Zu einer Vergrößerung der Prostatadrüse kommt es bei fast allen Männern, so auch bei meinem Vater (der sich mit 85 Jahren einer Prostata-Operation unterzog), und die mit dieser Vergrößerung verbundene Hormonumstellung kann verschiedene Krankheiten, u. a. Krebs, hervorrufen. Die Fälle von Hodenkrebs haben im dritten Lebensjahrzehnt ihren Höhepunkt, nehmen dann rapide ab. Das Bindegewebe des Penis und seine Venen und Arterien werden weniger elastisch. Mit dem herabgesetzten Blutfluss wird es für die Männer daher zunehmend schwieriger, Erektionen zu erreichen und aufrechtzuerhalten. Ein Arzt hat die kurzen, heftigen Aufwallungen sexueller Erregung bei alten Männern einmal als das «letzte Feuer der Prostata» bezeichnet.

Männer im Alter von zwanzig bis vierzig benötigen drei bis fünf Sekunden, um eine Erektion zu erreichen, wenn sie erregt werden; bei Männern zwischen fünfzig und neunundachtzig Jahren dauert es zwischen zehn Sekunden und mehreren Minuten. Jüngere Männer empfinden schneller das Bedürfnis zu ejakulieren; ältere Männer haben, selbst bei mehrfachen sexuellen Begegnungen, ein geringeres Bedürfnis nach einer Ejakulation. Bei jüngeren Männern zieht sich die Harnröhre während des Orgasmus im Sekunden-Intervall drei- bis viermal zusammen, und der Samen wird dreißig bis sechzig Zentimeter hinausgeschleudert. Bei älteren Männern zieht sich die Harnröhre während des Orgasmus ein- bis zweimal zusammen; die Ejakulation erfolgt über circa sieben bis fünfzehn Zentimeter, mit weniger Samen und einer geringeren Menge vitalen Spermas. Der Anteil unreifen Spermas wird im Laufe der Zeit größer. Bei jungen Männern kehrt der Zustand vor der Erregung in zwei Schritten zurück; das dauert zwischen wenigen Minuten und mehreren Stunden. Bei älteren Männern vollzieht sich die Entwicklung in einem Schritt innerhalb weniger Sekunden.

Spielraum nach oben: Der älteste nachweisbare Vater war bei der Geburt seines letzten Kindes vierundneunzig Jahre alt; die älteste Mutter war sechsundsechzig Jahre.

Spielraum nach oben – aus dem Bauch heraus gesprochen: Als er siebzig Jahre alt war, erzählte mir mein Vater einige Jahre nach dem Tode meiner Mutter: «Ich bin mit Sarah [das ist seine neue Geliebte] in diesem Jahr sehr viel aktiver gewesen als während der fünfundzwanzig Jahre zuvor mit deiner Mutter, und zwar nicht nur einmal pro Nacht. Ich spreche von zwei- bis dreimal pro Nacht, und das nahezu jede Nacht in der Woche, und morgens auch noch einmal.»

Memento Mori

Das Haar wird in den Haarfollikeln der Haut gebildet. Ein Follikel enthält aber mehr als nur haarbildende Zellen. Die Melanozyten lagern ihr Pigment in der Haarwurzel ab und färben die Proteine des Haarschafts, sobald sie entstehen. Wird reines Melanin gebildet, so werden die Haare braun bis schwarz. Wird eine Entsprechung des Melanins mit dem Namen Phäomelanin gebildet, wird das Haar rot oder blond. Stellen die Zellen ihre Funktion vollständig ein, so sieht das Haar weiß aus.

Es gibt eigentlich kein graues Haar. Das Haar wird weiß, nicht grau. Die graue Schattierung, die man zu sehen glaubt, besteht in Wirklichkeit nur aus den Zwischenschritten, da der Prozess ungleichmäßig auf der Kopfhaut verläuft. Die Anteile der Grautöne, die man wahrnimmt, sind davon abhängig, wie viel von der ursprünglichen Haarfarbe sich mit dem Weiß vermischt.

Jeder Mensch verfügt über eine Million Haarfollikel; nur rund 100 000 Follikel haben Haar, das aus ihnen herauswächst (Blonde etwas mehr, Rothaarige etwas weniger). Die anderen 900 000 Follikel bleiben inaktiv. Jede Haarsträhne wächst pro Jahr rund fünfzehn Zentimeter, erreicht am Ende sechzig bis neunzig Zentimeter Länge und verfügt über ihre eigene Blutversorgung. Mit zunehmendem Alter nehmen Dichte, Durchmesser und Stärke des Haares ab. Es wachsen weniger Haare, die meisten ruhen. Die Haare auf der Kopfhaut gehen aus, dafür wachsen andere im Gesicht; zudem kann sich das Haar nicht nur in der Farbe, sondern auch in seiner Beschaffenheit ändern: So kann z.B. glattes Haar kraus werden. Die Augenbrauen der Männer werden dicker, und es sprießen Haare im inneren Kanal des Außenohrs.

Da sie über zu wenig Östrogen verfügen, um dem Testosteron ihres Körpers entgegenzuwirken, wächst Frauen nach der Menopause oft ein Damenbart; bei über 55-jährigen sprießen bei vierzig Prozent der Frauen Haare über der Oberlippe. Mit zunehmendem Alter haben die Frauen eine geringere Achselbehaarung, bei älteren Frauen verschwindet sie oft gänzlich. Die Achselhaare verschwinden bei den meisten japanischen Frauen nach der Menopause. Die Schamhaare schwinden bei einigen Prozent der Frauen jenseits des sechzigsten Lebensjahres.

Ungefähr einhundert Kopfhaare verlieren wir täglich, im Herbst mehr, im Frühling weniger. Der Haarverlust resultiert aus den wechselnden Hormonspiegeln. Wer an verstärktem Haarverlust leidet, reagiert empfindlicher auf diese wechselnden Hormonspiegel. Bei Menschen, bei deren Eltern ein verstärkter Haarausfall beobachtet wurde, ist die Wahrscheinlichkeit höher, dass sie ihre Haare verlieren. Eine von vier Frauen verliert einen Teil ihrer Haare.

Aufgrund einer allmählichen Abnahme der Adrenalinabsonderung – die für Männer und Frauen gleichermaßen gegen Ende des zweiten Lebensjahrzehnts beginnt – werden die Zellen, die das Haarprotein bereitstellen, die Keimzentren, nach und nach zerstört oder deaktiviert. Ist das betroffene Haar verloren, wird es nicht erneuert.

Vierzig Millionen amerikanische Männer sind kahlköpfig. Dreißig Prozent der 55-jährigen Männer sind kahlköpfig. Sechzig Prozent der 65-jährigen Männer haben in ihrem Alter einen beträchtlichen Haarverlust erlitten. Männer wie Frauen betrachten kahlköpfige Männer als schwächer und weniger attraktiv als solche mit vollem Haupthaar. Fünfundsiebzig Prozent der Männer haben Hemmungen aufgrund ihrer Kahlköpfigkeit, und vierzig Prozent tragen einen Hut, um sie zu verbergen. Haartransplantationen stellen bei Männern die am meisten verbreitete Schönheitsoperation dar.

Es gibt kein Heilverfahren, das die Kahlköpfigkeit beseitigt. Der Ebers-Papyrus – der auf das Jahr 4000 v. Chr. datiert wird und eines der ältesten Schriftzeugnisse darstellt – riet Ägyptern, ihre Kahlköpfigkeit mit einem Zaubertrank zu bekämpfen: Er sollte sich aus der Galle von Meereskrabben, dem Horn-Blut einer schwarzen Kuh, verbrannten Eselshufen sowie der Scham und den Krallen einer Hündin zusammensetzen.

Woody Allen sagt: «Das Beste was man tun kann, ist, sich altersgemäß zu verhalten. Wer sechzehn Jahre alt oder jünger ist, sollte zusehen, dass er keine Glatze bekommt.»

Harlan Boll, Presseagent berühmter Persönlichkeiten, sagt: «Es gab gar nicht so viel Druck auf Männer wie Bob Hope oder Frank Sinatra, jung auszusehen. Das gilt auch heute noch. Wer sein Haar behält, der hat es im Grunde schon geschafft.»

Während seines Wahlkampfeinsatzes für Bush-Cheney äußerte der kahlköpfige frühere Senator von Wyoming, Alan Simpson, über die gegnerische Paarung Kerry-Edwards: «Jeder Mensch hat eine bestimmte Menge Hormone mitbekommen. Wenn ihr eure dazu verwenden wollt, die Haare sprießen zu lassen, ist das eure Sache.»

Mein Vater hatte, seitdem er Anfang vierzig war, eine Glatze, empfand deshalb große Hemmungen und behauptet gern, das einzige Heilmittel gegen Kahlköpfigkeit sei eine Baseball-mütze – und die trägt er drinnen und draußen rund um die Uhr. Obwohl ich ihm wiederholt erklärt habe, dass ein Mann die Kahlköpfigkeit zumindest teilweise vom mütterlichen Großvater ererbt, entschuldigt er sich häufig dafür, mir einen kahlen Schädel vermacht zu haben. In meinen Dreißigern habe ich

all die üblichen blöden Dinge gemacht: Ich habe Haarwuchs-
mittel verwendet und mir Glanzbroschüren mit Farbfotos über
eingewebtes Haar und Haarverpflanzungen bei Männern und
Frauen angesehen, die mit dem Kunsthaar sogar in Whirlpools
saßen. Vor etlichen Jahren erfuhr ich zufällig von der Mode,
die Glatze mit einem Kinnbart zu kombinieren, und ich muss
sagen: Das gefällt mir. Es drückt eher aus, dass man den Tod
anerkennt als dass man ihn negiert (wie im Extremfall dadurch,
dass man das Haar nach vorn kämmt). Der Kopf wird zum frühen Memento mori.

Ist der Mensch, was er isst?

Unsere Geschmacksknospen erneuern sich; die Zellen innerhalb der Geschmacksknospen sterben alle zehn Tage ab und werden vollständig ersetzt. Selbst wenn ein Nerv, der Geschmacksknospen bildet, zerstört wird, bilden sich andere Geschmacksknospen um den neuen Nerv herum, der ihn ersetzt. Wir benötigen jedoch mehr Moleküle einer bestimmten Substanz auf der Zunge, um im späteren Erwachsenenalter einen Geschmack zu erkennen. Mit zunehmendem Alter schmecken wir weniger. Immer wenn ich ihn besuche, bittet mich mein Vater als Erstes, mit ihm zu einem Delikatessenladen zu fahren, wo er Gesundheitskost für Gourmets einkauft. Ich bin mir nicht sicher, ob er noch wirklich Spaß am Essen hat, doch er ist besessen von einer wirksamen Kraftstoffzufuhr für seinen Körper, diese wundersame Maschine. Er spricht stets mit vollem Mund, und bei seiner feuchten Aussprache fliegen Speiseteilchen häufig so weit in die Gegend, dass Natalie, Laurie und ich in Restaurants nur noch abwechselnd ihm gegenübersitzen. Natalie hat vorgeschlagen, einen tragbaren Spuckschutz zu konstruieren. Dessen ungeachtet:

In Großbritannien waren im Jahre 1991 dreizehn Prozent der Männer und sechzehn Prozent der Frauen fettleibig – damit war die Zahl doppelt so hoch wie zehn Jahre zuvor. Heute ist die Hälfte der britischen Bevölkerung übergewichtig und mehr als zwanzig Prozent der Menschen sind fettleibig. Im Vereinigten Königreich ist der Verzehr von *Snack Food* in den letzten fünf Jahren um fünfundzwanzig Prozent gestiegen.

Mehr als sechzig Prozent der Amerikaner sind übergewichtig oder fettleibig; 127 Millionen Menschen sind übergewichtig, sechzig Millionen fettleibig und neun Millionen hochgradig adipös. Erwachsene Amerikaner sind heute im Durchschnitt fast 11,5 Kilo schwerer als sie es 1960 waren; bei Männern hat sich das Gewicht im Durchschnitt von 75 Kilo auf 86,5 Kilo erhöht, während das Gewicht der Frauen durchschnittlich von 63,5 auf 74,5 Kilo zugelegt hat. Ich zweifle freilich daran, dass das Gewicht meines Vaters seit dem Zweiten Weltkrieg mehr als nur geringfügig über bzw. unter 70 Kilo geschwankt hat. Es gibt mehr fettleibige Frauen als Männer (vierunddreißig zu siebenundzwanzig Prozent). Im Jahre 1963 wog ein zehnjähriger Junge durchschnittlich 33,5 Kilo; heute wiegt er 38,5 Kilo. Im selben Jahr wog ein zehnjähriges Mädchen im Durchschnitt 35 Kilo; heute wiegt es 40 Kilo.

Im Jahre 1980 betrug die regierungsamtliche Empfehlung für Frauen 1600 Kalorien pro Tag und für Männer 2200 Kalorien; heute nehmen Frauen 1877 Kalorien pro Tag zu sich und Männer 2618 Kalorien. Im Jahre 1970 verspeiste jeder Mensch 679 Kilo Nahrungsmittel; im Jahre 2000 waren es schon 805 Kilo. In den Vereinigten Staaten belaufen sich die jährlichen Behandlungskosten für fettleibige Erwachsene im Rahmen der medizinischen Versorgung auf 100 Milliarden Dollar. Im Jahre 2004 war Fettleibigkeit die Ursache für 300 000 Todesfälle.

Hat man meinen Vater je anders gesehen als dünn wie eine Eisenbahnschiene? Seine Mahlzeiten bestehen fast immer aus Haferflocken und Saft zum Frühstück, einem Sandwich und einem Teller Suppe zum Mittagessen, «einem fettarmen Stück» Fisch oder Huhn zum Abendessen. Hat er jemals von irgendetwas eine zweite Portion zu sich genommen? Hat er jemals nicht gemurrt, bevor er zögernd einen angebotenen Nachtisch annahm? Hat es je einen Tag gegeben, an dem er nicht mehrfach trainiert hat? Hat er es auf langen Familienausflügen im

Auto jemals versäumt, alle paar Stunden auszusteigen, um wie ein Hampelmann hundert Übungen zu absolvieren – zur Bewunderung und/oder zur Verblüffung anderer Reisender auf dem Highway?

Schräg gegenüber in meiner Straße befindet sich eine fundamentalistische Kirche, und an manchen trübsinnigen Sonntagen bin ich von Mitgefühl für die Kirchgänger erfüllt. Das Erwachsenwerden hat offensichtlich nicht so viel Einsicht gebracht, wie man hätte denken können. Für eine Stunde in der Woche erhoffen sie für sich ein bisschen Aufwind – wer wollte ihnen das vorwerfen?

Leonard Michaels hat einmal geschrieben: «Das Leben ist nicht schön genug, um aufs Rauchen zu verzichten» – und dieser Satz entspricht genau meiner Sicht, zu der ich bezüglich des Zuckers gelangt bin. *Der heutige Tag war verhängnisvoll* – das sage ich mir mindestens zweimal in der Woche, wenn ich in einem Café Halt mache, wo sie die allerbesten Rice Krispies Treats anbieten – *aber das Zeug schmeckt einfach köstlich.* «Immer schön als Erstes den Nachtisch aufessen», so liest man es auf einem Autoaufkleber, «– das Leben ist unsicher.» Als Quentin Tarantino gefragt wurde, warum er die Frühstücksflocken der Marke *Cap'n Crunch* esse, antwortete er: «Weil sie gut schmecken und leicht herzustellen sind.» Apropos *Cap'n Crunch* und die leckeren Riegel mit Rice Krispies: Ich bin süchtig nach raffiniertem Zucker in seinen weniger raffinierten Formen: nach Frühstücksflocken, Plätzchen, «Root Beer Floats» (einem Nachtisch, bei dem Vanilleeis in Root Beer schwimmt), Lakritzkonfekt, Erdnusskrokant und anderem Kinderkram – ad nauseam, bis zum Erbrechen.

Wenn ich mich glücklich fühle, vertilge ich Süßigkeiten, um zu feiern. Wenn ich mich aufrege, esse ich Leckereien zum Trost. Mir mangelt es daher selten an Gründen für Krämpfe wegen Unterzuckerung. Ich trinke nicht. Ich rauche nicht. Ich

nehme keine Drogen. Dafür nehme ich Zucker zu mir, und zwar
in gewaltigen Portionen. Was soll's? Wer tut das nicht? Wieso
sollte es schaden? Ich stottere immer noch ein wenig, und die
Herrlichkeit der Überdosis Zucker liegt für mich eigentlich darin, dass sie sich wie in einem biochemischen Rausch als ein
riesiger Block aufbaut und das reine Adrenalin auskristallisiert
zu einem kurzen, glücklichen Kick (dem ein schneller Zusammenbruch folgt). Für mich ist mein Zuckerkonsum die groß-
artige Allegorie einer schwer zu bewältigenden Wirklichkeit
und einer sehr befristeten Transzendenz.

Der beste Lehrer:
mein kaputter Rücken

Eine weitere Wahrheit, mit der ich schwer umgehen kann: Es begeistert mich nicht gerade zuzugeben, dass der Ursprung meiner Rückenprobleme auf die Zeit vor vierzehn Jahren zurückgeht, als ich Natalie, die damals noch ein Kleinkind war, mehrfach hoch in die Luft geworfen und sie in einem Tragetuch herumgeschleppt habe. Das ist als Krankheitsursache freilich dubios, denn ein anderer Grund hätte sich zweifellos bald eingefunden; mein Rücken, so erklärte es mir ein Physiotherapeut, sei eigentlich ein Unglück auf Abruf. In einem ganz merkwürdigen Sinne erscheint es mir durchaus einleuchtend, dass Natalie und mein Rücken irgendwie miteinander verbunden sind. Die Beschäftigung mit meinen Rückenproblemen war für mich eine unschätzbare Lernerfahrung bezüglich einer körperlich empfundenen, erbitterten, tief sitzenden Verletzung.

Als er Vater wurde, sagte Jerry Seinfeld: «Ich kann mich gar nicht genug über mein Baby freuen, aber machen wir uns über den Grund nichts vor, warum diese Babys hier sind. Sie sind hier, weil sie uns ersetzen werden. Sie sind niedlich, sie sind knuddelig, sie sind süß, und sie wollen uns aus dem Weg räumen.»

Ich wünschte mir, ich könnte mich dem Luxus hingeben, von Natalie als Atlas, auf dessen Schultern das Firmament ruht, angehimmelt zu werden, aber ich kann es nicht. Ich kann immer noch ganz gut die Kronenkorken von Flaschen lösen und schaffe es auch, Natalies Arme nach unten zu drücken, wenn ich sie kitzele oder zum Spaß mit ihr ringe. Aber wenn sie bei einem Waldspaziergang bei jemandem auf den Schultern sitzt oder im Pool hin- und hergeworfen wird, landet sie bei jemand anderem auf den Schultern oder es muss jemand anders bei ihr im Pool sein. Bei Partys suche ich zuerst nach einer Sitzgelegenheit, denn ich kann nur einige Minuten stehen. Ich kann mit Natalie nicht den Hula-Hoop-Reifen kreisen lassen oder mit Laurie tanzen. Wenn ich versuche zu joggen, spüre ich in meinem rechten Bein immer Schmerzen wie Nadelstiche. Wenn wir verreisen, muss Laurie das schwere Gepäck tragen; zu Hause ist sie es, die die Möbel verrückt. Ich bin wahrlich kein Atlas.

Man könnte auf die Idee kommen – *ich* könnte auf die Idee kommen, und Laurie ist ganz sicher dieser Meinung –, die Schwelle für das Schmerzempfinden sei bei mir erbärmlich niedrig. Gleichwohl versichert mir der Arzt, der meinen Rücken behandelt, dass einige Leute mit meinem Rückenstatus Golf und Tennis spielten, während andere schon seit fünfzehn Jahren arbeitsunfähig seien. Ich liege ungefähr in der Mitte. Ich habe wegen meines Rückens noch keinen Arbeitstag versäumt, aber ich klage über ihn zweifellos sehr intensiv; auf eine merkwürdige Weise ist er in meinem Bewusstsein stets präsent. Ich bin eigentlich weniger ein eingebildeter Kranker, eher ein von seiner Dysfunktion faszinierter Jammerlappen. Vor einigen Jahren hörte ich, wie eine ältere Dame in einem Interview über die «Apocalypse»-Episode der Kultserie *This American Life* sagte, sie sähe dem Eintritt ins himmlische Königreich gern entgegen, denn dort würde ihr endlich die Erlösung von ihrem immerwährenden körperlichen Leiden gewährt. Ich saß, als ich das hörte, im Wagen und hatte jedes Mal, wenn ich das Steuerrad bewegte, vernichtende Rückenschmerzen; und in dem Moment, das muss ich gestehen, konnte ich ihre Worte absolut nachempfinden.

Mein Vater hat niemals auch nur das geringste Zwicken

seines Rückens gefühlt und bis vor einigen Jahren keinerlei
körperliche Beschwerden gehabt, war jedoch nie geneigt, so
etwas wie Dankbarkeit für seine nahezu ein Jahrhundert währende Gesundheit auszudrücken. («Zwischen meinem 94. und
97. Lebensjahr war ich bei mehr Ärzten als in vierundneunzig
Jahren seit meiner Geburt.») Im Verlaufe der letzten zehn Jahre habe ich zahllose Physiotherapeuten und Ärzte aufgesucht.
Ein Arzt riet mir, ich solle mich sofort einer Rückenoperation
unterziehen, er habe gegen Ende derselben Woche noch einen
Termin frei. Ein anderer Arzt sagte, ich brauchte lediglich eine
bestimmte Beinhebeübung auszuführen, so wie es auch schwe-
dische Krankenschwestern täten, dann seien meine Beschwerden behoben. Ein Therapeut meinte, ich solle mehr laufen, ein
anderer, ich solle weniger laufen. Einer sagte, Menschen seien
nicht dafür gebaut, so lange zu sitzen, wie ich es täte; ein anderer behauptete, die Menschen seien überhaupt nicht dafür gebaut, aufrecht zu stehen. Einer war der Meinung, ich würde ihn
zukünftig jeden Tag aufsuchen müssen, ein anderer kritisierte
mich schon nach wenigen Monaten dafür, die Verbindung zu
ihm nicht abgebrochen zu haben. Früher hatte ich das Gefühl,
dass ich alles, was ich weiß, meinem lebenslangen Kampf gegen das Stottern verdanke, jetzt habe ich das gleiche Gefühl,
wenn ich an meinen verdammten Rücken denke. Gerald Jonas'
Buch über das Stottern hat den Titel *The Disorder of Many The-
ories* (*Das Durcheinander vieler Theorien*). Die Rücken-Theorie
scheint an dem gleichen Rashomon-Effekt zu leiden: Wie bei
fast jedem menschlichen Problem gibt es keinen Mangel an
Antworten, aber nicht *die* Antwort.

Wenige Tage nach dem 11. September habe ich einen Rü-
ckenspezialisten konsultiert, der mir im Gegensatz zu fünfundneunzig Prozent der Ärzte, die ich zuvor kennengelernt hatte,
nicht so sehr als Autoritätsinstanz, sondern als Mensch entge-
gentrat; auf die Frage, wie sein Tag gelaufen sei, antwortet er:

«Schrecklich, keinem meiner Patienten geht es besser.» Er hat
selbst einen kaputten Rücken, und wenn ihm sein Ordner auf
den Boden fällt, geht er, um ihn aufzuheben, so in die Knie,
wie man es Rückenpatienten beigebracht hat, und beugt sich
nicht einfach nieder wie alle andern es gewöhnlich tun. Wenn
ich mit den meisten Ärzten spreche, komme ich mir manchmal
ein wenig, meistens sogar ziemlich verrückt vor; dagegen kann
ich so sein wie ich bin und fühle mich als Mensch, wenn ich
mit Stan Herring spreche (großartiger Name, klingt nach einer
Figur aus den Kindertagen meines Vaters in Brooklyn, nach
einer Person aus den Geschichten von Malamud).

Bei meinem ersten Termin mit ihm betonte er, wie viele seiner Patienten mit Rückenbeschwerden ihre gesamte Identität
aus ihrer Patientenrolle herleiten; sie hätten keine Vorstellung, was sie sonst noch mit ihrem Leben anfangen sollten.
Die Selbstmordpiloten des World Trade Centers ähnelten, so
Dr. Herring, den berufsmäßigen Patienten: Deren gesamte Existenz erhielt Struktur und Ziel durch ihre zum Fetisch erhobenen
Schmerzen und ihre Opferrolle. Die Botschaft war gut verpackt,
aber sie ist bei mir angekommen: Man hüte sich davor, zum
Selbstmordpiloten zu werden!

Herring empfahl mir, einen Physiotherapeuten mit dem
wenig geläufigen Namen Wolfgang Brolley aufzusuchen, der
unter der Kurzform «Wolf» bekannt ist und von seiner Statur
und seinem Auftreten her in der Tat etwas Wölfisches an sich
hat. Genau wie ich ist auch er kahlköpfig (mit einem rasierten
Schädel), trägt eine Brille und hat einen Spitzbart; aber er ist
eher ein Zwerg, während ich groß, rank und schlank bin. Ich
glaube, ich bin Herring, der jüdischer Abkunft und selbstkri-
tisch ist, etwas ähnlich; Wolf ist irisch und stammt aus Chicago:
Er ist leidenschaftlich, ernst, sieht sich selbst völlig unbefangen
als Heiler, reist rund um den Globus, um auf Zen-Exerzitien zu
gehen. Ich schenke ihm einen von mir verfassten Aufsatz – eine

Verherrlichung des Schauspielers Bill Murray (jenes Todesbesessenen); er gibt mir einen Artikel, den er über den Schwarzmarkt im Rahmen des internationalen Sklavenhandels gelesen hat. Er leitet das Zentrum für Körperkunst und Rehabilitation, das gerahmte Aussprüche älterer chinesischer Philosophen und christlicher Mystiker in großer Aufmachung herausstellt. Er ist für mich weniger Kumpel als eine Art Zuchtmeister. Als er die Flexibilität meiner Kniesehnen prüfte – da war nichts mehr flexibel – konnte er nicht umhin: Er schnaubte wütend. Als ich ihn eines Morgens anrief und sagte, es gehe mir so schlecht, dass ich nicht in die Praxis kommen könne, erwiderte er: «Du musst herkommen – dafür bin ich doch da» und verpasste mir eine Elektrostimulation und eine Massage. Eine meiner liebsten körperweltlichen Erfahrungen ist eine Massage von Wolf.

Früher habe ich mir den Rücken vollständig ausgerenkt – beim klassischen Zusammenbruch auf dem Gehweg mit himmelschreiendem Gejaule –, doch heute habe ich den Rücken, hauptsächlich dank des Programms von Stan und Wolf, offenbar so unter Kontrolle, dass er nie mehr vollständig versagt. (Ich klopfe auf Holz!) Ich sitze auf meinem durch ein zweieinhalb Zentimeter dickes Schaumstoffkeilkissen gepolsterten Stuhl und erhebe mich jede Stunde, um einige Übungen zu machen oder sage mir, dass ich einige Übungen machen sollte oder nehme wenigstens eine heiße Dusche oder bringe einen Eisbeutel oder eine Wärmepackung zur Anwendung. Ich schlafe seitlich – auf einer Latex-Matratze; beim Erwachen stehe ich nicht einfach auf, sondern suche erst «mein Zentrum zu finden» (wobei ich zum Glück berichten kann, dass es so etwas tatsächlich gibt). Wolf erzählt mir immer wieder, dass weder er noch Dr. Herring eine Lösung hätten: allein ich selbst müsse die Autorität für meine Gesundheit sein und meine Wiederherstellung als einen existentiellen Weg betrachten. Ich versichere ihm immer wieder, dass ich das wirklich beherzige. Wenn ich zur Drogerie gehe, um mir Zahnpasta zu holen, ist das für mich ein existentieller Weg.

Und welcher existentielle Weg ist nicht durch die Chemie erleichtert worden? Mein ganzes Leben lang habe ich immer wieder Sprachtherapien über mich ergehen lassen, doch nichts hat meine Stotterei so wirkungsvoll gemildert wie die Einnahme von 0,5 Milligramm Alprazolam vor einer öffentlichen Lesung, die ich zu halten hatte. Das Ibuprofen und die Muskelrelaxantien haben meinem Rücken sicher gutgetan, aber das Paxil (mit seinem antidepressiv wirkenden Arzneistoff Paroxetin) hat ihn buchstäblich verwandelt.

Zu Beginn habe ich mich kräftig gegen Dr. Herrings Rezept gewehrt, da mein Vater bis heute nahezu während seines gesamten Lebens als Erwachsener an einer bipolaren affektiven Störung zu leiden hatte. Im Sommer des Jahres 1956 war meine Mutter schwanger mit mir, was meinen Vater zum Eingeständnis seiner Befürchtung brachte, ich würde eine übergroße Belastung für ihn darstellen, weil er eine Krankheitsgeschichte voller Depressionen hinter sich hatte.

«Was meinst du damit?» fragte meine Mutter, eine junge, 31-jährige Frau. «Glaubst du, dass du ab und zu in ein tiefes Loch fällst?»

«Ich glaube schon, dass ich die Sache irgendwie in den Griff kriege», sagte er, «aber nach dem Krieg und dann wieder für eine kurze Zeit, als ich arbeitslos war, bevor wir uns kennenlernten, da brauchte ich schon ein paar Elektroschocks, um durch die schwierigen Zeiten zu kommen.»

Es war etwas ganz anderes, mit einem manisch-depressiven Menschen zusammenzuleben als mit einem Drogenabhängigen. Es hatte ganz und gar nichts von Tod und Beerdigung an sich. (Im letzten Dezember erhielt Laurie z. B. eine Karte, die eine Gruppe alberner Nikolausfiguren darstellte, die die Worte «Frohe Weihnachten» zusammenzimmerte.) Es war eher so, wie

man es von jedem durch Menschen angelegten See kennt: dass
er früher oder später abgepumpt werden muss. Etliche Jahre
lang war mein Vater gut und fröhlich zuwege, war athletisch
und schwungvoll; dann wieder kam er eines Tages von unter-
wegs mit einer Riesenlast negativer Einstellungen nach Hause.
Einmal sandte er mir aus Sacramento im Namen des Hilfspro-
gramms für Arme ein umfangreiches Schreiben, das nur aus
leeren Seiten bestand – einen vernünftigen Grund konnte ich
nicht ausmachen. Ein andermal fand ich, als ich nach Resten
im Kühlschrank suchte, dort eine mit Klebeband verschlossene
Notiz, eklig und blutbefleckt: offenbar als Botschaft für einen
mitfühlenden Leser. Meine Mutter packte seinen Koffer, und
er winkte uns beim Abschied zögernd wie ein Schuljunge zu,
der auf eine Klassenreise fährt.

Herring hat mir übrigens versichert, dass ich nicht «still-
schweigend» wegen Depressionen behandelt würde. Paxil wird
offenbar seit über einem Jahrzehnt gern bei der Behandlung
chronischer Schmerzen eingesetzt. Einige Jahre lang nehme
ich nun schon täglich zehn Milligramm Paxil ein. Ich habe dabei durchaus Bedenken, mich zu einem grinsenden Idioten zu
entwickeln, aber ich glaube, die Idiotenstrecke habe ich wohl
schon hinter mir und bin inzwischen in der miesepetrigen Ecke
angelangt, wo ich mir sage, dass ein bisschen Gegrinse mich
nicht umbringt.

Vielleicht liegt das Ganze einfach nur an der bescheuerten
selektiven Serotonin-Wiederaufnahme, doch heute gehe ich
nicht mehr ständig dem Gedanken darüber nach, wie mein
Leben anders hätte verlaufen können, sondern sage mir, wie
dankbar ich für mein gesundheitlich erträgliches und glückliches Leben zusammen mit Laurie und Natalie sein kann. (Ich
klopfe auf Holz.) Ich habe mich noch einmal frisch in Laurie
verliebt – trotz all ihrer Schwächen, die ich bewusst akzeptiere,
weil ich mir über meine eigenen so schmerzhaft im Klaren bin.

Nachts klemme ich eine Beißschiene zwischen die Zähne, befestige mein Atempflaster über der Nase (um das Schnarchen abzumildern) und stecke ein Kissen zwischen die Beine. Wenn ich außer Haus gehe, habe ich eine Kühlpackung in der einen Manteltasche und einen Tablettenspender mit Ibuprofen in der anderen. Ein König des Dschungels sieht anders aus.

Ich habe die aus dem geschilderten Mangel resultierende Bescheidenheit, Ernsthaftigkeit und Wehrlosigkeit schätzen gelernt, denn – diesen Lernprozess kann ich offenbar nicht häufig genug durchmachen – wir sind nun einmal Lebewesen, die für einen kurzen Zeitraum auf der Erde weilen, hilflos in einer sterblichen Hülle eingefangen. Anlässlich der Feier seines fünfzigsten Geburtstages hat ein Freund von mir eine Turnhalle unweit seines Hauses angemietet, und ich habe den ganzen Abend Basketball gespielt, als ob man mich in mein Leben als Zwanzigjähriger zurückversetzt hätte – «Zurück, dreh's zurück, O Zeit, auf Deiner Flucht, / Lass mich noch einmal Kind sein, sei's auch nur für heute Nacht!» Ich bin nach Lauries Worten «wie ein Irrwisch herumgerannt», obwohl sich dadurch natürlich einige Wochen später meine Rückenprobleme dramatisch verschlimmerten und mich ein paar Tage außer Gefecht setzten. Immerhin kann ich mich heute wieder bewegen.

Mein Rücken wird nie aufhören, mich ein wenig zu quälen, doch zumindest vergeht der aufkommende Schmerz immer wieder. «Schmerzen sind unvermeidlich», sagt Dr. Herring gern, «aber das Leiden an ihnen kann man steuern.» Als ich Laurie von dieser Äußerung erzählte, sagte sie: «Ich danke Ihnen, Dr. Herring.» Vor einiger Zeit habe ich Wolf einmal gefragt, warum mein Rücken so in Unordnung sei. Er erklärte mir, dass die Fähigkeit zum aufrechten Gang eine evolutionäre Schlüsselrolle beim Anpassungsprozeß der Menschheit spiele, dass aber Wirbelkörper, die in gleicher Ausrichtung wie die Schwerkraft angeordnet seien, oft zusammengepresst würden, was zu eingeklemmten Nerven und gerissenen Bandscheiben führe. Und dann fügte er noch hinzu: «In Ihrem Fall liegt es allerdings an der schlechten Haltung.» Er hat seine Äußerung als Witz gemeint, doch ich habe die Botschaft verstanden.

Bemerkungen
zur örtlichen Schwimmhalle

Schwimmen ist für meinen Rücken bei weitem das beste Elixier, das ich gefunden habe. Ich bin kein guter Schwimmer – ich betreibe Brustschwimmen oder einfaches Rückenschwimmen auf der langsamen Bahn – doch als ich einmal vierzehn Tage mit dem Schwimmen aussetzte, war ich überrascht, wie sehr es mir fehlte. Als ich zum Pool zurückkehrte, merkte ich, dass ich mir hier, wie die Schauspielerin Evelyn Ames in der Filmkomödie *Grüße aus Hollywood* sagt, «meine Endolphine» hole. Sonntags, wenn der Pool geschlossen ist, kann ich es kaum aushalten.

Außerhalb des Green Lake Community Centers trifft man die gesunden Leute – die umwerfend sportlichen Fahrer mit ihren Rollerblades, die Läufer und die Power-Walker, die mitten in der Stadt um den großen See ihre Runden ziehen, die durchtrainierten Basketballspieler, die Baseballspieler der Mittelstufe, die Yuppies, die Ultimate Frisbee spielen, die Latte-Macchiato-Trinker, die sich gegenseitig kritisch mustern, die europäisch-coolen Fußballer, die Volleyball- und Softballspieler. Die Schwimmhalle ist das Feuchtgebiet der Gehandikapten aller Art – die Heimat für die Leute mit Gehstöcken, Kniestützen und Halskrausen –, denn wer sonst hätte Zeit und Lust, hier so gegen ein Uhr mittags an einem Mittwoch seine Runden zu schwimmen? Um mich herum sind Leute, die nach einer Knieoperation, nach Eingriffen an der Wirbelsäule oder nach Autounfällen wieder fit werden wollen; Übergewichtige, die täglich auf die Waage klettern, ohne ein Pfund abzunehmen; ein Mann im Rollstuhl, dessen treuer Hund bei jeder denkbaren Störung zu bellen anfängt; ein anderer auf den Rollstuhl angewiesener Mann, dessen Begleiter sich als geradezu erschreckend fröhlicher Schuhverkäufer der Firma Nordstrom entpuppt; das «planschende Walross» (ein riesiger Kerl mit einem Schnauzbart, bei dem wir versuchen, all unseren Mut zusammenzunehmen, wenn wir uns der Flutwelle nähern, die er uns mit seinen Schlägen ins Wasser entgegenschickt); und ein noch nicht operierter Transsexueller aus New Jersey, der seinen Aufzug im Laufe der Zeit immer weiblicher gestaltet und dabei Hintern und Brust mit zunehmender Selbstsicherheit herausstreckt. Er war es auch, der mir eines Tages erzählte, der Umkleideraum sei verschlossen, weil es einen Fall von Lepra gegeben habe; es stellte sich jedoch heraus, dass sich dort nur ein Obdachloser in die Hosen gemacht hatte. Fast jeder hier möchte von irgendeiner Geschichte loskommen; man kann es fühlen in diesem Männer-Umkleideraum, wo wir eigentlich gar nicht so viel sprechen.

Die guten Schwimmer unterhalten sich ständig, um sich die Zeit zu vertreiben; sie sind, im Gegensatz zu dem Rest von uns, gar nicht verkrampft, wenn sie sich durch die vorgeschriebenen sechsunddreißig Bahnen (die einer Meile entsprechen) wieder in Form bringen. Gute Schwimmer haben eine verblüffende Fähigkeit, an der Oberfläche durch das Wasser zu gleiten, während wir übrigen sinken und sinken und sinken. Der Zerfall unserer Körper; die Vollkommenheit jugendfrischer Körper; der Pool repräsentiert für mich vor allem eins: den Zug der Zeit.

Jeder Schwimmer verliert sich im Wasser in seinem bzw. ihrem eigenen Bereich (wird zufällig eine Zehe oder die Schulter von jemand anderem berührt, so ist das immer ein als prickelnd und unangemessen vertraulich empfundenes Gefühl). Selten nehme ich menschliche Verlegenheit so genau wahr wie hier in Green Lake inmitten der anderen Mitschwimmer. Wir kämpfen eigentlich alle nur darum, am Leben zu bleiben; uns eint lediglich das Ziel, an der Oberfläche einen Schatten von uns zu erhaschen, während wir weiter unter Wasser dahingleiten. Was ist der Sinn des Dahintreibens im Wasser? Ich fühle den schwerelosen, herrlichen Wert des Daseins.

Bis vor ganz kurzer Zeit ist mein Vater jeden Tag mindestens fünfzehn Runden geschwommen, wobei er eher mit einem Kopfsprung eintauchte als ins Wasser zu gleiten wie ich. Heute allerdings schafft er kaum noch einen oder zwei Schläge in der Bahn des hauseigenen Pools seiner Wohnanlage, ohne dass ihn seine Arthritis zwingt, aufzuhören und sein Bein zu umklammern. Er konnte es ja noch nie lassen, schreckliche Wortspiele zu machen; neuerdings haben es ihm phonetische Variationen des englischen Wortes «Arthritis» angetan: Aus der ersten Hälfte macht er den Namen *Arthur*, die Lautfolge *ritis* ersetzt er durch die gleichlautende Folgen *write us* («schreib uns») bzw. *right us* («richte uns auf»). Es gibt in unserem Umkreis, wie wir beide wissen, keinen Arthur, der uns schreiben und auch keinen solchen, der uns aufrichten könnte. Anfang dieses Jahres waren wir beide ganz allein im Pool. Ich schwamm meine Runden und übte Rollwenden – mein Rücken war für eine Zeitlang merkwürdig beschwerdefrei –, während er im flachen Wasser herumstakste. Nach nur wenigen Minuten ging er hinaus, trocknete sich ab und steuerte, mit der Sportseite aus der Zeitung in der Hand, auf die Sauna zu.

Geschlecht und Tod (III)

Sobald Lebewesen, wir Menschen eingeschlossen, die Geschlechtsreife erreichen, werden viele ihrer körperlichen Funktionen schwächer. Dieser Leistungsabfall zeigt sich ab dem 25. Lebensjahr.

Beim Lachs, beim Tintenfisch und bei vielen anderen Tieren und Pflanzen ist die Reproduktion faktisch ein bewusster Selbstmord. Nach der Fortpflanzung ist der Körper ein wertloses Gehäuse und wird entsorgt. Der Körper ist praktisch der Wirt, und das Fortpflanzungssystem der schmarotzende Bewohner, der den Körper in den Tod treibt.

Wie der Biologe E. O. Wilson sagt: «Im darwinistischen Sinn lebt ein Einzelorganismus nicht für sich selbst. Seine Hauptaufgabe liegt nicht einmal darin, weitere Organismen zu erzeugen – er reproduziert Gene und dient als deren Zwischenträger. Der berühmte Aphorismus von Samuel Butler, dass das Küken nur ein Mittel für das Ei sei, ein weiteres Ei zu legen, ist modernisiert worden: Der einzelne Organismus ist nur ein Mittel für die DNA, noch mehr DNA zu erzeugen.»

Fledermäuse leben länger als Ratten, aber sie pflanzen sich langsamer fort. Vögel werden älter als auf dem Boden lebende Säugetiere, flugunfähige Vögel haben nur ein kurzes Leben. Einige Wasser- und Landschildkrötenarten leben länger als Menschen. Organismen, die einem hohen Risiko ausgesetzt sind, kümmern sich wenig um ihre Erhaltung und viel um ihre Fortpflanzung, während es bei Organis-

men, die einem geringen Risiko ausgesetzt sind, umgekehrt
ist.

Unberührte männliche und weibliche Fruchtfliegen leben
länger als Fruchtfliegen, die sich vermehren. Nach Luc Bussière,
einem Zoologen an der Universität Zürich, besteht das sicherste
Anzeichen für den Paarungserfolg männlicher Grillen in dem
Zeitaufwand, der für den Lockruf an die Weibchen betrieben
wurde. «Wir steigerten dieses Verhalten durch Beeinflussung
der Nahrungsaufnahme», sagt er: «Bei Männchen, die protein-
reiche Nahrung zu sich nehmen, zeigte sich die Wirkung, dass
sie zu vermehrter Promiskuität neigten, dass aber ihre Langlebigkeit abnahm. Sie setzten sich durch ihr Bemühen, die
weiblichen Grillen zu beeindrucken, praktisch selbst außer
Gefecht. Für Menschen könnte sich das als kontraproduktiv er-
weisen, denn wir möchten nicht früh sterben. Wir möchten ein
langes Leben führen. Doch Tiere haben nicht das Ziel, länger
zu leben; sie wollen sich fortpflanzen.» Der Überlebensinstinkt
und der Fortpflanzungsinstinkt stehen einander gegenüber.

Frauen, die länger leben, haben im Durchschnitt einen geringeren Grad an Fortpflanzungsfähigkeit. Kinderlose Männer und Frauen leben jedoch nicht länger als Menschen, die
Mütter und Väter sind. Man kann nicht absichtlich auf Kinder
verzichten und dadurch, dass man seine für die Fortpflanzung
angelegten Reserven in Bemühungen um den Selbsterhalt um-
lenkt, zusätzliche Lebensjahre erlangen. Jeder hat zwar seine
Gene zur freien Verfügung, doch niemand hat die Gestaltungs-
freiheit, sie nicht zu verbreiten, um sich dadurch ein längeres
Leben zu verschaffen. Mein Vater hat sich – ohne die geringste
Befangenheit oder Ironie – häufig bei mir darüber beklagt, welche Last ihm dadurch aufgebürdet worden sei, dass er seinen
Lebensunterhalt habe verdienen müssen. «Lass es mich so formulieren:», sagte er einmal, «Ich wollte ein gutes Leben zu
Bedingungen führen, die nicht weh taten. Das hat sich nicht

immer einrichten lassen. Es hat Jobs gegeben, auf die ich nicht gerade scharf war, die ich nur gemacht habe, weil Rechnungen zu bezahlen waren und ich finanziellen Verpflichtungen und Verbindlichkeiten nachkommen musste.»

In einem Experiment mit weißen Mäusen waren die Geschlechter durch einen elektrischen Zaun getrennt. Die männlichen Tiere schreckten beim ersten heftigen Stromschlag zurück, wohingegen die weiblichen Exemplare so lange gegen den Zaun anstürmten, bis sie alle umgekommen waren.

Wohlproportionierte Hüften sind bei einer Frau ein Zeichen für Gebärfähigkeit; Fettpolster dienen als Energiespender während der Schwangerschaft. Einige Wochen nach Natalies Geburt, als ich vom Einkauf mit Windeln, Babynahrung usw. zurückkehrte, beobachtete ich eine junge, attraktive, aufgedonnerte Frau in einem eng anliegenden Top, die ein rotes Cabrio fuhr. Mir ging dabei etwas durch den Kopf, das ich mir so vorher nie klargemacht hatte: Mit einer fast ehrfurchtsvollen Bewunderung stellte ich fest, dass sie alles in ihrer Macht Stehende für das Fortleben der menschlichen Gattung tat.

Sehr viele Hollywood-Filme sind kaum verhüllte Fortpflanzungsmärchen, in denen dafür gesorgt wird, dass das fruchtbarste Pärchen zusammengeführt wird. Um eines aus den Tausenden von Beispielen herauszugreifen: In Otto Premingers Film *Laura* lebt der Klatschkolumnist Waldo Lydecker in seiner Welt der Worte und findet keinen Zugang zum Leben. Shelby Carpenter, ein Gigolo, ist zu dämlich, um das Leben zu erfassen und greift nur zu Floskeln. Mark McPherson, Inspektor der Mordkommission, weiß, wie das Leben läuft und versteht es, die Gefahren erfolgreich zu umschiffen und sich entsprechend bis zum Ende (d. h. dem Tod) durchzulavieren. Schließlich tötet Lydecker die falsche Frau und wird daraufhin selbst erschossen. Carpenter flüchtet sich in kindischer Weise in die mütterliche Umarmung einer älteren Frau. McPherson und Laura sind am Schluss des Films zur Fortpflanzung bereit.

All das bedeutet, dass unsere ganze Fixierung auf die Schönheit nichts anderes ist als eine evolutionäre Anpassung, die der Einschätzung anderer Menschen als potentielle Erzeuger unseres Kindes dient. Männliche College-Studenten, denen man Fotos von attraktiven und weniger attraktiven Frauen vorgelegt hat, sind eher bereit, für eine schöne Frau etwas Uneigennütziges oder Riskantes zu tun. Bei attraktiven Frauen ist es zehnmal so wahrscheinlich wie bei hausbackenen Frauen, dass sie «nach oben» heiraten. Das ist nichts Neues. Aber Mütter mit attraktiven Babys verbringen sehr viel mehr Zeit damit, ihre Kleinen liebevoll auf den Armen zu halten und ihnen in die Augen zu schauen, als Mütter, deren Babys als weniger gut aussehend beurteilt werden; die letzteren Mütter verbringen mehr Zeit damit, sich schlichtweg um die Bedürfnisse ihrer Babys zu kümmern und lassen sich sehr viel leichter ablenken. Zu früh geborene Babys – die häufig täuschend vollentwickelte Gesichter haben – hält man gemeinhin für schwierig und reizbar, so dass die Menschen weniger bereit sind, für deren Obhut und Pflege ihre Hilfe anzubieten. Ebenso kam eine Untersuchung zu missbrauchten Kindern, die in Kalifornien und Massachusetts unter gerichtlich verordneter Fürsorge standen, zu dem Ergebnis, dass eine überproportional große Zahl von ihnen «unattraktiv» sei. Fordert man Menschen auf, sich einem Fremden zu nähern und anzuhalten, wenn sie beginnen, sich unwohl zu fühlen, bleiben sie rund sechzig Zentimeter vor attraktiven und weniger als dreißig Zentimeter vor weniger attraktiven Menschen stehen: Schönheit ist also ein privilegierter Bereich. In seiner Jugend hat mein Vater blendend ausgesehen, war ein jüdischer Prinz, und darüber ist er bis heute nicht hinweggekommen. Als mein erster Roman veröffentlicht wurde und ich anlässlich des Erscheinens eine kleine Party feierte, hat er daran nicht teilgenommen, weil er damals nicht so gut aussah. Das war im Jahre 1984; er war vierundsiebzig Jahre alt.

Über ein besonders hübsches junges Mädchen hört man die Leute oft sagen: «Sie wird später einmal eine Herzensbrecherin» – was für mich eine merkwürdige und zugleich aufschlussreiche Äußerung ist. Was soll das genau bedeuten? Es bedeutet, dass sie ihre Schönheit, wenn sie älter geworden ist, als Waffe einsetzt und man dies von ihr auch erwartet.

In ihrem Buch *Nur die Schönsten überleben* beschreibt Nancy Etcoff amerikanische Blässhühner: graue Vögel, deren Küken orangefarbene Federn und kahle Köpfe haben, die sich während des Fütterns leuchtend rot verfärben. Die Küken bitten visuell um Futter, indem sie die Mutter mit ihren roten und orangenen Farbgebungen auf sich aufmerksam machen. Als Forscher die orangefarbenen Federn stutzten, erhielten die dunkleren Küken weniger Zuwendung und Nahrung von der Mutter, da diese die farbenprächtigen Jungvögel stets zuerst fütterte. Wenn menschliche Mütter stark untergewichtige, mit Gesundheitsproblemen behaftete Zwillinge gebären, bevorzugen sie ausnahmslos das gesündere Kind: Wenn sie ein Kind trösten, auf dem Arm halten, mit ihm spielen und singen, widmen sie sich intensiver dem Zwillingskind, von dem sie am ehesten glauben, dass es überlebt. Eine Mutter hat begrenzte Reserven; sie muss wissen, wie viel Kraft sie für ihr Baby aufbringen kann, ohne ihr eigenes und die Leben ihrer anderen Kinder zu gefährden.

Ein sterbliches Lebewesen ist im Grund nichts anderes als die Möglichkeit einer Keimzelle, weitere Keimzellen zu schaffen, wodurch die Wahrscheinlichkeit, dass diese sich mit Keimzellen des anderen Geschlechts vereinigen, erhöht wird. Die Fortsetzung der Folge von Keimen ist die treibende Kraft der natürlichen Auslese; die Langlebigkeit einzelner Tiere ist von zweitrangiger Bedeutung. Die Tiere werden durch die Evolution ausgewählt, weil sie körperliche Reserven besitzen, die über das Minimum hinausgehen, das für das Erreichen der Geschlechtsreife und die Aufzucht der Nachkommenschaft bis zu deren Selbständigkeit erforderlich ist. Ist jedoch dieses Ziel erreicht, haben sie genügend überschüssige Leistungsreserven, um noch in Ruhe einen gewissen Zeitabschnitt zu verbringen, dessen verbleibenden Teil wir die Lebensspanne nennen. Im Grunde geht es uns allen nicht viel anders als den Lachsen, die kurz nach dem Laichen dem Tode geweiht sind.

Im Jahre 1930 überlebte einer von fünf Krebspatienten; 1940 einer von vier; 1960 einer von drei, und 1990 überlebten vierzig Prozent. Heute überleben fünfzig Prozent. Eine von acht amerikanischen Frauen entwickelt während ihres Lebens Brustkrebs, und das Risiko erhöht sich mit zunehmendem Alter. Drei der Risikofaktoren sind ein früher Eintritt der Menstruation, eine Entbindung jenseits des 30. Lebensjahres oder Kinderlosigkeit sowie eine Menopause nach dem 50. Lebensjahr; mit anderen Worten: Man wird gedrängt, rechtzeitig auf die Bühne zu gehen, seinen richtigen Einsatz nicht zu verpassen und beim entsprechenden Stichwort wieder abzutreten. Die Evolution bestraft jede Abweichung. Es gibt nur ein einziges unabänderliches biologisches Gesetz, das in Dutzenden unterschiedlicher Formulierungen vorgetragen wird und nur zwei Befehle enthält: sich vermehren und sterben.

Ich wartete in einer Apotheke geduldig darauf, bedient zu werden, als ein Mann so um die zwanzig, der von seiner hübschen, punkigen Freundin begleitet wurde, sich vordrängeln wollte. Ich sagte ihm, er solle sich hinten anstellen. Er: «Hast du Probleme, mein Kleiner?» Ich: «Nein, dies ist die Schlange für die Apotheke, aber wie Sie sich benehmen ...» Er fragte, warum mir keine Haare auf dem Kopf wüchsen. Ich fragte ihn, warum er eigentlich so klein sei. Es war ein Dialog auf sehr hohem Niveau. Er schubste mich; ich schubste ihn. Er erhob seine

Fäuste und sagte: «Lass uns rausgehen.» Vierzig Jahre waren vergangen, und es war plötzlich so, als ob ich in die sechste Klasse zurückversetzt würde, in der ich mich zuletzt geprügelt hatte: Ein enormer Adrenalinstoß durchströmte meinen Körper, ich hörte mein Herz pochen, und mein Atem stockte. Ich ging auf das Kampfangebot in der Apotheke nicht ein, sondern erwiderte – unter beifälligem Gegrummel meiner Altersgenossen in der Schlange: «Es gibt im Leben bestimmte Regeln.» Tatsächlich? Ich war selbst erschüttert; es war mir noch nie passiert, dass ich je auch nur annähernd etwas Derartiges gesagt hatte. Wenn unser Leben wirklich Regeln hat, wie lauten sie dann? Vor kurzem hörte ich zufällig auf einer Party, wie eine Frau zu einem jungen Mann, der halb so alt wie sie war und den sie verführen wollte, sagte: «Ich bin fünfundvierzig, aber ich bin eng gebaut.» Darauf läuft es ungefähr hinaus: Sex und Tod. Fortpflanzung und Vergessen.

Im Roman *Hasenherz*, der veröffentlicht wurde, als sein Autor John Updike achtundzwanzig Jahre alt war, heißt es: «Die Fülle endet, wenn wir der Natur das Lösegeld zahlen, wenn wir ihr Kinder übergeben. Dann ist sie fertig mit uns, und aus uns wird, erst innerlich, dann auch äußerlich, Abfall. Welke Blumenstengel.»

Steve Nash, 34, der während der letzten drei Jahre zweimal von der Basketball League der USA die Auszeichnung als «wertvollster Spieler einer Mannschaftsspielart» erhalten hat und Vater von dreijährigen Zwillingsmädchen ist, sagt: «Ich glaube, mir wird zunehmend klar, wie unwichtig mein Leben ist. Ich habe immer noch Spaß an meiner Arbeit. Ich habe Spaß mit meinen Freunden, in der Familie und mit Bekannten, aber ich erkenne, wie unschuldig und wie sehr auf mich angewiesen die Mädchen sind. Man erkennt, dass das eigene Leben in gewisser Hinsicht vorbei ist.»

Thackeray sagte: «Wenn man zwanzig ist – nun gut, aber

wenn man siebenundvierzig Jahre alt ist, kann Venus gern aus dem Meer steigen; ich für mein Teil werde dann wohl kaum noch meine Brille aufsetzen, um nach ihr zu schauen.»

Vor einigen Jahren erzählte ich Laurie von meinem Eindruck, dass so viele Leute unserer Altersgruppe – achtundvierzig Jahre oder ein bisschen älter – begonnen hätten, «nette Pillen» zu nehmen; die Leute machten nämlich den Eindruck, sehr viel sanfter zu sein. Sie sagte: «Es liegt nicht an den anderen Leuten. Es liegt an dir: Du selbst bist sanfter geworden. Und deshalb kommen dir die anderen Menschen so vor ...»

«Nein», protestierte ich. «Nein, das bin ich nicht. Ich bin immer angespannt wie ein Flitzbogen.»

In einer Kurzgeschichte schreibt Barry Hannah über seinen Helden, der in seinen späten Vierzigern ist: «Er wusste immer noch nicht genau, was dafür verantwortlich war, aber irgend etwas Leises war heruntergefallen und eingerastet, wie ein gewichtiges Flüstern. Ned Maxy war der Kontakt mit dem Paradies geschenkt worden, und er konnte das Fehlen eines Geräusches kaum fassen.»

Ein Witz, den ich Dr. Herring verdanke: Es gibt drei Arten von Sex in der Ehe. Frischverheiratete sind so geil, dass sie in jedem Zimmer des Hauses Sex haben. Nach einigen Jahren ebbt die Leidenschaft etwas ab und Sex spielt sich nur noch im Schlafzimmer ab. Nach weiteren Jahren treffen sich die Eheleute im Flur und sagen: «Fick dich selbst!» Eines von fünf Ehepaaren hat weniger als einmal im Monat Sex miteinander; vor kurzem hörte ich, wie eine Frau im Radio vorschlug, Paare sollten nur so häufig Sex miteinander haben, wie sie ihre Steuern abführten (vierteljährlich? jährlich?).

Die Schwachstellen des Körpers zeigen sich, wenn der Mensch das fortpflanzungsfähige Alter überschritten hat. Die Thymusdrüse bildet sich z.B. nach der Geschlechtsreife zurück. Nur noch fünf bis zehn Prozent ihres ursprünglichen Umfangs hat sie bei 50-jährigen Menschen. Sie produziert Hormone, deren Spiegel bereits mit dem 25. Lebensjahr abnehmen und nach dem 60. Lebensjahr nicht mehr nachweisbar sind.

Gewicht und Größe der Gebärmutter verringern sich nach der Menopause bis zum 65. Lebensjahr: Dann wiegt sie nur noch halb so viel wie mit dreißig Jahren. Nach dem 60. Lebensjahr haben Männer immer weniger nächtliche Erektionen im Schlaf. Sexuelle Tagträume nehmen an Häufigkeit und Intensität bis zum Alter von fünfundsechzig Jahren ab und verlieren sich dann weitgehend.

Sophokles sagte im hohen Alter, er empfinde das Ende seines sexuellen Verlangens wie eine «Befreiung von der Fesselung an einen tobenden Wahnsinnigen.»

Erneut im Widerspruch zu all diesen Äußerungen über Niedergang und Verfall steht das, was mein Vater in seinen späten achtziger Jahren für seine Kursteilnehmer aufschrieb:

Es ist schon seltsam, wie leicht man zu Fehlurteilen über Menschen gelangt, ganz besonders bei Frauen. Wie leicht lässt man sich doch durch die Worte täuschen, die bei der ersten Begegnung fallen. Nach unserem ersten Treffen hatte ich das Empfinden, wir würden in einem Monat ein Liebespaar sein. Im ungünstigsten Fall in sechs Wochen oder zwei Monaten. Ich habe Virginia zum ersten Mal im Seniorenzentrum in Palo Alto getroffen, wo ich mir einen Vortrag über die Zukunft des Romans anhören wollte. Ich kam zu spät und fand nur noch einen Platz in der letzten Reihe direkt neben ihr. Als der Vortrag mit der anschließenden Diskussion und der Kaffee-und-Kuchen-Sitzung vorbei waren, bot ich ihr an, sie zu ihrem Auto auf dem Parkplatz zu bringen, da es schon spät war. Als wir beim Wagen angelangt waren, murmelte ich das übliche «Es war schön, Sie zu treffen» und wollte gerade gehen, als sie in ihre Handtasche griff und eine Karte mit ihrem Namen und ihrer Telefonnummer herausholte. Sie bat mich, sie anzurufen.

Vierzehn Tage später habe ich es gemacht. Es war an einem Freitagabend, und ich fragte sie, ob wir uns am folgenden Abend treffen könnten und entschuldigte mich dafür, dass ich so kurzfristig anriefe. Sie meinte, ich brauchte mich nicht zu entschuldigen, lud mich zu sich zum Abendessen ein und fügte hinzu, ich sei (wie im Lied von Nat King Cole) «so willkommen wie die Blumen im Mai». Wenn sie, zum Teufel, diesen blöden Spruch von den «Blumen im Mai» bloß nicht jedes Mal gebracht hätte, wenn ich anrief, um Zeit und Ort unserer nächsten Treffen zu vereinbaren!

An jenem ersten gemeinsamen Abend half ich ihr nach dem Essen beim Abwasch. Sie sagte irgendetwas derart, ich sei ein ganz geschickter Mann, den man im Haus ganz gut gebrauchen könne und fügte hinzu, ihr Ehemann, ein vielbeschäftigter Arzt in Santa Clara, habe in all den Jahren ihrer Ehe nie das Geschirr abgewaschen. Ihre Bemerkung darüber, dass ich so nützlich sei, war für mich eine Steilvorlage, mir durch meine schnelle Replik einen Lacher zu holen: «Ich kein Mann, der glauben, Frauen gehören an den Herd. Ich nicht sein Macho.» Sie gluckste zustimmend und meinte, ich sei ein netter Kerl und sie sei über den Zufall froh, mich an dem Abend im Seniorenzentrum kennengelernt zu haben.

Um 22 Uhr schlug Virginia vor, sich die Nachrichten anzuschauen. Wir saßen auf dem Sofa, und ich hielt ihre Hand. Nach ungefähr einer Viertelstunde versuchte ich, sie zu küssen – nichts Ernstes, aber sie zog ihren Kopf zurück und bat mich eindringlich, es langsam angehen zu lassen und geduldig zu sein. Sie erzählte mir, ich sei die erste männliche Person, mit der sie sich nach dem Tod ihres Mannes vor drei Jahren verabredet habe. Dann folgten ihre Worte, die ich später immer wieder hören musste: «Milt, ich brauche einfach noch ein bisschen mehr Zeit.»

Kein Problem, versicherte ich ihr an jenem ersten Abend. Wir schauten händchenhaltend weiter Nachrichten. Nicht schlecht, erinnere ich mich während der 45-minütigen Heimfahrt zu mir selbst gesagt zu haben. Lass dir Zeit, das läuft schon. Warum auch nicht? Ich war ein einsamer Witwer mit unendlich viel Zeit und ein bisschen Geld, und sie war eine einsame Witwe auf Partnersuche. Darauf hat sie im Übrigen ziemlich deutlich hingewiesen.

Einige Monate später – wir hatten an einem üppigen Festessen zum 40-jährigen Hochzeitstag eines Paares teilgenommen, mit dem Virginia und ihr Mann lange Jahre befreundet gewesen waren – kehrten wir gegen Mitternacht in Virginias Wohnung zurück. Ich hatte ein wenig mehr als sonst getrunken und mit ihr fünf- oder sechsmal getanzt, was auch weit über meinem Soll lag. Bei den langsamen Nummern hatte sie sich an mich geschmiegt, was sie zuvor nie getan hatte.

Mir war recht romantisch zu Mute, und ich war ziemlich spitz – ein bisschen mehr als sonst –, als wir in die Wohnung zurückkehrten. Sobald wir in der Wohnung waren und die Tür geschlossen hatten, grabschte ich etwas unbeholfen nach ihr, aber sie wehrte meinen Vorstoß mit den Worten ab, sie wolle erst ins Bad gehen und die schicke, aber ein wenig unbequeme Abendgarderobe ablegen. Ich las in ihre Worte die kleine Andeutung hinein, dass die Geduld, die ich auf ihre wieder und wieder ausgesprochene Bitte um mehr Zeit aufgebracht hatte, sich jetzt auszahlen würde.

Zur Vorbereitung zog ich mein schwarzes Jackett aus

und hängte es über den Stuhl. Das Gleiche machte ich mit meiner schwarzen Schleife. Ich zog auch die Schuhe aus, stieß sie unters Sofa und wartete gespannt wie ein Schuljunge.

Virginia kam aus dem Badezimmer, legte eine Kassette mit schön verträumter Musik in die Stereoanlage und setzte sich neben mich. Ich griff sie mir, wollte sie auf dem Sofa flachlegen und versuchte, ihren Mund zu erreichen. Sie drängte mich zur Seite und bat mich, es ruhiger angehen zu lassen. Dann versuchte ich, meine Hand in ihren Morgenmantel zu schieben und ein wenig an ihrem drallen Busen zu fummeln.

Das war der Moment, in dem sie das sagte, was sie schon bei unserem allerersten Zusammentreffen gesagt hatte: «Bitte, bedränge mich nicht, Milt. Ich brauche einfach noch Zeit.» Doch an diesem Abend nahm ich ihr nicht mehr ab, was ich jetzt für ein Schmierenstück oder eine offensichtliche Masche hielt. Wie aus dem Vesuv brachen meine Worte hervor, als ich sie anblaffte: «Wie viel Zeit brauchst du eigentlich noch? Dein Mann ist jetzt drei Jahre tot, oder?» Und was hatte es mit dem ganzen Gesülze über die fast vierzig Jahre währende wunderbare Ehe auf sich, die sie mit ihrem Mann verbracht hatte? Ich erinnerte sie daran, dass sie mir eines Abends erzählt hatte, sie habe drei außereheliche Affären gehabt, eine davon nahezu sieben Jahre; von einer so richtig idyllischen Ehe konnte da wohl kaum die Rede sein. «Schöne Frau, es wird höchste Zeit, dass Sie den Rest ihres Lebens vernünftig gestalten, ob mit mir oder mit irgendjemand anderem.»

Das war der Moment, als sie mich fragte, ob wir nicht einfach Freunde bleiben und die Sache mit dem Sex vergessen könnten.

Das war's dann für mich. Ich schnappte mir mein Jackett

und meine Schleife von der Stuhllehne, angelte meine
Schuhe unter dem Sofa hervor und stürmte zur Tür, wo ich
zum Abschied noch einen Schuss losließ. Ich machte ihr
klar, dass ich genug von ihren Spielchen und ihrer Schauspielerei hätte. Sechs Monate voller Frustration, sechs Monate einer antiseptischen Beziehung ohne Sex waren ein
bisschen viel. Ich machte ihr deutlich, dass ich die Liebe
und Wärme einer guten und erfüllten Beziehung brauchte
und wollte und der Meinung gewesen sei, dass sie das Gleiche suchte. «Hätte ich nur einen guten Freund gesucht»,
sagte ich, «dann hätte ich mir einen Hund gekauft.» Ich
weiß nicht, wo ich diesen Spruch zuerst gehört oder gelesen
habe, aber – da kann ich sicher sein – das hat gesessen. Ihr
hing buchstäblich die Zunge aus dem offenen Mund, weil
sie um ihre Fassung rang und eine Erwiderung versuchte,
aber sie blieb sprachlos. Unnötig hinzuzufügen, dass wir
einander nie wiedergesehen haben.

Basketballkorb-Traum (VIII)

Ich hatte früher eine sinnliche Freude daran, am Leben zu sein, und ich hatte dieses Gefühl hauptsächlich dann, wenn ich Basketball spielte. Jetzt habe ich diese sinnliche Freude nur noch gelegentlich – so ist das Leben. Ich bin einundfünfzig und fühle mich auch so. Ich glaube nicht, dass mein Vater sich so fühlte, bevor er fünfundneunzig war.

Hohes Alter
und Tod

Verfall und Untergang (III)

Samuel Johnson schrieb an einen jüngeren Freund: «Als ich, wie du jetzt, mich stolz im Selbstbewusstsein meiner einundzwanzig Jahre sonnte, konnte ich mir kaum vorstellen, dass ich mit neunundvierzig Jahren so bin wie ich heute bin.»

Mit fünfzig Jahren ist unsere Fähigkeit, Schwingungen in den unteren Körperregionen zu empfinden, deutlich herabgesetzt. Die Nerven, die Informationssignale zum Gehirn leiten, lassen auch nach. Jenseits der fünfzig verliert unser Gehirn in jedem Lebensjahrzehnt zwei Prozent seines Gewichts. Wir haben Schwierigkeiten, Neues zu erlernen und behalten immer weniger. Die Erinnerung als solche – die eigentliche Verschlüsselung der Information – ist bei einem gesunden älteren Menschen nicht eingeschränkt, aber der Abruf kann ein unerträglich langer Prozess sein und mehrfache Versuche in Anspruch nehmen. Ältere Menschen lassen sich leichter ablenken, haben Schwierigkeiten, gleichzeitig mehrere Aufgaben zu koordinieren und verfügen über verringerte Aufmerksamkeitsspannen. Bei einfachen Aufgaben und in vertrauten Situationen kommen ältere Menschen gut zurecht, doch wenn körperliche Anstrengungen und Stress hinzutreten, haben sie oft ihre Mühe. Vielleicht ist das der Grund dafür, dass ältere Menschen, da sie insgesamt schwerer zurechtkommen, dazu neigen, eher nach Bequemlichkeit als nach Aufregung und Trubel zu suchen.

Evelyn Waugh hat einmal gesagt: «Alte Menschen sind interessanter als junge. Am interessantesten zu beobachten ist, wie

sie ab dem fünfzigsten Lebensjahr wieder die Lebensgewohn-
heiten, Eigenheiten und Meinungen ihrer Eltern annehmen,
ganz egal, wie wild sie in ihrer eigenen Jugend waren.»

«Mit fünfzig hat jeder das Gesicht, das er verdient», sagte
George Orwell.

Vergil, der Autor der *Aeneis*, starb mit fünfzig Jahren.

Wenn man altert, trübt sich die Augenlinse (Katarakt). Die
Zellen des Sehnervs können durch ein Glaukom oder eine
Makula-Degeneration beschädigt werden. Zweiundvierzig
Prozent der Menschen im Alter von zweiundfünfzig bis vier-
undsechzig, dreiundsiebzig Prozent der Menschen im Alter
von fünfundsechzig bis vierundsiebzig und zweiundneunzig
Prozent der Menschen über fünfundsiebzig benötigen eine
Lesebrille. Nachdem sich mein Vater vor zwanzig Jahren ei-
ner Kataraktoperation unterzogen hat, brauchte er eigentlich
überhaupt keine Brille mehr.

Shakespeare starb mit zweiundfünfzig Jahren.

John Wayne sagte: «Ich bin dreiundfünfzig Jahre alt und
1,93 Meter groß. Ich habe bis heute drei Ehefrauen, fünf Kinder und drei Enkelkinder gehabt. Ich liebe guten Whiskey. Ich
verstehe die Frauen immer noch nicht, und ich glaube nicht,
dass es irgendeinem Mann anders geht.»

Bis zum Alter von fünfundfünfzig legt man an Gewicht zu.
Von da an kommt es, speziell bei den Weichteilen, der Muskelmasse, dem Wasser und der Knochensubstanz, zu einem
Gewichtsverlust; dafür kann es zu vermehrten Fettansamm-
lungen an den Oberschenkeln und in der Bauchgegend kommen. Die Extremitäten werden dünner und der Rumpf dicker.
Die Ausdehnung in den mittleren Jahren ist dabei aber nicht
allein das Ergebnis der Zunahme an Fettgewebe; sie wird
auch durch einen Schwund des Muskeltonus verursacht und
dadurch, dass sich die Haut buchstäblich ausdünnt, da jede
Hautzelle ihre Robustheit verliert.

Dante starb mit sechsundfünfzig Jahren.

Zwischen dem 50. und 60. Lebensjahr kommt es zu einem leichten Nachlassen beim visuellen Gedächtnis; nach dem 70. Lebensjahr verstärkt sich diese Tendenz beträchtlich.

Noel Coward hat einmal gesagt, als er einem Freund mittleren Alters riet, mit dem Diäthalten aufzuhören: «Das ist eine närrische Eitelkeit. Jugendliches Aussehen ist nicht mehr wichtig, nicht einmal mehr vorteilhaft. Da ich mich mit schnellen Schritten dem Alter von siebenundfünfzig Jahren nähere, halte ich Gesundheit und Glück für wichtiger, als einen geschmeidigen Körper zu haben. Fett zu sein ist schlecht und zeugt von Nachlässigkeit, sofern man es selbst kontrollieren kann, doch wie schlank man auch wird, man bleibt so alt wie man ist und kann niemanden darüber täuschen. Schlag dir also die dumme Idee ein für alle Mal aus dem Kopf. Erhalte dir deine Vitalität, in dem du genug isst und das genießt.»

«Die Jahre zwischen fünfzig und siebenundfünfzig sind am härtesten», sagte T. S. Eliot. «Man fordert dich auf, Dinge zu tun, und du bist nicht hinfällig genug abzulehnen.»

Gegen Ende der mittleren Jahre wird die Haut an den Händen weniger empfindlich für Berührungen. Die Hautzellen regenerieren sich sehr viel seltener. Die Haut ermüdet und trocknet aus, die Zahl der Talgdrüsen nimmt drastisch ab, und alle Gewebsschichten der Haut erfahren eine Veränderung: Man bekommt Falten und graue Haare. Die Falten entstehen allerdings nicht durch das Alter. Sie kommen von der Sonneneinstrahlung, die das Gesicht allmählich schädigt, wobei es Falten, Altersflecken und schlaffe Haut hervorruft. Obwohl die Haut mit fortschreitendem Alter an Elastizität verliert und Wunden langsamer heilen, verschleißt sie nie gänzlich.

Mit 59 sagte Neil Young: «Wenn du in deinen Zwanzigern bist, hältst du dich und deine Welt für das Allergrößte, und alles dreht sich um dein eigenes Tun. Heute sehe ich ein, dass ich ein

Blatt bin, das auf irgendeinem Fluss dahintreibt.» Mein Vater
hasst diese Denkungsart, er hält sie für defätistisch.

Unser Cholesterinspiegel steigt an. Die Fähigkeit des Blutes,
einen normalen Zuckerspiegel aufrechtzuerhalten, nimmt mit
dem Alter ab. Mit sechzig verfügt man nur noch über weniger
als fünfundzwanzig Prozent Speichel, den man normalerweise für den Verdauungsprozess absondert; es wird schwieriger,
größere Mengen Fleisch zu verdauen.

Mit sechzig verfügt man über zwanzig Prozent weniger Kraft
als in mittleren Jahren; mit siebzig hat man vierzig Prozent an
Kraft verloren. Der Kraftverlust ist in den Beinen stärker als
in Händen und Armen. Auch die Leistungen der schnellzu-
ckenden Muskelpartien – die Kontraktionen eines Sprinters –
lassen sehr viel schneller nach als die Leistungen der langsam
zuckenden Muskelpartien – die Kontraktionen eines Gehers.
(Bis zu einem gewissen Grade kann man diesen Leistungsabfall
durch Training hinauszögern, aber nicht völlig. In der Regel
nehmen Unterschiede zwischen einzelnen Menschen mit fortschreitendem Alter zu: Nahezu alle jüngeren Menschen haben
beispielsweise in etwa die gleiche Nierenfunktion und sind in
der Lage, eine Aufgabe in annähernd gleicher Zeit zu lösen,
aber bei alten Leuten wird die Leistung bei einigen normal,
bei anderen stark gemindert sein und bei den meisten in der
Mitte liegen.)

Emerson hat einmal geäußert: «Merkwürdig, dass es nicht
en vogue ist, Harakiri zu begehen, wie es die Japaner mit sechzig Jahren tun. Die Natur ist so beleidigend bei ihren Hinwei-
sen und Ankündigungen. Sie zieht dich nicht sanft am Ärmel,
sondern zieht dir die Zähne und reißt dir büschelweise die
Haare aus, stiehlt dir dein Augenlicht, verdreht dein Gesicht
zu einer hässlichen Maske, kurzum: belegt dich mit Hohn und
Spott, ohne im mindesten dein heftiges Streben nach gutem

Aussehen zu mäßigen – und all dies geschieht, während sie zur selben Zeit um dich herum die neuen Formen zu wundervollen Prachtstücken gießt, was deine Misere natürlich nur noch schlimmer macht.»

Im Jahr, als er mit zweiundsechzig Jahren starb, sagte Zola: «Ich verbringe sehr angenehme Nachmittage in meinem Garten und beobachte um mich herum alles, was lebt. Nun, da ich älter werde, fühle ich, wie alles vergeht, und ich liebe alles mit größerer Leidenschaft.»

Der PR-Routinier Harlan Boll verteidigt seine Lügengeschichten bezüglich des Alters seiner prominenten Kunden so: «Die amerikanische Öffentlichkeit verzeiht den Menschen einfach nicht, dass sie älter werden.» Und das stimmt wirklich. Jackie Kennedy hat einmal gesagt, falls sie gewusst hätte, dass sie mit fünfundsechzig an Krebs erkrankt, hätte sie nicht die vielen Bauchmuskelübungen gemacht. Im Gefängnis bedauerte O. J. Simpson gegenüber seiner Freundin, sein ehemals herrlicher apfelförmiger Hintern sei zusammengeschrumpft wie bei einem Mann mittleren Alters. Die Schwerkraft ist eben ätzend.

Mit fünfundsechzig haben wir dreißig bis vierzig Prozent unserer aerobischen Kraft verloren. Die Herzwand verdickt sich, und die Wahrscheinlichkeit, eine koronare Krankheit zu entwickeln, erhöht sich. Sechzig Prozent der 60-jährigen Männer und die gleiche Anzahl 80-jähriger Frauen haben eine deutliche Verengung in mindestens einer Herzarterie. Eine Versteifung in den Wänden der größeren Arterien führt zu erhöhtem Blutdruck, der eine wachsende Belastung für das Herz darstellt. Da das Herz für jeden Herzschlag kräftiger arbeiten und mehr Energie aufwenden muss, sinkt die Gesamtleistung des Herz-Kreislauf-Systems beträchtlich. Eineinhalb Millionen Amerikaner erleiden in jedem Jahr einen Herzinfarkt. Siebzig Prozent der Herzanfälle ereignen sich im häuslichen Bereich.

Wer einen Herzanfall überlebt, kann eigentlich mit Sicherheit davon ausgehen, dass er am Ende an einer Herzerkrankung stirbt. Mein Vater hatte mit sechsundachtzig Jahren einen Herzanfall (mehr darüber später), mit zweiundneunzig Jahren hatte er einen Herzstillstand von dreißig Sekunden während einer Elektrokonvulsionstherapie, und vor einigen Monaten war er ohne vernünftigen Grund ungemein besorgt, sein Herz könnte endgültig aufhören zu schlagen, als ihm eine Darmspiegelung bevorstand (er hatte etwas Blut im Stuhl gehabt, und sein Arzt wollte herausfinden, was die ständigen Schwankungen zwischen Durchfall und Verstopfung auslöste).

Mit fünfundsechzig Jahren hat man knapp dreißig Gramm seines rund 1360 Gramm schweren Gehirns und ein Zehntel seiner Gehirnzellen verloren. Das motorische Areal des Frontalhirns verliert fünfzig Prozent seiner Neuronen, ebenso wie der hintere Bereich, der das Sehvermögen steuert, und der Seitenbereich, der die körperlichen Empfindungen kontrolliert. Die Gyri – die kurvigen, erhabenen Windungen in der Hirnrinde, in denen wir große Teile unseres Denkens vollziehen – erleiden den größten Schwund. Das Gehirn eines 90-Jährigen hat dieselbe Größe wie das eines dreijährigen Kindes. Der staatliche Beitrag in den USA zur Deckung der Krankenversorgung bei Senioren verwirrt und verärgert alle, mich eingeschlossen; doch für meinen Vater sind diese Leistungen absolut verheerend; er versteht viele Begriffe nicht mehr, die er früher verstanden hat. Seine geistigen Kräfte sind neuerdings in vieler Hinsicht eingeschränkt.

Die Gelenke altern aufgrund der Abnutzung der Knorpel, der Sehnen und der Gelenkflüssigkeit. Die Flüssigkeit in den Gelenken wird zunehmend dünner. Dadurch kommt es in erhöhtem Maße zur Friktion. Fast jeder, der fünfundsechzig oder älter ist, hat mehr oder weniger Missbildungen an Gelenken; bei jedem zweiten ist diese Missbildung mäßig bis stark ausgeprägt. Ein Drittel der über 65-jährigen amerikanischen Frauen leidet an Wirbelbruch als Folge von Knochenschwund oder Osteoporose. Je mehr Knochenmasse man als Erwachsener hat, desto geringer ist die Wahrscheinlichkeit, eine Osteoporose zu entwickeln. (Allgemein gesprochen ist es am besten, den Alterserscheinungen die Stirn zu bieten, wenn man jung ist, also genau dann, wenn man nicht darüber nachdenkt.)

Bei einem jungen Erwachsenen stellt sich der Reflex, der ihm die Notwendigkeit des Wasserlassens anzeigt, bei halbvoller Blase ein. Bei Menschen, die älter als fünfundsechzig Jahre alt sind, kommt die Botschaft erst an, wenn die Blase nahezu voll ist.

Fünf Prozent der nordamerikanischen Bevölkerung leben in Altersheimen. Als ich meinen Vater vor rund zwölf Jahren fragte, ob er jemals in Betracht ziehen würde, in Seattle in eine Seniorenresidenz zu ziehen, entgegnete er: «Ich weiß nicht, wie lange ich noch arbeite. Im Moment kann ich immer noch meine Reportagen über die Spiele veröffentlichen (Basketball, Baseball, Football usw.) und reiche jede Woche zwei oder drei Artikel ein. So ganz schlecht geht's mir noch nicht. Habe immer noch etwas Geld auf meinem Sparkonto, dazu bekomme ich das Geld aus der Sozialversicherung und aus der Rentenversicherung, die ich 1977 abgeschlossen habe, und zusätzlich habe ich das, was ich jeden Monat von der Zeitung bekomme. Mir geht es wie dem Mann, der in Las Vegas wettet und sagt: ‹Ich hoffe, dass ich mit Plus-Minus aus der Sache herauskomme. Natürlich könnte ich das Geld gut gebrauchen.› Mehr als Worte es ausdrücken können vermisse ich dich und Laurie und Natalie und Paula und Wayne [das sind meine Schwester und mein Schwager, die fünfundsechzig Kilometer südlich von Seattle in Tacoma wohnen]. Aber das Leben in Woodlake bietet mir eine Menge Betätigungsmöglichkeiten. Und außerdem ist das Wetter in Seattle doch so gottverdammt schlecht. Das Seniorenheim ist für mich die letzte Stufe. Wir alten Leutchen machen unsere Witze über diese Häuser und nennen sie ‹Warteraum des lieben Gottes›. Das Durchschnittsalter ist dort: ‹verstorben› (Galgenhumor). Daher möchte ich meine restlichen Tage am liebsten hier in Woodlake in meiner eigenen Wohnung verbringen. Zum einen könnte ich mir ein Seniorenheim gar nicht leisten. Außerdem bin ich nicht bereit, dort zu leben, besser: mein Leben zu verbringen. An dieser Stelle zitiere ich wieder von meinem Stenoblock, auf dem ich merkenswerte Aussprüche notiert habe (ich weiß nicht, wer sie geschrieben hat oder wo ich sie gelesen habe): ‹Jeder Mensch wählt sich seinen eigenen Hügel, auf dem er stirbt.› Mein ‹Hügel› wäre mit Sicherheit kein Seniorenheim. Im Idealfall läge er draußen auf einem Golfplatz. Bing Crosby und etliche andere Prominente sind auf Golfplätzen gestorben. Das ist ein schöner Ort, um abzutreten, wenn man eine anständige Zahl von Jahren hinter sich hat. Mit fünfzig und selbst mit sechzig Jahren noch nicht.»

Es gibt heute in den Vereinigten Staaten mehr Menschen über fünfundsechzig als je zuvor. Nur dreißig Prozent der Menschen zwischen fünfundsiebzig und vierundachtzig klagen über Gebrechen – das ist die niedrigste Prozentzahl, die jemals verzeichnet wurde.

Fünf bis acht Prozent der über 65-jährigen Menschen leiden an Demenz; die Hälfte in der Gruppe der über 80-jährigen ist davon betroffen. Die am meisten verbreitete der vielen Demenzarten, die Alzheimer-Krankheit, befällt einen von zehn der über 65-jährigen in Amerika, jeden zweiten der über 85-jährigen. Alzheimer-Patienten haben mit hoher Wahrscheinlichkeit einen stressarmen (d.h. geistig wenig anregenden) Beruf gehabt. Bei meinem Vater finden sich bislang keinerlei Anzeichen für die Alzheimer-Krankheit: Er liest immer noch (teilweise mehrmals) Robert Caros politische Biographie über den Stadtplaner Robert Moses, die Schilderungen von Philip Roth über Newark, die Biographie Arnold Rampersads über den Baseballspieler Jackie Robinson, das Buch des Historikers Gar Alperovitz mit dessen Kritik an der Begründung der US-Regierung für die Atombombeneinsätze.

Noël Coward fasst es so: «Die Vergnügungen, die für uns früher himmlisch waren, wirken albern, wenn man siebenundsiebzig ist.»

Als er achtundsechzig war, sagte Edmund Wilson: «Die Einsicht, dass der Tod nicht mehr weit entfernt ist, dass mein Verstand, meine Gefühle und meine Lebenskraft bald wie ein Wölkchen Rauch verschwunden sein werden, führt dazu, irdische Dinge als unwichtig und die Menschen als unwürdig erscheinen zu lassen. Es fällt schwerer, das menschliche Leben, einschließlich der eigenen Anstrengungen, Erfolge und Leidenschaften, ernst zu nehmen.»

«Morgen bin ich neunundsechzig», schrieb William Dean Howells an Mark Twain, «aber das kümmert mich, glaube ich, wenig. Ich habe die ganze Angelegenheit nicht in Gang gesetzt und bin auch bei keinem einzigen Schritt befragt worden. Ich wurde geboren und hatte Angst vor dem Sterben, aber nicht vor dem Älterwerden. Das Alter hat viele Vorteile, und wenn alte Menschen nicht so lächerlich wären, hätte ich nichts dagegen, einer zu sein. Aber sie sind lächerlich, und sie sind unansehnlich. Die Jungen sehen das nicht so klar wie wir, aber eines Tages werden sie es auch so sehen.»

Thomas Pynchon sagt: «Wenn wir von ‹Ernsthaftigkeit› in der Dichtung reden, so sprechen wir letztlich über die Einstellung gegenüber dem Tod – z.B. darüber, wie die Charaktere sich vielleicht in seiner Gegenwart verhalten, oder wie sie sich zu ihm stellen, wenn er noch nicht unmittelbar bevorsteht. Jeder weiß das, doch das Thema wird bei jüngeren Schriftstellern kaum jemals angeschnitten, möglicherweise deshalb, weil ein solcher Hinweis an Menschen, die noch in der Ausbildung sind, allgemein als vergeudete Mühe angesehen wird.»

Vor fünfzehn Jahren, an einem wunderschönen Frühlingstag, bin ich mit meinem Vater bei mir um den Häuserblock gejoggt. Dabei kam ein Schulbus mit Mädchen aus der Mittelschule um die Ecke gekurvt. Mein Vater keuchte sich die Lunge aus dem Hals, gab richtig Gas und zeigte alles, was er konnte. Aber anstatt nun «Oh!» oder «Ah!» zu rufen oder zu pfeifen oder Beifall zu klatschen oder ihn nicht zu beachten, steckten verschiedene Mädchen im hinteren Teil des Busses ihre Köpfe aus den Fenstern und machten das Grausamste, das man sich vorstellen konnte: Sie lachten.

«You're only young» («Du bist noch jung») – singt die australische Rockband AC/DC im Album *Back in Black* – «but you're gonna die» («aber du wirst sterben»).

Gegen Ende des sechsten Lebensjahrzehnts essen die Menschen weniger. Der Stoffwechselumsatz sinkt leicht. Die Männer verlieren alle zehn Jahre drei Prozent ihres Knochengewichts (mein Vater wiegt heute achtundsechzig Kilo); Frauen verlieren acht Prozent. Während ihres Lebens als Erwachsene verlieren Männer rund fünfzehn Prozent ihrer Gesamtmineraldichte, Frauen dreißig Prozent. Der Durchmesser des Unterarms verkleinert sich ebenso wie der der Wade.

Die Durchblutung der Haut – über Venen, Kapillaren und Arteriolen – lässt deutlich nach, weshalb alte Menschen schneller frieren. Auch funktioniert die Haut, weil sie dünner geworden ist, weniger wirksam als Schutz – so, als ob man einen zu dünnen Mantel trägt. Mit fortschreitendem Alter sinkt die Temperatur der Gesichtshaut. Für ältere Menschen liegt die angenehme Temperatur fünf bis acht Grad höher als für junge Menschen.

An jedem Tag unseres Lebens als Erwachsene verlieren wir 30 000 bis 50 000 Nerven und 100 000 Nervenzellen. Mit der

Zeit vergrößern sich Herz, Lunge und Prostata. Der Kaliumspiegel im Körper sinkt. Ab dem siebzigsten Lebensjahr ist die
Fähigkeit, Kalzium zu absorbieren, drastisch vermindert.

Tolstoi schrieb an seine Ehefrau Sonia, die sechzehn Jahre jünger war als er: «Das Wesentliche ist, dass auch ich als
nunmehr bald Siebzigjähriger – so wie die Hindus, wenn sie
auf das sechzigste Lebensjahr zugehen, sich in die Wälder zurückziehen, so wie jeder religiöse Mensch die letzten Jahre seines Lebens Gott und nicht Scherzen, Wortspielen, Klatsch und
Tennis widmen möchte – mich mit Herz und Seele nach dieser
Ruhe und Abgeschiedenheit sehne.» [Bei Scherzen, Wortspielen, Klatsch und Tennis denke ich an einen Mann: an Milton
Shildcrout...] Tolstoi starb mit zweiundachtzig, als er auf einem
Bahnhof zusammenbrach, wo er sich auf der Flucht vor Sonia
befand, mit der er im Streit lag.

Mit siebzig ist die Linse des Auges dreimal so dick wie im
Alter von zwanzig Jahren, was zu einer stärkeren Weitsichtigkeit führt; nach dem siebzigsten Lebensjahr nimmt die Kurzsichtigkeit zu. Die Linse wird mit zunehmendem Alter dicker
und schwerer, wodurch die Fähigkeit, sich auf Objekte im Nahbereich zu fokussieren, gemindert wird. Die Empfindlichkeit
für Kontraste lässt ebenso nach wie die Fähigkeit, sich an unterschiedliche Lichtstärken anzupassen. Wenn man älter wird,
bekommt der Farbton der Hornhaut einen gelblichen Stich,
wodurch die Fähigkeit abnimmt, zwischen Grün, Blau und
Violett zu unterscheiden. Die blauen Färbungen werden für uns
dunkler, und bei den gelben Färbungen verliert sich die Helligkeit. Das Violett sieht man nicht mehr so deutlich. Wenn Maler
altern, benutzen sie sehr viel weniger dunkles Blau und Violett.

Nachdem er im Alter von sechsundsechzig Jahren die Welt
umsegelt hatte, sagte Sir Francis Chichester: «Wenn dein Versuch fehlschlägt, was macht das schon? Das ganze Leben ist

am Ende ein Fehlschlag. Wichtig ist nur eines: Man muss Spaß am Versuch haben.»

Männer und Frauen über fünfundsiebzig erleiden zehnmal so häufig einen Schlaganfall wie Männer und Frauen zwischen fünfundfünfzig und neunundfünfzig.

Der notorisch lebensüberdrüssige Gore Vidal sagte, als er sein Haus auf einem Hügel in Ravello, einem Ort an der italienischen Amalfiküste, verkaufen musste, weil er die Stufen nicht mehr bewältigte: «Alles im Leben hat seine Zeit, und in einem Jahr bin ich achtzig. Sentimentalität kenne ich nicht. Das Leben fließt so entlang, und man selbst fließt mit oder man tut es nicht. Man zieht weiter und verschwindet.»

Wenn man sehr jung ist, verfügt man über eine schier überwältigende Fähigkeit, feinste Gerüche wahrzunehmen, doch im Alter von achtzig oder mehr Jahren hat nicht nur der Geruchssinn entscheidend nachgelassen, sondern man selbst verfügt über keinen unverwechselbaren Geruch mehr. Man kann aufhören, Deodorants zu benutzen. Man verflüchtigt sich.

«Ich glaube, alte Menschen brauchen körperliche Berührungen», sagt der Sozialhistoriker Ronald Blythe. «Sie haben ein Stadium im Leben erreicht, in dem sie Küsse und Umarmungen brauchen. Aber außer dem Arzt fasst sie niemand an.» Mit zweiundachtzig sagte E. M. Forster: «Ich neige inzwischen ziemlich zu seniler Geilheit – ich möchte die richtige Person an der richtigen Stelle berühren, um meine körperliche Einsamkeit abzuschütteln.» Seit den letzten Jahren weint und zittert mein Vater jedes Mal, wenn ich ihn zur Begrüßung oder zum Abschied umarme.

Voltaire schrieb einem Freund: «Ich bitte dich, nicht zu erzählen, ich sei erst zweiundachtzig; es ist eine gemeine Verleumdung. Selbst, wenn es aufgrund einer verfluchten Taufurkunde zuträfe, dass ich im November 1694 geboren wurde, musst du mir doch immer zustimmen, dass ich mich in meinem dreiundachtzigsten Lebensjahr befinde.» Wenn man sehr alt ist, möchte man sogar für älter gehalten werden, als man tatsächlich ist: das Alter als eine Leistung. Mit siebenundsechzig kaufte mein Vater sich in eine Rentenversicherung ein, bei der er erst im Todesfall mit sechsundsiebzig Jahren in die Gewinnzone gekommen wäre; da er die versicherungsmathematische Hochrechnung bislang um einundzwanzig Jahre übertroffen hat, erzählt er jedem, der es hören will, welchen Reibach er dabei gemacht hat. Er verwickelt Fremde in ein Gespräch und erzählt ihnen, dass er in nur drei Jahren die Hundertermarke erreicht hat.

Mit dreiundachtzig Jahren äußerte sich Sibelius wie folgt: «Zum ersten Mal ist mir vor kurzem bewusst geworden, dass der Abschnitt unseres irdischen Daseins begrenzt ist. Während meines ganzen Lebens ist mir dieser Gedanke nie in den Sinn gekommen. Vor kurzem wurde mir diese Erkenntnis jedoch sehr deutlich, als ich im Garten einen alten Baum betrachtete. Als wir hierherzogen, war er sehr klein, und ich betrachtete ihn von oben. Jetzt erhebt er sich weit über meinem Kopf, als wenn er sagen wollte: ‹Du wirst uns bald verlassen, aber ich bleibe hier noch Hunderte von Jahren.›»

Im Alter von fünfundachtzig Jahren sagte Bernard Baruch: «Alt zu sein bedeutet für mich immer, fünfzehn Jahre älter zu sein, als ich es bin.»

Mit neunzig haben unsere Nieren die Hälfte ihrer Fähigkeit eingebüßt, unser Blut zu filtern.

Mit zunehmendem Alter verringert sich die Wahrscheinlichkeit, Krebs zu entwickeln; das Gewebe eines alten Menschen entspricht nicht den Bedürfnissen eines aggressiven energiehungrigen Tumors.

Mit neunzig erleidet jede dritte Frau und jeder sechste Mann eine Hüftfraktur, die oft eine Abwärtsspirale auslöst, die letztlich zum Tode führt. Die Hälfte der Patienten kann anschließend ohne Hilfe nicht mehr gehen. Mein Vater allerdings ging noch, bis er 95 war, über anderthalb Kilometer zur Bibliothek und zurück – und schleppte in beiden Richtungen einen Stapel Bücher. In diesem Alter verschwanden seine Leberflecken – ein Leberfleck hält sich normalerweise fünfzig Jahre – und an ihre Stelle traten auf seiner Brust etliche Blutschwämmchen, die wie kleine Kirschen aussahen und deren medizinischer Ausdruck «Hämangiom» lautet. Sein Arzt sagte, die Hämangiome meines Vaters (gutartige Tumoren, die aus größeren Blutgefäßen bestehen) sähen doch hübsch aus. Der Arzt hat natürlich leicht reden; er ist mit seinen siebenundsechzig Jahren im Vergleich ein junger Spund. Mein Vater fand die Blutschwämmchen peinlich, als ob er ein heranwachsendes Mädchen mit Pickeln am Kinn wäre.

Im Alter von siebenundneunzig, einen Monat vor seinem Tod, sagte Bertrand Russell zu seiner Frau: «Ich hasse es sehr, diese Welt zu verlassen.»

Bernard de Fontenelle, ein französischer Gelehrter, der mit einhundert Jahren starb, sagte: «Ich fühle nichts außer einer gewissen Schwierigkeit, weiter zu existieren.»

Aristoteles beschrieb die Kindheit als heiß und feucht, die Jugend als heiß und trocken und das Erwachsensein als kalt und trocken. Er glaubte, das Altern und der Tod würden dadurch verursacht, dass der Körper sich von heiß und feucht in kalt und trocken umwandele – eine Veränderung, die er nicht nur als unausweichlich, sondern als wünschenswert ansah.

In Shakespeares *Wie es euch gefällt* sagt Jacques: «Und so von Stund zu Stunde reifen wir, / Und so von Stund zu Stunde faulen wir.» In den Gelben Seiten des Bezirks Sullivan in New York finden die Leser den Hinweis, dass «der Prozess des Lebens bedeutet, dass wir alle zeitlich begrenzt körperlich leistungsfähige Personen» seien. Die 34-jährige amerikanische Dichterin Matthea Harvey schreibt: «Lasst uns Mitleid haben mit der Badewanne wegen ihrer unfreiwilligen Umarmung der menschlichen Gestalt.» Die Zeit, um die Worte der Schriftstellerin Grace Paley zu umschreiben, hält uns alle zum Narren – selbst meinen Vater, so erbittert er auch gegen sie ankämpft.

Das Dumme am Leben ist,
dass man eines Tages tot ist

John Donne hat in einer Predigt gesagt: «Wir alle werden in einem engen Gefängnis empfangen, und dann besteht unser ganzes Leben darin, dass wir zur Stätte unserer Hinrichtung, unseres Todes gehen. Man hat noch keinen Menschen erlebt, der im Fuhrwerk zwischen Newgate und Tyborn geschlafen hätte – schläft jemand auf dem Weg vom Gefängnis zur Hinrichtung? Aber wir schlafen auf der ganzen Strecke; vom Mutterleib bis zum Grab sind wir nie vollständig wach.»

Charles Lamb hat gemeint: «Bevor ein junger Mensch dreißig Jahre alt wird, hat er eigentlich nie das Gefühl, dass er sterblich ist.»

John Ruskin hat es so formuliert: «Bin ich nicht in einer seltsam unnatürlichen Gemütsverfassung, weil ich als 43-Jähriger, anstatt mich wie ein Geschöpf von mittleren Jahren in eben diesem Lebensabschnitt einzurichten, mehr jugendliche Instinkte in mir fühle als zu meiner Jugendzeit und überdies unglücklich bin, weil ich nicht mehr wie ein Jugendlicher klettern, laufen, ringen, singen oder flirten kann – so wie damals, als ich es nicht mehr aushalten konnte, den ganzen Tag etwas über Metaphysik zu schreiben. Kein Lebensalter ohne Probleme ...»

Der Titelheld von Tschechows *Onkel Wanja* sagt: «Ich bin jetzt siebenundvierzig. Bis zum vorigen Jahr habe ich mich angestrengt, meine Augen mit eurer Scholastik zu vernebeln, um das wirkliche Leben nicht zu sehen, und ich dachte, so wäre es gut. Aber jetzt! – wenn ihr wüsstet! Nachts kann ich nicht schlafen vor Kummer, vor Ärger, dass ich meine Zeit so dumm vergeudet habe, wo ich doch alles hätte haben können, was mir nun mein Alter versagt.»

Bei Edward Young heißt es (in der Übersetzung von Christian Fürchtegott Gellert): «Im dreißigsten Jahr argwöhnt der Mensch, dass er selbst ein Tor sei; weiß es im vierzigsten und verbessert seinen Plan; im fünfzigsten schilt er seinen schändlichen Verzug und treibt seinen klugen Vorsatz zur Entschließung; entschließt sich mit der ganzen Tapferkeit der Gedanken, entschließt sich und entschließt sich immer wieder; und stirbt ebenderselbe.»

Picasso hat gesagt: «Im Alter von sechzig fängt man an, jung zu werden, und dann ist es zu spät.»

Mit zweiundsechzig sagte Jonathan Swift: «Ich wache nie ohne die Erkenntnis auf, dass das Leben unbedeutender ist als am Tag zuvor.»

Leonardo da Vinci, der mit siebenundsechzig Jahren starb, sagte: «Hier glaubte ich zu lernen, wie man lebt, doch in Wirklichkeit habe ich gelernt, wie man stirbt.»

Barry Hannah sagte: «Das Unglück liegt darin, dass uns nur fünfundsiebzig Jahre vergönnt sind, um alles zu erfahren, und dass wir in jungen Jahren viel mehr aus dem Gefühl heraus wissen als im Alter mit all den Büchern und Jahren und Kindern, die wir hinter uns wissen.»

Im Alter von achtundsiebzig sagte Lord Reith, der erste Generaldirektor der BBC: «Ich habe nie richtig gelernt zu leben, und ich habe zu spät gelernt, dass das Leben zum Leben da ist.»

Jean de La Bruyère, der Moralist aus dem siebzehnten Jahrhundert, schrieb: «Es gibt für den Menschen nur drei Ereignisse: Geburt, Leben und Tod. Der Geburt ist er sich nicht bewusst, er stirbt unter Schmerzen, und er vergisst zu leben.»

Nur noch Bedauern:

Mein Vater kam von der Bay Area hoch, um uns über das Wochenende zu besuchen, und mein mit einer Woche Verspätung überreichtes Vatertagsgeschenk für ihn bestand aus Logenplätzen für ein Baseballspiel der Mariners. Da ich neu war in Seattle, war dies für mich die erste Gelegenheit, einmal von innen den marineblau und farngrün gestalteten Kingdome zu sehen, der mir wie ein Aquarium für tropische Fische vorkam. Meinen Vater erinnerte der Kingdome eher an «Dinner-Theater», und er wollte wissen, wo der Schauspieler John Barrymore sei. Mein Dad wurde im nächsten Monat neunundsiebzig Jahre alt; er wollte – mit achtzig – seinen Teilzeitjob aufgeben, am Winnebago-Cross-Country-Lauf teilnehmen und anschließend nach Wimbledon fliegen, um Erdbeeren mit Schlagsahne zu essen.

Die auf dem sechsten Tabellenplatz rangierenden Mariners spielten in der «Barbecueschürzen-Nacht» gegen die am Tabellenende stehenden Tigers. Während wir die Schlagübungen beobachteten, falteten und entfalteten wir unsere Plastik-Barbecueschürzen mit dem Mariners-Werbelogo, die unangenehm nach Formaldehyd rochen. Dabei gingen wir noch einmal alle Baseball-Anekdoten durch, die mein Vater mir während seines ganzen Lebens erzählt hatte, wobei er diesmal auf meinen ausdrücklichen Wunsch die Geschichten ohne Angeberei zum Besten gab. Er hatte immer behauptet, er habe Baseball halbprofessionell gespielt, und ich hatte Bilder von ihm im Kopf, wie er über glasscherbenübersäte Plätze schlitterte, um Geld fürs Essen zu verdienen: Nur die Jungs aus einem anderen Viertel zahlten ihm gelegentlich zehn Dollar dafür, dass er in ihrer zusammengewürfelten Mannschaft mitspielte und seinen «angeschnippelten Drehwurf» zeigte. Gewöhnlich erzählte er auch, er sei Mannschaftskapitän einer Militärauswahlmannschaft gewesen und mit ihr auf Tournee nach Übersee gereist, und als Kind redete ich mir ein, er sei 1943 in Okinawa gewesen und habe Fungos gegen Ted Williams und Joe DiMaggio geschlagen. Er war aber nur Mannschaftsbegleiter. Der bedeutendste Spieler in der Mannschaft kam von den Detroit Tigers und hieß Pat Mullins, und im Übrigen war es kein Baseball, sondern Fastpitch Softball, wie wir es in den Staaten spielen.

Mein Vater sah beinahe genauso aus wie der Trainer der Dodgers, Leo Durocher («Nette Jungs kommen als Letzte ins Ziel!»). Als wir in Los Angeles lebten, hat der Müllmann angeblich die Hand meines Vaters geschüttelt mit den Worten: «Das mit Ihrer Ehe tut mir leid, Mr. Durocher.» Durochers Ehe mit der Schauspielerin Laraine Day war kurz zuvor geschieden worden; der Müllmann wollte unter Männern mitfühlend sein – so weit die Geschichte. Und aus irgendeinem Grund dachte ich immer, mein Vater habe im hinteren Bereich des Lasters oben auf dem Müll gestanden, mit einer Hand schwere Mülleimer hochgehievt und dabei das aquariumgleiche Hollywood verflucht. In Wirklichkeit erzählte er meiner Mutter sofort, dass er sich als Leo Durocher ausgegeben habe, worauf sie ihn davor warnte, den gutgläubigen Müllmann zu täuschen. Worauf er noch einmal zum Lastwagen lief, um alles zu erklären und die Sache wiedergutzumachen.

Vor dem Spiel fand ein «Friedenslauf» um das Spielfeld statt – eine Art Wohltätigkeits-Marathon, dessen Einzelheiten ich nicht ganz mitbekam, weil die Lautsprecheranlage so klang, als ob sie durch eine Autowäsche gegangen sei – dann schlenderten die Schiedsrichter langsam auf den Kunstrasen. Das ist Seattle, deshalb wurden sie nicht einmal ansatzweise ausgebuht, was meinen Vater enttäuschte. Im Jahre 1940 war er der große Star unter den Teilnehmern eines Schiedsrichterlehrgangs gewesen, der von Bill McGowan geleitet wurde, der damals sagte, mein Vater könne «ein zweiter Dolly Stark» werden (d. i. ein jüdischer Schiedsrichter). Doch bevor mein Vater sich für Spiele der Klasse D gemeldet hatte, entschuldigte er sich und verwies darauf, dass er im Dunkeln schlecht sehen könne. Er endete als Schiri für Spiele zwischen Brooklyn College und Setan Hall. Dabei bekam er einmal mit dem Spazierstock etwas über den Schädel gehauen, weil er den Lieblingssohn von jemandem an der Homebase «out» gerufen hatte, als es – mit zwei Spielern auf den Bases und zwei Outs – unentschieden stand und vermutlich auch noch die Dämmerung hereinbrach. Die schönste Geschichte meines Vaters über Bill McGowan betraf die Zeit, als dieser – er war früher Amateurboxer gewesen – der ständigen Nörgelei von Babe Ruth überdrüssig wurde und ihn deshalb bei einem Doubleheader in der Pause zwischen den Spielen zu einem Boxkampf herausforderte. Babe machte einen Rückzieher. Der Held bei den Geschichten meines Vaters ist gewöhnlich jemand anders. Selten ist er es selbst.

Die Mariners schafften drei Runs im ersten Inning. Keith Moreland schaute im dritten Spielabschnitt gequält und unwohl auf die Tigers, Ken Griffey Jr. gelang im fünften ein schöner Catch. Trotzdem hat das Spiel keinen von uns (die wir langjährige Dodger-Fans waren) sehr gefesselt; es war so, wie mein Vater es ausdrückte, «als ob man ins Kino geht und sich gar nicht dafür interessiert, was mit den Figuren im Film passiert.»

Als er einen Aufsatz über seinen Lieblingssport verfassen musste, schrieb er: «Ich schwor den Brooklyn Dodgers unvergängliche Treue, als ich acht oder neun Jahre alt oder sogar noch jünger war. Wenn ich heute auf die vielen Jahre zurückblicke, kommt es mir vor, als hätte ich die Anhänglichkeit gegenüber den Dodgers mit der Muttermilch aufgesogen. Meine Gefühle gegenüber der Mannschaft rangierten nur ganz wenig unter denen, die ich für meine Familie empfand.» So wie die Wände meines Kinderschlafzimmers mit Bildern der Los Angeles Dodgers bedeckt waren, hingen bei ihm Bilder der Brooklyn Dodgers: Zack Wheat, Dazzy Vance, Wilbert Robinson. Sein Aufsatz ging so weiter:

Ebbets Field, das Stadion, in dem sie spielten, war der Tempel, und Baseball – das sie teilweise mit herzzerreißender Erfolglosigkeit spielten – war eine säkulare Religion für mich.

Ich lernte die Mannschaftsaufstellung der Dodgers, bevor ich das ABC beherrschte. Ich wurde schon Fachmann beim Ausfüllen der komplizierten Wertungskarte, bevor ich in der Schulklasse mit Zahlen umgehen konnte. Das war eben alles eine Frage der Prioritäten.

Um dir eine Vorstellung davon zu geben, was für ein eingefleischter Fan ich war: Während der Saison rannte ich morgens um sechs Uhr an die Wohnungstür und schnappte mir die *New York World*, um schnell herauszufinden, wie sich die Dodgers am Abend zuvor geschlagen hatten. Hatten sie gewonnen, strahlte ich über das ganze Gesicht, sang ein Liedchen leise vor mich hin, um den Rest der Familie nicht aufzuwecken, aber bei einer Niederlage saß ich am Küchentisch und schluchzte. Mein Vater hörte dann mein Geschluchze, stand auf und versuchte, mich zu trösten.

«Milt,» sagte er dann, während er den Arm um mich legte, «wer sind schon diese Dodger-Leute, von denen du pausenlos redest? Warum nimmst du das so schwer? Was ist passiert – ist jemand gestorben?»

«Das verstehst du nicht, Papa», sagte ich dann unter Tränen. «Das ist meine Mannschaft.»

«Was heißt hier: deine Mannschaft? Die Spieler sind schließlich nicht mit uns verwandt, oder? Das ist ein Haufen fremder Leute. Du hast sie nur ein Mal gesehen, als dein Bruder Abe dich zu einem Spiel mitgenommen hat. Wie ich gesagt habe, niemand ist gestorben, die Miete ist bezahlt, und, Gott sei Dank, sind wir alle gesund.»

Gewöhnlich war inzwischen auch meine Mutter aufgestanden und fing an, das Frühstück für die Familie vorzubereiten. «Lass ihn doch in Ruhe, Sam», sagte sie dann, «er wird schon darüber hinwegkommen. Heute sind es die Dodgers», – und meine Mama sprach den Namen ungefähr wie «Deitsches» aus, was, frei übersetzt, auf Jiddisch «Holländisch» oder «Deutsch» bedeutet – «morgen ist es sicher etwas anderes».

Darüber hinweggekommen bin ich erst, wie meine Mama es vorhergesagt hatte, als bei mir mit einundzwanzig Jahren andere Dinge meine Anhänglichkeit und Leidenschaft einforderten: Mädchen, die Gewerkschaftsbewegung und der Journalismus.

Doch bevor ich das Ganze einigermaßen durchschaute und endlich begriff, «dass es nur ein Spiel war», litt ich entsetzlich – oh, wie habe ich nur gelitten: meine geliebten Brooklyn Bums, wie sie voller Zuneigung genannt wurden, verloren mehr Spiele als sie gewannen. Mitten in einer Niederlagenserie der Dodgers stellte ich mir die Frage, warum Gott mich in seiner unendlichen Weisheit nicht zu einem Yankee-Fan gemacht hat.

Im Jahre 1946 zog er nach Los Angeles, und offenbar ist er dann, als meine Mutter während einer Hitzewelle im Spätsommer 1955 an Anfällen von Bewusstseinsstörungen litt, nach New York zurückgeflogen – angeblich, um an der Feier zum 85. Geburtstag seines Vaters teilzunehmen, genau genommen aber, weil er sich die Spiele der World Series ansehen wollte. Ganz genau genommen wollte er sehen, wie die Dodgers endlich die Yankees besiegten. Und noch genauer genommen wollte er Jackie Robinson dabei zusehen, wie er Yogi Berras die Home Base stiehlt. Ich besitze die Bilder meines Vaters von der Pressetribüne im Yankee Stadion. Schau dir die Borsalinos an.

In unserer Familiensaga wurde dieser Flug meines Vaters immer in den schwärzesten Farben gemalt, und dennoch habe

auch ich mir als Kind morgens als Erstes die Spielberichte angesehen und angeekelt in mein Müsli geweint, wenn die Dodgers verloren hatten. Ich erinnere mich daran, wie ich meine
Baseballkarte von Ron Perranoski verschandelt habe, als er
einen Riesenvorsprung vor dem neunten Inning nicht halten
konnte, wie ich den Fernseher meines Großvaters umgestoßen
habe, als übertragen wurde, wie der rechte Außenfeldspieler
Ron Fairly einen leichten Flugball für einen Home Run über
den Begrenzungszaun des unteren rechten Feldes im Dodger-
Stadion verspielte, und ich nach dem Fiasko gegen die Orioles
bei den World Series 1966, dem Finale der Baseballprofiligen,
bei einer schrägen Ophelia-Parodie am Strand mitmachte. Woher kam nur diese Besessenheit, mit der wir an den Dodgers
hingen? «Für mich hängt sie damit zusammen», so schrieb mir
mein Vater in der Woche nach seinem Vatertagsbesuch, «dass
die Dodgers für mich eine Art Kompensation für einige un-
erreichte Ziele in meinem Beruf waren. Wenn ich irgendeine
Schlacht verloren hatte – als Zeitungsmacher, als Organisator
bei der Gewerkschaft oder bei sonstigen Aufgaben, mit denen
ich mich in meinem wenig planvoll, sondern eher anarchisch
verlaufenen Berufsleben befasste –, dann traten meine Ersatz-
leute, die neun Jungs in Blau, auf den Plan und siegten gegen die Giants, die Pirates usw. Zu weit hergeholt? Vielleicht.
Aber ich glaube, das ist eine durchaus plausible Erklärung. In
meinem Fall. Nicht in deinem.»

O nein; nicht in meinem Fall – niemals.

Obwohl der Kingdome, heruntergekommen wie er war,
selbst im Vergleich zu anderen Baseballstadien ein berüchtigt
schlechtes Essen bot, fassten wir den Entschluss, uns in der
Schlange anzustellen, nicht weil wir so hungrig waren, sondern
weil wir das Bedürfnis hatten, irgendetwas zu tun, während
eine Welle rund um das Stadion ging. Mein Vater und ich hol-
ten uns einen Hotdog und ein Bier, dazu teilten wir uns eine

Tüte Erdnüsse – was alles zusammen ein Heidengeld kostete. Und das, wie mein Vater sagte, bei einem Nährwert, der dem des Beutels Harz entsprach, mit dem die Baseballwerfer ihre Hände einreiben dürfen. Zur Verblüffung meines Vaters rundete ich dieses schwer verdauliche Mahl noch mit einem Schokoladenmalzbier ab, das ziemlich dunkelrot aussah und bitter wie Kaffee schmeckte. Wir kehrten zu unseren Plätzen zurück. Die Welle ging immer noch auf und ab; vielleicht war es aber auch eine neue Welle.

Vor sechzig Jahren war er Sportkorrespondent für das *New York Journal-American*; jetzt war er bei einem Provinzblättchen zuständig für die *Little League*, die *Pony League*, die *Colt League*, für den Fastpitch Softball der Männer und für Frauen-Softball. Drei Tage vor seinem Besuch bei uns versuchte er, von einem Spieler der *Little League* ein Foto beim Stehlen der dritten Base zu schießen, wobei der Wurf des Catchers meinen Vater am Fußgelenk traf und drei Blutgefäße platzen ließ. Er war stolz auf seinen verletzten Knöchel, zeigte ihn mir andauernd und spielte die Szene immer wieder nach, wobei er das Gelenk mit der für Sportjournalisten typischen Mischung aus Übertreibung und verkorkster Metapher so beschrieb: «Es wurde dick wie ein Ei.»

Er schickte mir immer die Kolumne, die er für den Newsletter seines Tennisclubs geschrieben hatte. Der Artikel, der mir am allerbesten gefallen hat, lautete: «Hundert Mitglieder und Gäste nahmen am Jahrestreffen des Tennis Clubs teil und – um einen kleinen Scherz zu machen, den man getrost vergessen kann –: Es war ein Wahnsinnsabend, eine bunte Mischung aus Spaß und Ernst. (Besonders für Ernst war es der Abend seines Lebens.)» Wenn ich in der entsprechenden Stimmung bin, kann ich mich über solche Kalauer kaputtlachen.

So, als wollten wir einen kleinen Protest ausdrücken, erhoben wir uns einfach nicht während der Nationalhymne, auch beim *Seventh-Inning Stretch* dachten wir nicht daran, uns die

Füße zu vertreten oder Entspannungsübungen zu machen, obwohl ich nicht umhinkonnte, auf die Großbildwand der Anzeigetafel zu starren, wo Bilder von Fans eingeblendet wurden, die ihre Entspannungsübungen machten. Alle 15 000 Fans im Kingdome schauten auf die Großbildwand, um zu sehen, ob sie schön genug waren, um auf dem Schirm gezeigt zu werden, denn nahezu ausnahmslos waren die Darstellungen ein perfektes Abbild der Zuschauer aus dem Pazifischen Nordwesten: verschlafene Babys mit den Mützen der Mariners, lebhafte Großeltern und küssende Pärchen. Sobald die Leute zu sehen waren, zeigten sie auf die Leinwand, dann zeigten sie auf ihr Bild, das zeigte, wie sie auf die Leinwand zeigten, und dann zeigten alle auf die, die auf ihr Bild zeigten, das zeigte, wie sie auf die Leinwand zeigten. Auch ich schaute weiter auf die Großbildwand, um die Gelegenheit wahrzunehmen, auf mich in der Szene zu zeigen, in der ich auf mein Bild auf der Leinwand zeigte; dann guckte ich zu meinem Vater hinüber, der die Leinwand überhaupt nicht beachtet hatte. Er beschäftigte sich mit seiner Scorekarte. Er war nicht mehr an seiner großformatigen Darstellung am Lichthimmel interessiert; er wollte nur noch an seinem 80. Geburtstag Erdbeeren mit Schlagsahne in Wimbledon verspeisen. (Er ist niemals hingeflogen.) «Presley, Martinez und Vizquel kommen für die Mariners dran», sagte er, und wir gingen aufs Ende des siebten Innings zu.

Jungen und Mädchen
im Vergleich (IV)

Zwischen dem 55. und 64. Lebensjahr ist die Wahrscheinlichkeit für Männer doppelt so hoch wie für Frauen, bei einem Autounfall ums Leben zu kommen, und viermal so hoch, durch Selbsttötung zu enden.

Beim Verlust seines Arbeitsplatzes, bei der Trennung von meiner Mutter, bei seinem Kampf gegen die manisch-depressive Erkrankung – manchmal drohte mein Vater, er würde zur Golden-Gate-Brücke fahren und sich hinunterstürzen, aber die Drohung hatte nie reale Züge: Er ist eine Überlebensmaschine.

In der Altersspanne zwischen dem 35. und 54. Lebensjahr ist das Verhältnis von Männern zu Frauen ausgeglichen, dann verändert es sich zunehmend zugunsten der Frauen. Im Jahre 1990 war weniger als die Hälfte der Dreißigjährigen weiblich, aber achtzig Prozent der Hundertjährigen waren Frauen. Heute sind neunzig Prozent der Hundertjährigen Frauen. Wird mein Vater hundert Jahre alt werden? Er wünscht es sich von ganzem Herzen (siehe oben, siehe unten).

Männer haben sehr viel höhere Testosteronwerte als Frauen, was sie für kardiovaskuläre Erkrankungen anfälliger macht – die Hauptursache dafür, dass sie nicht so lange leben. Das Testosteron unterdrückt zudem das Immunsystem und macht es für Männer schwerer, Infektionen abzuwehren. Frauen vor den Wechseljahren haben zwanzig Prozent weniger Blut im Körper und eine entsprechend geringere Menge an Eisenkonzentration. Eisenionen sind eine Quelle für die Bildung von «freien

Radikalen», von Molekülen, die während der Nahrungsver-
wertung gebildet werden und dem Körper schaden können;
eine geringere Eisenkonzentration führt zu einer niedrigeren
Rate der Alterung, der kardiovaskulären Erkrankungen und
anderer altersbedingter Krankheiten, bei denen freie Radikale
eine Rolle spielen. Testosteron ist die Ursache für das erhöhte
Sterblichkeitsrisiko in der Pubertät (es gibt den Auslöseimpuls
für die zerstörerischen und selbstzerstörerischen Handlungen
bei Jungen), führt zu einem erhöhten Blutwert beim LDL (dem
«schlechten» Cholesterin) und senkt den Wert des HDL (des
«guten» Cholesterins) und erhöht dadurch für Männer das Risiko für Herzerkrankungen und Schlaganfälle. Das Östrogen hat
die genau gegenteilige Wirkung, ist zusätzlich ein Antioxidans,
das die Radikale neutralisiert.

Im gesamten Tierreich weisen die Arten die gleichen ge-
schlechtsspezifischen Unterschiede hinsichtlich der Lebensspanne auf: Die Weibchen leben fast immer länger als die
Männchen, von einigen Ausnahmen abgesehen (z.B. bei Hamstern, Meerschweinchen und Wölfen). Die Langlebigkeit der
weiblichen Exemplare ist aus evolutionärer Sicht wichtiger als
das längere Überleben der männlichen. Bei einem Säugetier ist
der Beitrag zur Kindesaufzucht bei einem Männchen oft sehr
viel geringer als bei einem Weibchen (die Rolle meines Vaters
war nicht die eines Betreuers, sondern die eines Betreuten);
ohne die weibliche Fürsorge würde das Kind wahrscheinlich
sterben. Die Lebensspanne weiblicher Pottwale ist dreißig
Jahre länger als die der männlichen Tiere. Bei Killerwalen beträgt der entsprechende Unterschied zwanzig Jahre. Erreicht
ein männliches Walkalb das Ende des ersten Lebensjahres, so
kann es im Durchschnitt mit einer Lebensspanne von dreißig
Jahren rechnen, wohingegen ein weibliches eine durchschnittliche Lebensspanne von fünfzig Jahren zu erwarten hat. Die
höchste geschätzte Lebensspanne für weibliche Pottwale in der

Wildnis beträgt siebzig bis achtzig Jahre, für männliche fünfzig bis sechzig.

Die Lebenszeit einer Gattung steht in einer Wechselbeziehung zur Länge der Zeit, während der seine Jungen von den Erwachsenen abhängig sind. Die notwendige Langlebigkeit der Frauen für den Fortpflanzungszyklus der Menschen hat bis heute die Länge der menschlichen Lebensdauer bestimmt. Je länger eine Frau lebt und je langsamer sie altert, desto mehr Nachkommenschaft kann sie hervorbringen und bis zum Erwachsenenalter großziehen. Bei Männern hingegen ist die Fortpflanzungsfähigkeit wesentlich durch ihren beschränkten Zugang zu Frauen gemindert. Männer sind stärker, größer, schneller und zumeist weniger übergewichtig als Frauen – ältere Männer haben eine um zwanzig Prozent höhere maximale Sauerstoffkapazität als ältere Frauen – aber Frauen leben insgesamt länger als Männer. In den Vereinigten Staaten haben neugeborene Mädchen eine Lebenserwartung, die um 7,7 Jahre höher liegt als die neugeborener Jungen. Mit fünfundsechzig Jahren liegt der Unterschied in der Lebenserwartung bei 4,4 Jahren; mit fünfundsiebzig bei 2,9; mit fünfundachtzig bei 1,4. Die gesundheitlich anfälligen männlichen Mitglieder der alternden Bevölkerung scheiden eher aus als die weiblichen. Wer außer meinem Vater hätte schon die Stromschiene überlebt?

In Lateinamerika und in der Karibik liegt die Lebenserwartung für Frauen bei zweiundsiebzig Jahren; für Männer bei fünfundsechzig. In Europa liegt die Lebenserwartung für Frauen bei sechsundsiebzig Jahren; für Männer bei siebenundsechzig. Im Mittleren Osten liegen die vergleichbaren Zahlen bei einundsiebzig und siebenundsechzig; in Afrika bei zweiundfünfzig und fünfzig; in Asien bei sechsundsechzig und dreiundsechzig. Die Lebenserwartung der Männer übertrifft die der Frauen auch weiterhin nur in Ländern wie Bangladesch, Indien

und Pakistan, wo Kindestötung und Brautmorde weiterhin an
der Tagesordnung sind.

Frauen haben mehr chronische nichttödliche Beschwerden
(Arthritis, Osteoporose und Autoimmunstörungen), aber Männer haben mehr tödliche Krankheiten, wie z.B. Herzleiden und
Krebs. Während aller Altersstufen nehmen Frauen Gerüche
besser wahr als Männer (als eine Bekannte viele ihrer Freundinnen fragte, woran sie sich am ehesten erinnern könnten,
wenn sie an ihre Mütter dächten, assoziierten nahezu alle von
ihnen ihre Mutter mit einem Geruch); die Fähigkeit, Gerüche
zu identifizieren, lässt bei Männern früher und schneller nach
als bei Frauen. Von Epilepsie werden Männer und Frauen
ungefähr gleichermaßen häufig befallen, aber die Todesrate
ist bei dieser Krankheit bei Männern dreißig Prozent höher.
Frauen, die von den gleichen Infektionskrankheiten befallen werden wie Männer, sterben daran zu einem wesentlich
geringeren Teil. Unter Frauen und Männern, die gleich viele
Zigaretten rauchen, widerstehen Frauen dem Lungenkrebs
und Herzerkrankungen besser als Männer. Der im Vergleich
zu Frauen höhere Stoffwechselumsatz bei Männern reduziert
ihre Langlebigkeit (nach den Aussagen seines Arztes hat mein
Vater das Herz eines siebzigjährigen Mannes.) Bei Frauen ist
das Verhältnis von Hirngewicht zu Körpergewicht höher als bei
Männern; das höhere Hirngewicht im Verhältnis zum Körpergewicht bei Frauen steigert deren Langlebigkeit. Der britische
Genetiker Steve Jones vertritt die Ansicht, dass der männliche
Teil der Spezies – denkt man an seine kürzere Lebensspanne,
die abnehmende Zahl der Spermien und den geschwächten
Zustand des Y-Chromosoms – in zehn Millionen Jahren möglicherweise dem Vergessen anheimgefallen sein wird. Jones'
Theorie ist nicht sehr verbreitet, gleichwohl gelten Jack Nichol-
sons Worte: «Sie sind schlauer als wir, sie sind stärker als wir,
und sie spielen nicht fair.»

Frauen haben schon mindestens seit den Jahren um 1500 länger gelebt als Männer. Zwischen 1751 und 1790 betrug in Schweden die durchschnittliche Lebenserwartung bei der Geburt für Frauen sechsunddreißig und für Männer dreiunddreißig Jahre. Doch erst in den letzten einhundert Jahren hat sich herausgestellt, dass die Lebenserwartung der Frauen höher als die der Männer ist. Bis dahin starben nämlich viele Frauen bei der Kindsgeburt, so dass ihre Lebenserwartung insgesamt ungefähr genauso hoch war wie bei den Männern. In Westafrika sterben noch heute mehr Frauen während der Schwangerschaft als durch gewaltsame Todesursachen. In den Entwicklungsländern liegt das Risiko, irgendwann im Leben an einer Schwangerschaft zu sterben bei einer von zweiunddreißig; in den Staaten der entwickelten Länder liegt das Risiko bei einer von siebentausend. Jedes Jahr sterben über eine halbe Million Frauen während der Schwangerschaft oder während der Geburt des Kindes; zehn Millionen Frauen erleiden Schädigungen, eine Infektion oder eine Behinderung. Seit 1900 ist die Lebenserwartung für Frauen weltweit um einundsiebzig Prozent angestiegen (im Vergleich zu sechsundsechzig Prozent bei Männern), aber Lungenkrebs als Todesursache hat sich bei Frauen in den letzten zwei Jahrzehnten verdreifacht. Weil heutzutage mehr Frauen rauchen, trinken und außer Haus arbeiten, ist eine auffällige Verlangsamung beim Zuwachs der weiblichen Lebenserwartung eingetreten. In Amerika liegt die Lebenserwartung für Frauen heute bei achtzig Jahren, bei Männern bei fünfundsiebzig Jahren, und der Abstand wird immer geringer. Da die Frauen sich zunehmend wie Männer verhalten, leben sie nicht mehr so lange.

Chronik
eines angekündigten Todes

Während des Sterbens steigt der Säuregehalt im Blut oft stark an, wodurch sich die Muskeln verkrampfen. Das Protoplasma wird zu sehr in Mitleidenschaft gezogen, als dass es das Leben noch länger aufrechterhalten könnte. Es können einige aufseufzende Luftstöße entweichen, manchmal straffen sich die Kehlkopfmuskeln und verursachen einen bellenden Laut. Brust und Schultern heben sich ein- oder zweimal in einem kurzen krampfartigen Zucken. Die Augäpfel flachen sich ab, weil ihre rundliche Form durch das Blut gewährleistet wird, das dort jetzt nicht mehr vorhanden ist. Beim Sterben verliert man – entgegen den Gerüchten – keineswegs einundzwanzig Gramm an Gewicht; sofern der Mensch eine Seele hat, wiegt sie nichts.

Wann genau jemand für tot erklärt wird, hängt im Extremfall, z.B. bei einem schweren Trauma, davon ab, wo die Person stirbt. In einigen Staaten der USA gilt die Gehirnaktivität als alleiniges Kriterium; in anderen Staaten sind Atmung und Herztätigkeit entscheidend. In Frankreich muss das Gehirn achtundvierzig Stunden seine Tätigkeit eingestellt haben. In der früheren Sowjetunion reichte ein Herzstillstand des Patienten von fünf Minuten aus, um ihn für tot zu erklären. Dr. Henry Beecher stellt dazu fest: «Für welche Dauer der Hirntätigkeit wir uns entscheiden, ist Ermessenssache.» Ärzte selbst haben größere Ängste vor dem Sterben als Menschen in irgendeinem anderen Beruf.

Bei Menschen in der Altersgruppe von fünfzig bis neunundfünfzig Jahren ist die Todesrate sechsundfünfzig Prozent
geringer als für die allgemeine Bevölkerung. 50- bis 59-Jährige
haben einfach zu viel zu tun, als dass sie sterben könnten.

Laut einer Untersuchung von 1000 Spielern, die zwischen
1876 und 1973 in den amerikanischen Baseball-Profiligen gespielt haben, hatten die Spieler eine Todesrate, die fünfundzwanzig Prozent niedriger lag als die der männlichen Gesamt-
bevölkerung. Eine 1986 durchgeführte Studie zu 34- bis 74-jäh-
rigen Hochschulabsolventen der Universität Harvard belegte
abnehmende Todesraten bei einem Trainingsaufwand von bis
zu 3500 Kalorien pro Woche; oberhalb dessen stieg die Todesrate wieder leicht an. (Kraftvolles Schwimmen von einer Stunde
verbraucht annähernd 500 Kalorien.)

Herz-Kreislauf-Erkrankungen führen bei vierzig bis fünfzig Prozent der Bevölkerung in Industriestaaten zum Tode.
An Krebs sterben dreißig bis vierzig Prozent; bei Autounfällen
zwei Prozent; bei sonstigen Unfällen weitere zwei Prozent. Als
meine Eltern sich trennten und mein Vater Antidepressiva mit
Alkohol kombinierte, fuhr er direkt in einen Müllwagen (ob
zufällig oder absichtlich, das hat er nie richtig erklärt), wobei
er trotz des Totalschadens nicht die geringste Schramme ab-
bekommen hat – er war eben unverwüstlich wie das «Energi-
zer Bunny». In den Vereinigten Staaten stirbt einer von vierzig
65- bis 69-jährigen Herzkranken, einer von siebenundzwanzig
70- bis 74-jährigen, einer von elf 80- bis 84-jährigen, einer von
sieben Menschen, die fünfundachtzig Jahre und älter sind. Im
Jahre 1949 ereigneten sich fünfzig Prozent der amerikanischen
Sterbefälle in Krankenhäusern; 1958 waren es einundsechzig
Prozent; 1977 waren es siebzig Prozent; heute sind es achtzig
Prozent. Ein septischer Schock (d. i. ein extremer Blutdruckab-
fall aufgrund einer ausgedehnten Infektion eines lebenswich-
tigen Organs) ist die Haupttodesursache auf Intensivstationen

in den Vereinigten Staaten: 100 000 bis 200 000 Tote pro Jahr. Nur sechsunddreißig Prozent der Amerikaner haben eine Patientenverfügung. In den USA ist die Zahl der Selbsttötungen bei älteren weißen Männern fünfmal so hoch wie im Landesdurchschnitt. Jeden fünften Arzt erreicht die Bitte um ärztliche Sterbehilfe, und zehn Prozent von ihnen erklären sich mit der Hilfe einverstanden.

In der Altsteinzeit starb die Hälfte aller Babys vor Ende des ersten Lebensjahres. Mütter starben häufig bei der Geburt. Für den größten Teil der letzten 130 000 Jahre gilt, dass die Lebenserwartung der Menschen zwanzig Jahre oder weniger betrug. Die große Mehrheit der bisher geborenen Menschen starb früh an einer infektiösen oder parasitären Erkrankung. Im zweiten Jahrhundert v. Chr. betrug die durchschnittliche Lebensspanne fünfundzwanzig Jahre; mehr als ein Drittel der Babys starb vor Ende des ersten Lebensjahres. Vor zweihundert Jahren betrug die durchschnittliche Lebensdauer für eine amerikanische Frau fünfunddreißig Jahre; vor einhundert Jahren waren es achtundvierzig; heute sind es achtzig – das ist der größte und schnellste Anstieg, den es je gegeben hat.

Im Jahre 1900 starben fünfundsiebzig Prozent der Menschen in den Vereinigten Staaten vor Erreichen des 65. Lebensjahres; heute sterben siebzig Prozent der Menschen nach dem 65. Lebensjahr. Von 1900 bis 1960 hat sich die Lebenserwartung für einen 65-jährigen Amerikaner um 2,4 Jahre erhöht; von 1960 bis 1990 ist sie um drei Jahre gestiegen. In England betrug im Jahre 1815 die Lebenserwartung für Neugeborene neununddreißig Jahre. In Europa betrug sie während des Mittelalters dreiunddreißig Jahre, was heute ungefähr der Lebenserwartung in den am wenigsten entwickelten Ländern entspricht.

Ein besonders hohes Alter in der Antike würde auch heute noch als außerordentlich hohes Alter gelten. Im 6. Jahrhundert v. Chr. ist Pythagoras einundneunzig Jahre alt geworden.

Heraklit von Ephesos starb mit sechsundneunzig Jahren. Der athenische Redner Isokrates starb im Alter von achtundneunzig Jahren. Das durchschnittliche Lebensalter hat sich seit der industriellen Revolution erhöht, im Wesentlichen jedoch aufgrund der abnehmenden Zahl der Kindersterblichkeit. In Schweden lag das höchste Alter in den Jahren um 1860 gewöhnlich bei 106 Jahren. Um 1990 lag es bei 108 Jahren.

In Industriestaaten wird einer von 10 000 Menschen älter als hundert Jahre. In den USA lebten im Jahre 1990 37 000 Hundertjährige; heute sind es rund 70 000. Die Mehrzahl der amerikanischen Hundertjährigen ist weiblich, weiß, verwitwet, lebt in einem Altenheim, ist in den USA geboren, hat westeuropäische Vorfahren und nicht einmal die Junior High School abgeschlossen. Neunzig Prozent der derzeitigen amerikanischen Hundertjährigen hat ein Jahreseinkommen von unter 5000 Dollar (nicht eingerechnet die Essensmarken, die staatlichen Zahlungen für Pflegeheime und die Unterstützung durch Familienmitglieder und Freunde); sie sagen oft, sie hätten es sich einfach nicht leisten können, sich irgendwelchen bösen Dingen hinzugeben. In vieler Hinsicht gilt das auch für meinen Vater; er ist relativ ärmlich aufgewachsen, unsere Familie hatte immer Schwierigkeiten, über die Runden zu kommen, und heute führt er ein spartanisches Leben mit seinen paar regelmäßigen Einkünften.

An seinem hundertsten Geburtstag – fünf Tage vor seinem Tod – sagte Eubie Blake: «Die Ärzte fragen einen dauernd, wie man so alt geworden ist. Dann sag ich ihnen immer: Hätte ich gewusst, dass ich so lange lebe, dann hätte ich besser auf mich aufgepasst.»

«Wer will schon hundert Jahre alt werden?» fragte Henry Miller, der mit neunundachtzig Jahren starb. (Mein Vater in der dritten Reihe hebt wild gestikulierend seinen Arm.) «Was ist der Sinn des Ganzen? Ein kurzes, aber glückliches Leben ist doch viel besser als ein langes, das mit Angst, Vorsicht und ständiger medizinischer Versorgung ertragen wird.»

Woody Allen hat wiederum gesagt: «Ich möchte nicht durch meine Arbeit Unsterblichkeit erreichen. Ich möchte sie dadurch erreichen, dass ich nicht sterbe. Ich möchte nicht in den Herzen meiner Landsleute weiterleben. Ich möchte lieber in meiner Wohnung weiterleben.»

Und noch ein Witz, den ich Dr. Herring verdanke:

Ein katholischer Priester, ein evangelischer Pastor und ein Rabbi erörtern, was sie nach ihrem Tode gern über sich von Trauergästen hören möchten, wenn ihre Leichname bei der Beerdigung im Sarg aufgebahrt dalägen:

Der Priester meint: «Ich möchte gern, dass jemand sagt: ‹Er war rechtschaffen, ehrlich und großmütig.›»

Der Pastor meint: «Ich möchte gern, dass jemand sagt: ‹Er war gütig und redlich und liebevoll zu den Mitgliedern seiner Gemeinde.›»

Der Rabbi meint: «Ich möchte gern, dass jemand sagt: ‹Schau mal, er hat sich bewegt.›»

Achtundachtzig Prozent der Amerikaner sagen, Religion sei für sie wichtig; zweiundachtzig Prozent der Amerikaner glauben, dass ein Gebet heilen könne. Neunundsechzig Prozent der Amerikaner erklären, sie glaubten an Gott oder irgendeine Art von universellem Bewusstsein; zweiundsiebzig Prozent glauben an Engel, fünfundsechzig Prozent glauben an den Teufel. In einer Studie zu dreitausend amerikanischen Männern und Frauen, die über fünfundsechzig Jahre alt sind, zeigte sich, dass Menschen, die zur Kirche gingen, nur halb so oft einen Schlaganfall erlitten wie diejenigen, die nie oder fast nie Gottesdienste besuchten. In einer anderen Studie zu rund eintausend amerikanischen Männern und Frauen, die in eine Herzabteilung eingeliefert wurden, erging es denjenigen, für die außerhalb des Krankenhauses gebetet wurde, besser als denen, bei denen dies nicht der Fall war. Bei den Patienten, denen ein Gebet galt, war die Wahrscheinlichkeit, dass sie Antibiotika benötigten, geringer. Eine Erhebung zu 92 000 amerikanischen Männern und Frauen ergab, dass Menschen, die mehr als einmal wöchentlich die Kirche besuchten, sehr viel seltener bestimmte Krankheiten erlitten als Menschen, die selten in die Kirche gingen. Bei einem Untersuchungszeitraum von fünf Jahren war die Todesrate aufgrund von Herzerkrankungen bei Menschen, die keine häufigen Kirchgänger waren, doppelt so hoch wie bei solchen, die häufig zur Kirche gingen. Bei einem Untersuchungszeitraum von drei Jahren war bei seltenen Kirchgängern die Wahrscheinlichkeit, an einem Emphysem zu sterben, doppelt so hoch und an Leberzirrhose zu sterben viermal so hoch wie bei regelmäßigen Kirchenbesuchern. In einer Studie zu zweihundertdreißig älteren amerikanischen Männern und Frauen, die sich kurz zuvor einer Herzoperation unterzogen hatten, war die Überlebenswahrscheinlichkeit bei Menschen, die erklärten, Kraft und Trost aus ihrem praktizierten Glauben zu schöpfen, dreimal so hoch wie bei solchen, die das nicht taten.

Als mein Vater ein Junge war, studierte er die *Vier Kasches* – die Vier Fragen – in der Hebräischen Schule und hatte daher keine Schwierigkeit, den hebräischen Text zu lesen und ihn zu übersetzen, als sein Vater sich am Abend des Pessachfestes mit der Bitte an ihn wandte, den Text der Vier Fragen aufzusagen: Wieso ist diese Nacht so anders als alle anderen Nächte des Jahres? An allen anderen Abenden essen wir gesäuertes oder ungesäuertes Brot; warum essen wir an diesem Abend nur ungesäuertes Brot? An allen anderen Abenden essen wir bittere Kräuter und andere bittere Speisen; warum essen wir an diesem Abend nur bittere Kräuter? An allen anderen Abenden essen wir entweder bequem angelehnt oder aufrecht sitzend in unseren Stühlen; warum essen wir an diesem Abend nur bequem angelehnt? Mein Vater, der jüngste von vier Brüdern, war im Hebräischen am versiertesten und, um es in seinen Worten zu sagen, «sonnte sich in der Bestätigung durch meinen Vater. Ich, der koschere Schinken, quetschte jede Unze persönlicher Genugtuung aus der Situation.» Er hatte seine Bar-Mitzwa-Feier in der Synagoge an der Pennsylvania Avenue, wo er in einer kurzen Ansprache seine Dankbarkeit dafür ausdrückte, dass er seine religiöse Mündigkeit erreicht hatte. Da seine Mutter kurz zuvor im Alter von neunundvierzig gestorben war und seinen Vater und sechs Kinder zurückgelassen hatte, fiel die Zeremonie jedoch eher traurig als fröhlich aus. (Bei ihrer Totenfeier wurde der Sarg auf einem pferdebespannten Wagen durch die Straße gefahren, und mein Vater erinnert sich daran, wie peinlich ihm die öffentliche Trauerbekundung seines Vaters gewesen sei – als dieser geweint und auf den Sarg geschlagen habe.)

Der Vater meines Vaters führte ihn einige Jahre später in den Sozialismus ein; mein Vater verlor seinen Glauben an Gott und war seither sein Leben lang, wie er es auszudrücken pflegt, ein «aufrichtiger Atheist». Seit kurzem jedoch zieht er es vor, sich als Agnostiker zu bezeichnen: «Es ist alles ziemlich mysteriös, Dave.» Er kann auch nicht formulieren «Wenn ich sterbe…», sondern sagt: «Falls einmal die Zeit gekommen ist…» Und anschließend hört man nur noch genuschelte euphemistische Ausflüchte.

Cormac McCarthy: «Der Tod ist das Wichtigste auf der Welt. Für dich, für mich, für alle von uns. Das ist nun einmal so. Dass man nicht über den Tod sprechen kann, ist sehr merkwürdig.»

Charles de Gaulle hat einmal gesagt: «Die Friedhöfe der Welt sind voll von unersetzbaren Menschen» – das ist eines der absoluten Lieblingszitate meines Vaters und auch von mir. Es spendet irgendwie Trost: Jeder versucht es, keiner schafft es, jeder stirbt.

Properz hat gesagt: «Unter den Toten sind Tausende schöner Frauen.»

Juvenal: «Wiege die Asche Alexanders des Großen und des Trunkenbolds aus dem Dorf – sie haben das gleiche Gewicht.»

Schopenhauer: «Die Menschen … sind Schafe, die dem Leithammel nachgehen, wohin er auch führt: Es ist ihnen leichter zu sterben als zu denken.»

Im Alter von einundfünfzig sagte Tschaikowski: «Ich altere schnell, ich habe genug vom Leben, mich dürstet nach Ruhe und Erholung von den vielen Abwechslungen, Gefühlen, Enttäuschungen usw. usw. Es ist nur natürlich für einen alten Menschen, an das bevorstehende schmutzige Loch zu denken, das man als Grab bezeichnet.»

Freud hat gesagt: «Wenn wir es als ausnahmslose Erfahrung annehmen dürfen, dass alles Lebende aus inneren Gründen stirbt, ins Anorganische zurückkehrt, so können wir nur sagen: Das Ziel alles Lebens ist der Tod, und zurückgreifend: Das Leblose war früher als das Lebende.»

Im Jahre 44 v. Chr. sagte Cicero: «Niemand ist so alt, dass er nicht noch ein Jahr leben zu können glaubt»; er starb im Jahre 43 v. Chr. Auf seinem Sterbebett sagte William Saroyan: «Jeder Mensch muss sterben, aber ich dachte immer, in meinem Falle würde eine Ausnahme gemacht.» Edward Young schrieb: «Ein jeder hält einen jeden für *sterblich* – außer sich selbst.» Das uralte indische Epos «Mahabharata» fragt: «Was ist das erstaunlichste Wunder dieser Welt? – Dass kein Mensch, obwohl er andere sterben sieht, glaubt, eines Tages selbst sterben zu müssen.»

Mit sechsundachtzig hat mein Vater über seinen Herzanfall folgende Sportkolumne für den Newsletter des Tennisclubs in seiner Wohnanlage verfasst:

Am Volkstrauertag hatte ich das getan, was ich meiner Erinnerung nach immer am Volkstrauertag getan habe: Tennis gespielt. Es war ein Tag, so schön wie auf einer Ansichtspostkarte. Die Temperatur war angenehm: vierundzwanzig Grad bei leichtem Wind. Ich fühlte mich wie ein Tiger. Es war einer dieser miesen Tage im Paradies.

Mein Partner, George Tripodes, und ich machten ein Spiel gegen Jim Black und Harry Langdon, alte Freunde und Gegner. Wir quälten uns im ersten Satz zu einem äußerst knappen 10:8-Sieg und führten im zweiten Satz 4:3. Ich hatte den nächsten Aufschlag und zog schnell auf eine 40:0-Führung davon. Ich ging von der linken zur rechten Aufschlagseite und hoffte, den Punkt zum 5:3 zu machen, als ich plötzlich das Gefühl hatte, ein Elefant hätte seinen riesigen Fuß auf meine Brust gesetzt (eine gängige Beschreibung, wie ich weiß, aber genau so hat es sich bei mir tatsächlich angefühlt). Ich hielt einige Sekunden inne und fragte mich: «Was war das denn?» So etwas hatte ich in den 86 Jahren, die ich auf dem Planeten Erde verbracht habe, noch nicht erlebt. Es war, wie ich rund eine Stunde später erfahren sollte, ein Herzanfall – ein relativ leichter, das stimmt, aber dennoch ein regelrechter Herzinfarkt.

Ich wollte nicht zulassen, dass ein kleiner verdammter Herzinfarkt mich an meinem erfolgreichen Aufschlag oder dem Satzgewinn hinderte. George kam zu mir rüber, als ich mich zum Aufschlag bereit machte und fragte, ob mit mir alles in Ordnung sei. «Du siehst ein bisschen blass aus, Milt», sagte er.

«Kein Problem», versicherte ich ihm und fügte hinzu, dass er bitte die rechte Flugbahn absichern möge, weil ich – ungeachtet des Herzanfalls – vorhatte, den Ball in die äußerste rechte Ecke der gegnerischen Spielhälfte zu servieren.

Und genau das machte ich dann auch, worauf der Return wie erwartet äußerst schwach ausfiel und uns eine 5:3-Führung bescherte, und damit fehlte uns noch ein Punkt zum Satzgewinn und zum Gesamtsieg. Unsere Gegner kamen auf 5:4 heran, und jetzt war George mit dem Aufschlag dran. Wir mussten ziemlich kämpfen, um das sechste und letzte Spiel zu gewinnen; am Ende schafften wir es nach einer Reihe von langen Ballwechseln. Bei diesem letzten Spiel war ich keine große Unterstützung für meinen Partner, ließ mir aber keinen Moment lang anmerken, dass ich mich «ein bisschen komisch» fühlte.

Als der Satz vorbei war, hielt ich mich nicht damit auf, Jim und Harry die Hand zu schütteln. Ich ergriff meinen Tenniskoffer und meinen Anorak und schritt zu meinem Haus rund neunzig Meter hinter dem Tennisplatz. Ich legte den Weg zwar langsam zurück, aber irgendwie schaffte ich es in mein Apartment, wo ich mir etwas kaltes Wasser ins Gesicht schüttete und anschließend an die Tür meiner Nachbarin Mary Steiner klopfte, die eine pensionierte ausgebildete Krankenschwester ist. Mary hat meinen Puls gemessen, meinen Herzschlag überprüft und sofort den Notarzt angerufen.

«Du hast einen Herzinfarkt gehabt, Milt», sagte sie sehr professionell und ließ keinen Zweifel aufkommen.

Zwanzig Minuten später befand ich mich im Rettungswagen auf dem Weg zum Peninsula Hospital, wo die Ärzte schnell Marys Diagnose bestätigten. Ich erhielt sofort eine örtliche Betäubung und eine anschließende Koronarangioplastie – eine «Ballon»-Aufdehnung, die eine meiner verstopften Herzkranzarterien wieder weitete.

Ungefähr zwei Stunden später war ich wieder munter und fühlte mich – ob man es glaubt oder nicht – einfach

großartig: Der immense Druck von der Seite meines Brustkorbs war weg.

Der Kardiologe, Dr. George Cohen, schaute später am
Nachmittag vorbei und erklärte mir, was bei mir abgelau-
fen sei und was er getan hatte – die Angioplastie –, um
mich von dem Druck zu befreien. Dr. Cohen fragte mich:
«Stimmt es, dass Sie, nach dem ersten dumpfen Schlag
noch zehn Minuten weitergespielt haben? Wie, zum Teufel,
haben Sie das bloß geschafft?»

«Ich weiß es nicht, Doktor», sagte ich. «Ich musste einfach den Satz und das Spiel zu Ende bringen. Die beiden
Kerle, gegen die wir spielten, hatten uns zuvor einfach
zu oft geschlagen, und ich musste das Gesamtergebnis
schlichtweg aufbessern, sofern ich dazu die Chance hatte.»

«Sie sind mir schon einer», sagte Dr. Cohen.

Zwei Tage später wurde ich nach Hause entlassen, und
drei Wochen später war ich wieder auf dem Platz, ein klein
wenig angekratzt durch mein Erlebnis am Volkstrauertag.

Hat jemand Lust auf ein Match?

Der Tod
ist die Mutter der Schönheit

Weder mein Vater noch ich konnten schlafen. Wir hatten endlich herausgefunden, wie man mit der Fernbedienung seines neuen Fernsehgeräts umgeht – einem Geschenk von meiner Schwester und mir zu seinem 95. Geburtstag. Um zwei Uhr morgens:

Auf Kanal 2 kam ein Filmkommissar noch einmal an den Schauplatz der Mordtat zurück.

Auf Kanal 4 hatte das Aknemittel *Retin-A* das Tretinoin im *Microsponge-System* eingeschlossen.

Auf Kanal 7 zogen College-Girls, die in Cancun Ferien machten, ihre T-Shirts aus.

Auf Kanal 8 wurde der Bürgerkrieg nachgespielt.

Auf Kanal 10 gewann Bobby Abreu im Baseball das Home Run Derby.

Auf Kanal 11 gab es Schlamm-Wrestling mit den *Double D Dolls*.

Auf Kanal 12 erläuterte ein Universitätsdozent die Schwerkraft.

Auf Kanal 13 glitzerte im Licht die Armkette, die Vertrauen, Gesundheit und Wohlstand bewirkt.

Auf Kanal 17 machte eine Frau Bein-Hebeübungen.

Auf Kanal 20 wurden Geräte zur Herstellung von Toffees und Speiseeis vorgestellt.

Auf Kanal 22 schmeckten fettfreie Nachspeisen genauso gut wie normale Nachspeisen.

Auf Kanal 24 und 79 starben Menschen bei einem Flugzeugab-
sturz; nur ein kleines Kind überlebte.

Auf Kanal 29 schleuderte Herkules einen riesigen Felsbrocken
durch die Luft.

Auf Kanal 30 wurde *Miss Teen USA* gekrönt.

Auf Kanal 33 wurde gezeigt, wie man in nur zwei Minuten pro
Tag zu kräftigen Bauchmuskeln kommt.

Auf Kanal 36 dienten Dr. Ellens Programme *Light His Fire* und
Light Her Fire der Energiesteigerung zum Wohle der Ehe.

Auf Kanal 38 fand eine Frau, deren heranwachsende Tochter
bei einem Autounfall zu Tode gekommen war, Trost in der
Liebe Gottes.

Auf Kanal 41 wurde der Leichnam eines Mordopfers obduziert.

Auf Kanal 42 bot *CrossBow* ein vielseitiges Trainingsgerät mit
regelbarem Widerstand an.

Auf Kanal 47 beseitigte die *Aquafresh*-Zahnpasta Verfär-
bungen.

Auf Kanal 49 ermunterten die Krebsbehandlungszentren der
USA dazu, mit eigener Kraft den Krebs zu bekämpfen und
ihn zu besiegen.

Auf Kanal 55 erklärten zwei vollbusige Blondinen einem ma-
geren Mann mit schütterem Haar, warum es doch auf die
Größe ankommt.

Auf Kanal 59 verhalf das *Slim-in-6*-Fitness-Programm dazu, in
sechs Wochen 7,5 Kilo abzunehmen.

Auf Kanal 63 brachte der *Ultimate Chopper* als Küchenhilfe die
ultimative Zeitersparnis.

Auf Kanal 64 beseitigte das *Esteem by Naomi Judd System*
Falten, Runzeln und Hautflecken.

Auf Kanal 72 wurde der *Arthur-Ashe*-Pokal einem unheilbar
kranken Trainer verliehen, der den Zuschauern den Rat er-
teilte, nie aufzugeben.

Auf Kanal 77 wurde eine Frau von hinten penetriert, während

sie gleichzeitig einen anderen Mann durch Fellatio befrie-
digte.

Auf Kanal 80 sorgte der *Youth Cocktail* für ein schärferes Gedächtnis und beweglichere Gelenke.

Auf Kanal 84 kämpften zwei Kolosse im Wettstreit darum, einen
riesigen Klotz über die Ziellinie zu zerren.

Auf Kanal 85 tötete ein Selbstmordattentäter sich, zwei Zivi-
listen und zwei amerikanische Soldaten in Ramadi.

Auf Kanal 87 beseitigte *Hair Color for Men* vollständig das
Grau in den Haaren.

Auf Kanal 89 lernten wir, dass man mit einem langen Leben
IHM willfahren und IHM die Erlösung bekunden kann.

Auf Kanal 90 wurde einem die lebenslang andauernde Ver-
schönerung angeboten.

Auf Kanal 95 zahlten Hollywood-Berühmtheiten 24 000 Dollar
für Mari Winsors *Body Sculpting Program*.

Auf Kanal 99 endete ein Horrorfilm damit, dass sich in dunkler
Nacht ein weißer Vorhang im leichten Wind bewegte.

Auf den Kanälen 2 bis 99 suchten wir erfolglos ein Heilmittel
dagegen, dass wir eines Tages sterben würden.

Erst das Leben
verleiht dem Leben einen Sinn

André Gide schrieb in seinem Tagebuch: «Jeden Tag von morgens bis abends stelle ich mir diese Frage – oder eher stellt sich mir diese Frage: Wird es für mich schwer sein zu sterben? Ich glaube nicht, dass der Tod für diejenigen, die das Leben im höchsten Maße lieben, besonders hart ist. Im Gegenteil.»

Elizabeth Barrett-Browning sagte: «Das Wissen fließt uns zu durch das Leiden, / Und das Leben wird vervollkommnet durch den Tod.»

Im Tagebuch, das meine Mutter während ihres letzten Lebensjahres führte, schrieb sie: «Einer Sache bin ich sicher: Ich möchte nicht mehr leben, wenn ich nicht mehr bewusst handeln kann, Entscheidungen für mich selbst treffen kann, mich um mich kümmern kann. Wenn ich den Zeitpunkt erreicht habe, so hoffe ich, dass ich den Mut habe, mir das Leben zu nehmen. Ich empfinde sehr nachhaltig, dass das Leben ein kostbares Geschenk ist und dass man sich zum Leben bekennen soll, aber für mich bedeutet Leben, dass man bewusst handeln kann. Vielleicht kann ich das zu späterer Zeit noch besser und klarer ausdrücken.» Mein Vater spielt häufig auf diesen Tagebucheintrag an und schüttelt seinen Kopf, verwirrt, verwundert und in gewisser Hinsicht voller Mitleid.

In *Lament for the Makers* schrieb William Dunbar: «Timor mortis conturbat me»: Die Angst vor dem Tode quält mich.

Als Neunjähriger wachte ich einmal zitternd auf, verbrachte

die ganze Nacht mit gekreuzten Beinen auf dem Treppenabsatz vor meinem Schlafzimmer im Untergeschoss und konnte einfach nicht begreifen, dass ich eines Tages nicht mehr da sein würde. Ich erinnere mich daran, wie fasziniert ich von der Totenkopf-Tätowierung eines Nachbarn war, unter der die Zeile stand: «So wie ich bin, wirst du eines Tages sein.»

Simone de Beauvoir schrieb: «Seitdem ich wusste, dass ich sterblich war, fand ich die Idee des Todes grauenerregend. Selbst als die Welt friedlich war und mein Glück gesichert schien, richtete sich mein fünfzehn Jahre altes Ich häufig auf den Gedanken des völligen Nicht-Seins – meines völligen Nicht-Seins –, das am festgesetzten Tag über mich kommen würde, für immer und ewig. Dieser Vernichtungsgedanke erfüllte mich mit einem solchen Entsetzen, dass ich mir die Möglichkeit, ihm ruhig zu begegnen, nicht vorstellen konnte. Was manche Menschen ‹Mut› nannten, war für mich nichts als schiere Dummheit.»

Rousseau sagte: «Wer vorgibt, den Tod ohne Furcht zu betrachten, der lügt.»

Der Erzähler von Donald Barthelmes Kurzgeschichte *Die Schule*, ein Grundschullehrer, sagt:

Einmal hatten wir in der Klasse eine Diskussion. Die Kinder fragten mich, wo sind sie denn alle hin? Die Bäume, die Salamander, die tropischen Fische, Edgar, die Papas und Mamas, Matthew und Tony, wo sind sie denn alle hin? Und ich sagte: Ich weiß es nicht, ich weiß es nicht. Und die Kinder fragten: Wer weiß es denn? Und ich sagte: Niemand weiß es. Und sie fragten: Ist es der Tod, der dem Leben Sinn verleiht? Und ich sagte: Nein, es ist das Leben, das dem Leben Sinn verleiht. Dann sagten sie: Aber ist nicht der Tod, als fundamentale Gegebenheit betrachtet, der große

Vermittler, mit dessen Hilfe die als selbstverständlich vorausgesetzte Weltlichkeit des Hier-und-So-Seins transzendiert werden könnte in Richtung auf…

Ich sagte: Ja, kann schon sein.

Sie sagten: Das gefällt uns aber gar nicht.

Mein Vater hat mich gebeten, herauszufinden, ob die «kryonische Aufbewahrung» (d.i. die Aufbewahrung eines Leichnams in flüssigem Stickstoff bei −196 Grad Celsius) überzeugend und finanziell erschwinglich ist. Er ist bereit zu sterben, doch er möchte nicht für immer tot sein.

Basketballkorb-Traum (IX)

Mein Großvater, der Vater meines Vaters, hieß Samuel und war Referent für Arbeitnehmerfragen in Westchester bei der *Internationalen Gewerkschaft der Beschäftigten in der Damenbekleidungsindustrie*, einer Sektion des amerikanischen Industriearbeitergewerkschaftsbundes. Er wachte gewöhnlich um 5.30 Uhr auf, nahm eine Tasse Tee und ein Stück Toastbrot zu sich, warf einen flüchtigen Blick in die Zeitung und verließ um sechs Uhr das Haus in Richtung U-Bahn. Er kümmerte sich um Beschwerden der Arbeiter und um Vertragsverhandlungen mit den Fabrikanten. Seine Mittagessen nahm er stets eilig ein und hetzte dann zu seiner zweiten Beschäftigung als Prüfer für die benachbarte *Eastern Star Kreditgenossenschaft,* deren Gründung er unterstützt hatte. Am Anfang vergab die Kreditgenossenschaft kleine Darlehen von fünfzig und einhundert Dollar an ihre Mitglieder, fast ausnahmslos kurz zuvor angekommene Einwanderer aus Russland und Polen (so wie mein Großvater, der in den Jahren um 1880 nach England geflohen war, um nicht zum notorisch antisemitischen russischen Militär einberufen zu werden, das häufig Juden nach Sibirien verbannte). Einige Jahre später, als sie vom Ausschuss für Bankenaufsicht des Staates New York die Zulassung erhielt, gewährte sie Kredite in Höhe von 10 000 Dollar. Die Unterschrift meines Großvaters galt als Garantie für das Darlehen, wenn der ursprüngliche Darlehensnehmer es versäumte, den Kredit zu bedienen; er ging dann meilenweit zu einigen Haushalten, und zuweilen begleitete ihn mein Vater dabei. Samuel kam in der Regel gegen Mitternacht nach Hause, schlief dann fünf Stunden und war am nächsten Morgen wieder früh auf den Beinen, um die lange U-Bahn-Fahrt zur Fabrik zu machen. Er kaufte auch Hemden im Großhandel ein und verkaufte sie mit geringem Gewinn an seine Freunde. Als Teenager half ihm mein Vater immer dabei, die Kartons voller Hemden durch die Straßen ihres Viertels zu schleppen. Als mein Vater älter war und ein Auto besaß, fuhr er meinen Großvater in Brooklyn herum, damit dieser sich die Unterschriften für die Darlehen abholen konnte. Mein Vater sagt: «Ich habe nie herausbekommen, woher er die Energie genommen hat, um ein solches Tempo durchzuhalten.» Das sagt mein Vater.

Sonntagmorgens las Sam regelmäßig die drei jiddischen Zeitungen: *Forward*, *Der Tog* und *Freiheit*. Als Sozialist machte er meinen Vater mit Begriffen wie «dialektischer Materialismus», «Infantilismus des linken Flügels», «Entfremdung des Proletariats» und «Produktionsmittel» bekannt. Er pflegte zu sagen: «Milteleh, vergiss eines nicht: Unter dem Kommunismus beutet der Mensch den Menschen aus, während unter dem Kapitalismus das Umgekehrte gilt. Ganz gleich, welche hochtrabenden Ausdrücke Präsidenten, Kommissare oder Könige verwenden, allein vom Geld – der Wirtschaft, dem ‹cash nexus› – wird die Welt regiert. Geld ist die Welt.» Um seinen letzten Worten Nachdruck zu verleihen, wiederholte er sie noch einmal auf Jiddisch: *«Gelt iz die velt.»*

Mein Großvater gab meinem Vater *Zehn Tage, die die Welt erschütterten*, John Reeds Bericht über die russische Revolution 1917, den mein Vater immer und immer wieder gelesen hat. Im Geschichtsunterricht der Highschool hat mein Vater ab und zu Kritik an dem angebracht, was der Lehrer vortrug oder bemängelt, dass manches nicht in den Lehrbüchern stand. Als man dann von ihm wissen wollte, woher er eine bestimmte Information oder einen bestimmten Standpunkt habe, erwiderte er stets, wie vereinbart: «Von meinem Vater, der weiß wovon er redet.»

«Du kannst dir wohl vorstellen, Dave, wie sehr mich sein Leben berührt hat, oder?» sagt mein Vater gern über seinen Vater. «Er hatte diese Hilfsbereitschaft gegenüber seinen Mitmenschen; diese freundliche, vermittelnde Grundhaltung. *Es vert sich alles oyspressen*, pflegte er gern zu sagen. Es wird sich alles herauspressen, es wird sich alles von selbst lösen. Er konnte mit Problemen nicht umgehen. Er ließ sie dahintreiben, größer werden, verfaulen oder sich verflüchtigen. Erkennst du an dieser Beschreibung einige Neigungen und Jugendsünden deines Vaters wieder?»

Am Abend vor dem Begräbnis meines Großvaters gingen mein Vater und ich durch die großväterliche Wohnung. Ich war sieben und hatte ihn nie kennengelernt. Die schmalen Gürtel und breiten Krawatten meines Großvaters hingen an Haken in einem Wandschrank. Ziemlich verzogene Alben mit klassischen Schallplatten waren gegen eine Wand gestapelt. Seine Brieftasche und eine Nikon lagen auf dem abgezogenen Bett. Sein Lieblingskaffeebecher war sorgfältig in Plastik eingewickelt – und ebenso ausgerechnet ein nagelneuer Basketball: Ein Geschenk für mich, das er nicht mehr hatte übergeben können, vermutete mein Vater. Dann übermannte ihn die Erschütterung.

Wie man ewig lebt (I)

Im Jahre 1600 v. Chr. empfahl das ägyptische *Buch über die Verwandlung eines alten Mannes in einen Jugendlichen von zwanzig Jahren* (der sog. *Edwin Smith Papyrus*) einen Zaubertrank aus Kräutern und Tierteilen. Im alten Griechenland riet man alten Männern, sich mit schönen Jungfrauen niederzulegen. Als mein Vater mich im College besuchte, ignorierte er geradezu meine Freundin und richtete sein Augenmerk auf ihre Mitbewohnerin, die er ständig «eine sehr attraktive junge Frau» nannte. Die Kastration – von der man annimmt, dass sie die Lebensspanne um einige Jahre verlängert – war im Mittelalter beliebt. Eunuchen leben länger als nichtkastrierte Männer. Sowohl weibliche als auch männliche sterilisierte Hunde oder Katzen leben im Durchschnitt zwei Jahre länger als nichtsterilisierte. Im frühen sechzehnten Jahrhundert suchte der fünfundfünfzig Jahre alte Ponce de León nach dem Brunnen der Jugend, weil er den Ansprüchen seiner sehr viel jüngeren Frau nicht genügen konnte. Im späteren 16. Jahrhundert glaubte Francis Bacon, der Alterungsvorgang könne überwunden werden, wenn der Wiederherstellungsprozess des Körpers vervollkommnet würde – also unsere Fähigkeit, Gewebe zu heilen und zu erneuern sowie unser Vermögen, uns von Krankheiten zu erholen.

Im 19. Jahrhundert entfernte und zerstampfte der französische Physiologe Charles-Édouard Brown-Séquard die Hoden von Haustieren, extrahierte die entscheidenden Substanzen aus ihnen und impfte das Gemisch älteren Menschen ein, die anschließend von erhöhter Wachheit und Lebenskraft berichteten. Als Brown-Séquard sich im Alter von zweiundsiebzig Jahren selbst den Extrakt injizierte, behauptete er, anschließend, seine Blase und seinen Darm besser unter Kontrolle zu haben. Er starb vier Jahre später. Eugen Steinach, Professor für Physiologie im Wien der zwanziger Jahre des letzten Jahrhunderts, überzeugte ältere Männer, sie würden durch eine Vasektomie oder dadurch verjüngt, dass ihnen die Hoden jüngerer Männer auf ihre eigenen Hoden transplantiert würden. Verjüngungskliniken schossen rund um den Erdball aus dem Boden: Ärzte entwickelten eine Vielzahl von Anti-Aging-Behandlungen, u. a. Stromanwendungen für die Hoden sowie verschiedene Dosen von Röntgen- und Radiumbestrahlungen für die Geschlechtsorgane.

Michael Jazwinski, ein Molekularbiologe an der Louisiana State University, meint: «Unter Umständen stehen uns schon in dreißig Jahren die wesentlichen Gene zur Verfügung, die die Langlebigkeit bestimmen, so dass wir in der Lage sind, unsere gegenwärtige Lebensspanne von maximal einhundertzwanzig Jahren zu verdoppeln, zu verdreifachen oder gar zu vervierfachen. Es ist vorstellbar, dass einige der heute lebenden Menschen noch in vierhundert Jahren leben.»

William Regelson, Medizinprofessor an der Virginia Commonwealth University, sagt: «Wenn wir lernen, die für die Alterung verantwortlichen Gene zu beherrschen, sind die Möglichkeiten der Lebensverlängerung praktisch unbegrenzt.»

Michael Rose, Evolutionsbiologe an der University of California-Irvine, hat nur solchen Fruchtfliegen, die ihre Eier im späteren Lebensalter hervorbrachten, erlaubt, Eier für die nächste Generation beizusteuern. (Auf Menschen übertragen hieße das, dass nur Frauen, die fünfundzwanzig Jahre oder älter sind, Mütter werden dürften, und dass sich anschließend deren Töchter, sofern sie fruchtbar sind, erst ab sechsundzwanzig vermehren dürften, und so weiter – über mehrere Generationen hindurch.) Jede Generation der Fruchtfliegen lebte ein bisschen länger als die vorhergehende. Die Fruchtfliegen aus diesem fortlaufenden Programm selektiver Fortpflanzung lebten zunehmend länger als ihre jeweiligen Vorfahren. Rose glaubt, dass sich innerhalb von zehn Generationen eine messbare Zunahme der Lebenserwartung beobachten ließe, wenn man ein ähnliches Experiment mit Menschen durchführen könnte.

Fruchtfliegen, denen man Resveratol gibt, ein Antioxidans, das man im Rotwein gefunden hat, leben signifikant länger als andere Fliegen. Die Moleküle im Resveratol – Sirtuine genannt – ahmen die lebensverlängernden Wirkungen der Kalorieneinschränkung nach, die den Alterungsprozess bei Säugetieren verlangsamt. Lebewesen haben die Veranlagung, sich zu reproduzieren; eine kalorienarme Diät sendet eine Botschaft an den Körper, die besagt, dass die Bedingungen für eine Reproduktion nicht optimal seien. Es entstehen zellulare Abwehrsysteme, und die Alterung verlangsamt sich, wodurch der Körper für bessere, reproduktionsfreundlichere Zeiten erhalten wird. Die Kalorieneinschränkung löst die Freisetzung eingelagerten Fetts aus, was dem Körper mitteilt, es sei Zeit, die Schotten dicht zu machen, um zu überleben.

Zweitausend Menschen gehören der *Calorie Restriction Society* an, und zehn Prozent von ihnen haben ihren Verbrauch um mindestens dreißig Prozent abgesenkt. Die größte Lebensverlängerung, nämlich fünfzig Prozent, ergibt sich, wen man mit einer erheblich eingeschränkten Diät im jungen Erwachsenenalter beginnt und sie während des ganzen Lebens fortsetzt. Ein Beginn in der Lebensmitte mit einer Kalorieneinschränkung von zehn bis zwanzig Prozent führt zu einem geringeren

Nutzen. Auch das Fasten an jedem zweiten Tag (wobei man ansonsten zwischendurch normal isst) verlängert die Lebensspanne. Mein Vater mit seiner lebenslangen und ständig heraustrompeteten gnadenlos strengen Diät hätte Gründungsmitglied der *Calorie Restriction Society* sein sollen. Als er anlässlich seines 95. Geburtstags von seiner eigenen Zeitung interviewt wurde, kaprizierte er sich allein darauf, wie wichtig Disziplin bei der Ernährung sei, wobei er ganz besonders auf Muffins aus Kleie einging.

Eine Ernährung, die einer Nulldiät nahekommt, senkt dramatisch das Vorkommen der meisten altersbedingten Krankheiten: von Tumoren und Nierenproblemen, von Defiziten bei der Hirnleistung wie Alzheimer und von degenerativen Problemen wie Parkinson. Ratten, deren Kalorienzufuhr um vierzig Prozent reduziert wurde, haben eine um dreißig Prozent erhöhte Lebenserwartung. Affen, deren Kalorienzufuhr über einen Zeitraum von fünfzehn Jahren um dreißig Prozent reduziert wird, leben länger und entgehen dadurch vielen altersbedingten Erkrankungen. Bei Menschen stehen Parkinson- und Alzheimer-Erkrankungen in deutlicher Korrelation zu erhöhter Kalorienaufnahme. Ich frage meinen Vater: Ist die Senkung der Kalorienzufuhr um vierzig bis fünfzig Prozent die zusätzlichen Lebensjahre und den Schutz vor Krankheiten wert? Für ihn ist das eine rhetorische Frage. Ich weise darauf hin, dass jemand zwanzig Jahre lang auf Käsekuchen verzichten und dann mit siebenundfünfzig Jahren von einem Bus überfahren werden kann. «Unsere Chancen im Leben», sage ich und zitiere Damon Runyon, einen der Helden meines Vaters, «stehen sechs zu fünf gegen uns.» «Ich gebe mein Bestes», sagt er und meint das nicht im Spaß, «selbst bei diesen schlechten Gewinnchancen.»

Andererseits kam eine größere Untersuchung zu Körpergewicht und Gesundheitsrisiken, die von den Zentren für

Krankheitsbekämpfung und Vorbeugung (*Centers for Disease Control and Prevention*) und dem Nationalen Krebsforschungsinstitut (*National Cancer Institute*) durchgeführt wurde, zu dem Ergebnis, dass sehr dünne Menschen (das sind Personen, deren Body-Maß-Index BMI unter 18,5 liegt – z. B. ein Mann, der 1,83 Meter groß ist und 61,7 Kilo wiegt oder eine Frau, die 1,68 Meter groß ist und 51,7 Kilo wiegt – das gleiche Risiko eines frühen Todes besitzen wie sehr dicke Menschen. Sehr dünne Menschen verfügen über keine Reserven, auf die sie zurückgreifen können, wenn sie erkranken. Mein Vater ist dünn, aber nicht übermäßig dünn.

Vegetarier leben im allgemeinen länger und bleiben gesünder als Fleischesser. Die japanische Kost besteht aus viel Gemüse und Sojaprodukten. Die Menschen in Japan leben durchschnittlich drei Jahre länger als Amerikaner oder Briten. (Ein Viertel der Gemüsebeilagen in Amerika besteht aus Pommes frites.) Die Einwohner von Okinawa nehmen nur achtzig Prozent der Kalorien des Durchschnittsjapaners zu sich. Okinawa hat den höchsten Anteil an Hundertjährigen in der Welt (sechshundert von seinen 1,3 Millionen Menschen), er ist viermal so hoch wie in der übrigen Welt. Die Kost der Einwohner von Okinawa enthält große Anteile von Nahrungsmitteln, die für die Langlebigkeit förderlich sind, so z.B. Tofu, Meeresalgen und Fisch. Fischöle sind z.B. reich an Omega-3-Fettsäuren, die sich im Vergleich zu gesättigten Fetten, wie man sie im Fleisch findet, nicht so leicht verhärten und sich weniger stark an den Arterienwänden ablagern – was einen Schutz vor koronaren Erkrankungen und dem Schlaganfall bietet. Mein Vater zitiert gern Satchel Paige, den er einmal als Baseballwerfer gesehen hat: «Meide gebratenes Fleisch, das verärgert nur das Blut.»

Die Menschen der Vorzeit nahmen offensichtlich eine Kost zu sich, die neben Gemüse, Früchten, Nüssen und Beeren große

Fleischmengen mit geringem Fettanteil enthielt. Von der Außenwelt abgeschirmte Stämme in entlegenen Teilen der Erde leben noch heute nach einem paläolithischen Diätplan. Eine Untersuchung aus dem Jahre 2002 über Ernährung, Fitness und Krankheit hat achtundfünfzig traditionelle Gesellschaften mit der Bevölkerung in Industrienationen verglichen: Jäger und Sammler leiden weniger an kardiovaskulären Erkrankungen und an Krebs als Menschen, die in «entwickelten» Nationen leben; je mehr die Kost der Menschen von der der Sammler und Jäger abweicht, desto schlechter ist mit hoher Wahrscheinlichkeit ihre Gesundheit. Der gegenwärtige amerikanische Speiseplan enthält doppelt so viel Fett und nur ein Drittel der Proteine, die die Nahrung von eingeborenen Bevölkerungsgruppen hat. Wer tierische Fette und raffinierten Zucker zu sich nimmt, erhöht sein Krankheitsrisiko. Der Verzehr von Sojabohnen, gekochten Tomaten und Ballaststoffen reduziert das Risiko, an Brustkrebs, Prostatakrebs und Dickdarmkrebs zu erkranken. Die hauptsächlichen Krankheiten, die in unserer industrialisierten Welt auftreten, haben ihre Ursache darin, dass wir von der Ernährung abweichen, an die sich unsere frühen Vorfahren angepaßt hatten.

Es gibt eine unmittelbare Beziehung zwischen dem Prozentsatz an Fett in unserer Ernährung und dem Krebsrisiko. Die durchschnittliche chinesische Kost enthält weniger als fünfzehn Prozent Fett. Die durchschnittliche amerikanische Kost enthält neununddreißig Prozent Fett. Chinesen haben im Durchschnitt einen Cholesterinwert von 127, Amerikaner durchschnittlich einen Wert von 212. China hat sehr niedrige Zahlen von Herzerkrankungen, Dickdarmkrebs, Brustkrebs, Prostatakrebs oder Eierstockkrebs. Die wenigen Fälle von Herzerkrankungen und Krebs, die in China vorkommen, sind überwiegend in jenen Regionen zu verzeichnen, in denen die Menschen die größten Mengen Fett und Cholesterin zu sich nehmen.

Die Taoisten haben Nahrungsvorschriften entwickelt, die «böse Wesenheiten» – die *Drei Würmer* – aushungern sollen, von denen sie glaubten, dass sie den Körper bewohnten und dessen Hinscheiden durch Verursachung von Krankheiten beförderten. Der Kampf gegen die üblen Wesenheiten wurde geführt, indem man diesen die Körner (wie z. B. Weizen und Reis) versagte, von denen man glaubte, dass sie ihre Existenz ermöglichten, und magische Speisen (wie z. B. Lakritz, Zimt und Ginseng) zu sich nahm, die sie töten sollten. Weitere anerkannte Heilmittel umfaßten Kräuter, Wurzeln, Mineralien sowie Tier- und Pflanzenprodukte, wie z. B. Eier, Wasserschildkröten, Pfirsiche und Baumteile.

Wer länger leben möchte, sollte – außer der Beachtung einleuchtender Gebote, also reduzierter Kost und Gewichtsabnahme – aufs Land ziehen, keine Arbeit mit nach Hause nehmen, das tun, was Spaß macht und mit sich selbst im Reinen sein, sich ein Haustier anschaffen, zu entspannen lernen, nur für den Moment leben, lachen, Musik hören, sechs bis sieben Stunden pro Nacht schlafen, mit Eltern und Großeltern gesegnet sein, die alt geworden sind (fünfunddreißig Prozent der Langlebigkeit gehen auf genetische Faktoren zurück), verheiratet sein, andere umarmen, Händchen halten, regelmäßigen Geschlechtsverkehr ausüben, einen Haufen Kinder haben, mit seiner Mutter gut zurechtkommen, seine Enkel umhegen, über eine gute Ausbildung verfügen, sein Gehirn ankurbeln, neue Dinge erlernen, optimistisch sein, seinen Ärger in eine positive Richtung lenken, nicht immer Recht haben wollen, nicht rauchen, wenig Salz essen, nur geringe Mengen an Schokolade verzehren, eine aus Früchten, Gemüse, Olivenöl, Fisch und Geflügel bestehende mediterrane Kost zu sich nehmen, grunen Tee und geringe Mengen Rotwein trinken, Sport treiben, Ziele haben, Risiken eingehen, einem Freund vertrauen, nicht davor zurückschrecken, psychologische Hilfe in Anspruch zu nehmen, sich ehrenamtlich betätigen, eine gesellschaftliche Aufgabe übernehmen, zur Kirche gehen, Gott finden. (Der Bewertungsbogen meines Vaters enthält achtunddreißig von zweiundvierzig möglichen Treffern.)

Wissenschaftler haben eine Gruppe von Menschen im Alter von sechsundsechzig bis einhunderteins Jahren untersucht, die ihre Geschwister im Durchschnitt um sieben Jahre überlebt hatten. Ein Persönlichkeitsmerkmal trat dabei hervor: Das Geschwisterteil, das länger gelebt hatte, besaß einen «besseren Sinn für Humor». Mein Vater (der im Verlauf der letzten Jahre seinen Sinn für Humor fast völlig verloren hat) kann bzw. konnte seiner Sprache einen gewissen heiteren Drall geben – uns mit einer Geschichte fesseln und Witze besser als irgendein anderer erzählen. In den vierziger und fünfziger Jahren hat man ihn, wie es heißt, allein deshalb zu den exklusivsten Wirtschaftstreffen in Beverly Hills eingeladen, weil er jiddische Witze erzählen sollte. Im Durchschnitt leben Verheiratete länger als Alleinstehende (wobei das Verblüffende ist, dass davon eher die Männer profitieren); die älteren Geschwister werden älter als die jüngeren; Mütter werden (geringfügig) älter als kinderlose Frauen; Menschen mit höherem Bildungsgrad leben sechs Jahre länger als solche, die nur Highschool-Abschluss haben; Oscargewinner leben vier Jahre länger als erfolglos Nominierte; Vorstandsvorsitzende leben länger als Stellvertretende Vorstandsvorsitzende; religiöse Menschen leben länger als Atheisten, hochgewachsene Menschen (Männer über 1,83, Frauen über 1,70 Meter) leben drei Jahre länger als kleine Menschen; Nichtraucher leben zehn Jahre länger als Raucher; dünne Menschen leben sieben Jahre länger als korpulente; Zuwanderer nach Amerika leben drei Jahre länger als die dort Geborenen; Japaner haben die höchste Lebenserwartung (82), und die Bewohner von Sambia die kürzeste (33). Hundertjährige sind im Allgemeinen durchsetzungsfähig, wachsam und

praktisch veranlagt. Natalies frühere Lehrerin in der Kinder-
tagesstätte, die heute Leiterin der Ambulanz einer Krebsnach-
sorgestation ist, formuliert es so: «Es sind die Arschlöcher, die
stets besser davonkommen.» Mein Vater ist kein Arschloch,
aber er ist im höchsten Grade ichbezogen (stärker als andere?
– vielleicht verbirgt er es nur weniger geschickt), was offenbar
keinerlei abträgliche Wirkungen auf seine Gesundheit oder
Langlebigkeit gehabt hat.

Gavin Polone, ein 44-jähriger Fernseh- und Filmprodu-
zent/-agent, arbeitet sechs Tage in der Woche, achtzehn Stunden täglich und hat Ehe und Kinder als antiquierte Unsitten
abgelehnt. Kinder sind für Polone unvorhersehbares überflüs-
siges Zeug und führen zu einem «persönlichen Drama». Seine
43-jährige Freundin, Elizabeth Oreck, meint dazu: «Menschen
haben oft Kinder, um einer verbogenen egozentrischen Wider-
spiegelung von sich selbst gerecht zu werden. In Wahrheit ziehen wir beide die Tiere den Menschen vor.» Polone und Oreck
haben drei Hunde und fünf Katzen, die sie alle aus Tierhorten
befreit oder aus der Nachbarschaft (den schäbigen Straßen von
Beverly Hills) bei sich aufgenommen haben. Polone steht morgens um 4.45 Uhr auf, hat beim Aufwachen einen Puls von 48,
isst dann umgerechnet 227 Gramm Müsli und trinkt 0,95 Liter
kalten grünen Tee zum Frühstück, ernährt sich insgesamt von
1800 Kalorien pro Tag, die hauptsächlich aus Proteinpulver und
Eiweiß bestehen. Er hat die Größe von 1,85 Meter und wiegt
72,6 Kilo. Einer seiner Kunden, Conan O'Brien, sagt: «Als ich
Gavin kennengelernt habe, war er Assistent eines Filmagenten,
mit der Zeit wurde er dann selbst zum Agenten, später zum
Filmmanager. Jetzt ist er Produzent/Bodybuilder/Rennfahrer.
In neun Wochen, so glaube ich, wird er am Raumfahrtpro-
gramm teilnehmen. Das glaube ich wirklich. Er entwickelt sich
zu einem Superwesen. Oder zum Bösewicht in einem Bondfilm.
Immer, wenn ich mit ihm spreche, stelle ich mir vor, wie er auf

einer riesigen Leinwand Forderungen an die Vereinten Nationen stellt.» Dadurch, dass er weniger Nahrung zu sich nimmt, hofft Polone den körperlichen Stress, der den Alterungsprozess fördert, zu mindern und sein Leben unendlich auszudehnen. Ein weiterer Kunde, der Regisseur Jon Turteltaub, urteilt über Polone: «Er glaubt, weil er so spindeldürr ist, lebt er lange genug, um die Fortschritte der Stammzellenforschung mitzuerleben, die für ihn neue Organe schaffen kann, so dass er bis in alle Ewigkeit am Leben bleiben kann.»

Die «Gerontologische Forschungsgruppe» (*Gerontology Research Group*) – eine lockere Vereinigung von Demographen, Gerontologen und Epidemiologen, die sich dem sehr hohen Alter zuwendet – vertritt die Auffassung, dass es eine unsichtbare Grenze im Alter von 115 Jahren gibt. Es gibt nur zwölf unumstrittene Fälle von Menschen, die je das Alter von 115 Jahren erreicht haben. Sehr wenige Menschen, die das Alter von 114 Jahren erreicht haben, werden auch 115, seit dem Jahre 2001 ist ein Dutzend Menschen im Alter von 114 Jahren gestorben, ohne das Alter von 115 zu erreichen. Im Augenblick gibt es nach Berichten der genannten Forschungsgruppe weltweit fünfundfünfzig Frauen und sechs Männer, die älter als 110 Jahre sind. Das höchste je erreichte Alter betrug 122 Jahre – 1997 bei einer französischen Frau. Ungeachtet dessen, wie wenig man isst, wie viel man sich sportlich betätigt und wie gesund man lebt, kann man offensichtlich nicht länger als 125 Jahre leben. In der gesamten bisherigen Geschichte von 5000 Jahren hat es keinen Wandel der maximalen Lebensspanne gegeben. Bei Lukrez, der 55 v. Chr. gestorben ist, heißt es (in der Übersetzung von Hermann Diels):

> *Könnten wir also das Leben selbst*
> *auf Jahrhunderte dehnen,*
> *ewig würde doch währen der Tod,*

und für jenen, der heute
schied aus dem Tageslicht,
wird das Nichtsein kürzer nicht dauern
als für den, der schon Monde zuvor und
Jahre verstorben.

Wie man ewig lebt (II)

Es gibt inzwischen weltweit Tausende von Menschen in der *Bewegung für Langlebigkeit* (*Longevity Movement*), die der Meinung sind, es sei möglich, Hunderte von Jahren, wenn nicht gar ewig zu leben. Nahezu alle Mitglieder dieser Bewegung sind männlich (mein Vater hat häufig einige ihrer Veröffentlichungen bei sich herumliegen). Weil sie gebären, scheinen Frauen sehr viel seltener die persönliche Unsterblichkeit als erstrebenswert zu empfinden.

Raymond Kurzweil, der die *Nationale Medaille für Technologie* (*National Medal of Technology*) erhalten hat, eine Auszeichnung, die vom Präsidenten der Vereinigten Staaten an Erfinder und Innovatoren verliehen wird, der in die *Nationale Ruhmeshalle der Erfinder* (*National Inventors Hall of Fame*) aufgenommen wurde und Autor des Buches *Fantastic Voyage: Live Long Enough to Live Forever (Eine fantastische Reise: Lebe lange genug, um ewig zu leben)* ist, hat sich seit seiner Teenagerzeit in den sechziger Jahren mit dem Problem der künstlichen Intelligenz befasst und ist der Überzeugung, die Unsterblichkeit des Menschen sei spätestens in zwanzig Jahren erreicht. (Selbst mein Vater räumt ein, dass er diesen großen Moment wahrscheinlich nicht mehr erleben wird.) Kurzweil will sichergehen, dass er lange genug lebt, um zu erleben, wie sich erstens die biotechnische Revolution vollzieht, in deren Folge wir die Kontrolle über Ausdruck und Veränderung unserer Gene haben, und wie sich zweitens die Nanotechnologie und die revolutionäre Entwicklung der künstlichen Intelligenz darstellt. Daher nimmt er täglich 250 Nahrungsergänzungsmittel zu sich, trinkt pro Tag zehn Gläser basisches Wasser sowie zehn Tassen grünen Tee und verfolgt vierzig bis fünfzig Fitness-Indikatoren einschließlich «taktiler Sensitivität». Kurzweil lässt meinen Vater – wie er es ausdrücken würde – «wie eine Memme» erscheinen.

Millionen von Robotern – «Nanorobotern» von der Größe unserer Blutkörperchen – werden die Menschen auf ewig jung erhalten, indem sie durch den Körper schwärmen und dabei Knochen, Muskeln, Arterien und Gehirnzellen wiederherstellen. Diese Nanoroboter werden wie Arbeitskolonnen zum Neupflastern der Straßen in unserer Blutbahn und unserem Gehirn zu Werke gehen, Krankheiten beseitigen, Organe wiederaufbauen, und die bisher bekannten Grenzen des Verstandes auslöschen. Verbesserungen für die genetische Codierung wird man aus dem Internet herunterladen. Man wird kein Herz mehr benötigen.

Kurzweil sagt: «Nicht mehr als einhundert Gene sind am Alterungsprozess beteiligt. Durch eine herbeigeführte Veränderung dieser Gene hat man bei niederen Tieren bereits eine drastische Lebensverlängerung erreichen können. Auch wir sind keineswegs ein anderes Tier, sind abhängig von den Launen der Natur. Die biologische Evolution hat den Staffelstab des Fortschritts an die kulturelle und technologische Entwicklung des Menschen weitergereicht.» Er sagt auch, dass alle 30 000 unserer Gene «kleine Softwareprogramme» sind. Wir werden in der Lage sein, krankheitsverursachende Gene auszuschalten und neue einzuführen, die den Alterungsprozess verlangsamen oder ganz aufhalten.

«Das Leben ist Chemie», sagt Brian Wowk, ein Physiker bei der Firma *21st Century Medicine*, einem kalifornischen Unternehmen, das sich der kryobiologischen Forschung widmet.

«Wenn man die Chemie des Lebens erhalten kann, dann kann man das Leben erhalten.»

Aubrey de Grey, ein Genetiker an der University of Cambridge, sagt: «Im Prinzip lässt sich das Abbild eines menschlichen Gehirns – mit den Billionen seiner Zellen – von Grund auf konstruieren, und zwar allein durch eine im Reagenzglas vorgenommene Übertragung von Neuronen in ein synaptisches Netzwerk, das zuvor von jenem Gehirn eingescannt worden ist.»

João Pedro de Magalhães, Forschungsstipendiat im Bereich Genetik an der Harvard Medical School, sagt: «Das Altern ist eine Geschlechtskrankheit, die sich als eine Zahl von zeitabhängigen körperlichen Veränderungen definieren lässt, die zu Beschwerden, Schmerz und am Ende zum Tod führen. Vielleicht werden unsere Enkel ohne jeden Alterungsprozess geboren.»

Robert Freitas Jr., Forschungsbeauftragter am Institut für Molekulare Fertigung, sagt: «Wenn man jährliche ärztliche Kontrolluntersuchungen und Zellreinigungen sowie gelegentliche größere wiederherstellende Eingriffe durchführen lässt, kann das biologische Alter einmal im Jahr wieder an das mehr oder minder konstante physiologische Alter unserer Wahl angepasst werden. Ich wüsste nicht, warum ich nicht das optimale Jugendalter anstreben sollte, obwohl der Versuch, den Körper im idealen physiologischen Alter von zehn Jahren zu erhalten, aus anderen Gründen schwierig und unerwünscht sein könnte. Ein Wiederherstellen der widerstandsfähigen Physiologie der späten Teenagerjahre oder der Jahre zu Beginn des zweiten Lebensjahrzehnts ließe sich leichter aufrechterhalten und würde viel mehr Spaß versprechen.» Hihi. «Das würde das erwartete Todesalter rund siebenhundert bis neunhundert Kalenderjahre verschieben. Man könnte natürlich trotzdem noch durch unglückliche Ursachen sterben, aber man würde zehnmal länger leben als heute.

Wie weit können wir damit gehen? Wenn wir neunundneunzig Prozent aller medizinisch zu verhütenden Bedingungen, die zum natürlichen Tode führen, ausschalten können, dürfte sich die Dauer des gesunden Lebens – unsere Gesundheitsspanne – auf rund 1100 Jahre verlängern lassen. Es mag sein, dass es nicht leicht ist, aus dem ursprünglichen biologischen Körper mehr als ein oder zwei Jahrtausende herauszulocken, weil die Zahl der Todesfälle aufgrund von Selbsttötungen und Unfällen im Laufe der letzten hundert Jahre hartnäckig hoch geblieben ist und während der Zeit nur um rund ein Drittel abgenommen hat. Doch unser endgültiger Sieg über die Geißel des natürlichen Todes, den wir später in diesem Jahrhundert erreichen werden, dürfte das Lebensalter normaler menschlicher Wesen mindestens auf das Zehnfache der gegenwärtigen maximalen Dauer anheben.»

Würde das Leben unerträglich langweilig werden, wenn man einige Jahrtausende lebte? Im ersten Jahrhundert v. Chr. hat der römische Enzyklopädist Plinius der Ältere von Menschen in vergangenen Zeiten berichtet, die im Alter von achthundert Jahren – vom Leben erschöpft – ins Meer gesprungen sind.

Mein heute 97-jähriger Vater scheint unglaublich gelangweilt zu sein – er zeigt Tag für Tag faktisch keinerlei Interesse oder Enthusiasmus an irgendeinem Thema außer an seinem Fortleben. In ihrem Buch *Der Körper im Schmerz* sagt Elaine Scarry: «Sobald der Körper abbaut, wird er zunehmend Gegenstand der Aufmerksamkeit und nimmt den Platz aller anderen Gegenstände ein, so dass es sein kann, dass am Ende, bei sehr, sehr alten und kranken Menschen die Welt nur noch aus dem Umkreis von gut sechzig Zentimetern um sie herum besteht; der ausschließliche Inhalt ihrer Wahrnehmung und ihrer Sprache reduziert sich dann häufig auf die eingenommenen Speisen, die Schwierigkeiten bei ihrer Verdauung, die Zunahme der Schmerzen, die Bequemlichkeit oder Unbequemlichkeit eines bestimmten Stuhls oder Bettes.» Das ist plötzlich auch bei meinem Vater so, der bis vor zwei Monaten immer noch trainiert hat, als ob er sich für den Ironman-Wettbewerb für alte Knacker vorbereiten wollte.

Marc Geddes, ein neuseeländischer Autor, der mit künstlicher Intelligenz und Mathematik befasst ist, verweist auf die Möglichkeit von «Erfrischungsdrogen fürs Gehirn», die verhindern, dass «das Gehirn zu unbeweglich wird. Die in ferner Zukunft lebenden Menschen könnten in der Lage sein, ihre Körper und Persönlichkeiten auf so leichte Art zu verändern wie die heute lebenden Menschen ihre Kleidung wechseln. Der Umstand, dass manche Menschen von heute das Leben langweilig finden, ist wahrscheinlich eher ein praktisches, biologisches als ein philosophisches Problem.»

Sherwin B. Nuland, Autor des Buches *Wie wir sterben,* sagt über Ray Kurzweil und die weiteren Mitglieder seiner Fantastengruppe: «Sie haben vergessen, dass ihr Handeln auf der biologischen Furcht vor dem Tod und vor dem Aussterben beruht, und das verfälscht ihre rationale Betrachtungsweise des menschlichen Wesens.»

Beweisstück A: Leonard Hayflick, Professor für Anatomie an der Universität Kalifornien in San Francisco, dessen öffentliche Vorlesungen mein Vater mehrfach gehört hat, erläutert, dass jedes Chromosom über schwanzartige Enden verfügt, die kürzer werden, wenn eine Zelle sich teilt. Im Laufe der Zeit werden diese Chromosomen-Enden, die man Telomere nennt, so kurz, dass ihre Funktion zum Erliegen kommt, was wiederum bedeutet, dass die Zelle aufhört, sich zu teilen. Die durchschnittliche Länge der Telomere gibt daher Aufschluss darüber, wie viele Teilungen eine Zelle bereits durchgemacht hat und wie viele verbleiben, bevor sie sich nicht mehr replizieren kann. Es gibt also eine intrinsische Grenze dafür, wie lange Menschen leben können.

In Tennysons Gedicht *Tithonus* entscheidet sich der gleich-
namige Titelheld, dem der Wunsch nach Unsterblichkeit gewährt wird, ohne dass er sich das immerwährende Altern ver-
gegenwärtigt, letztlich für den Tod:

> *... Lass mich gehen: Nimm Dein Geschenk zurück.*
> *Warum sollte ein Mensch den Wunsch haben,*
> *in irgendeiner Form von dem freundlichen*
> *Menschengeschlecht abzuweichen oder das Ziel der*
> *Ordnung überschreiten wollen, an dem alle innehalten*
> *sollten, was für alle nur gerecht ist?*
> *Befreie mich und gib mich der Erde zurück.*
> *...*

Mein Vater sieht es nicht so. Und das ist gut für ihn.

Letzte Worte

Leonard Bernstein sagte: «Was ist das?»

George Herman «Babe» Ruth, einer der bedeutendsten Baseballer aller Zeiten, sagte: «Ich gehe jetzt durch das Tal.»

Cotton Mather – ein puritanischer Geistlicher und Gelehrter in Neuengland – sagte: «Das ist Sterben, das ist alles? Davor hatte ich Angst? Das halte ich aus.»

Der griechische Philosoph Anaxarchus, der im vierten Jahrhundert v. Chr. mit dem Stößel eines Gerstenmörsers zu Tode zerstampft wurde, sagte: «Stampfe, stampfe nur die Hülse des Anaxarchus; denn den Anaxarchus stampfest du nicht!»

Luftwaffenmajor Norman Basell, der den Bandleader Glen Miller in dem Flugzeug nach Frankreich flog, das über dem Ärmelkanal verschollen ist, sagte: « Was ist los, Miller – wollen Sie etwa ewig leben?»

Der Philologe Barthold Georg Niebuhr sagte, als er bemerkte, dass sein Medikament nur für unheilbar Kranke gedacht war: «Was für eine unerlässliche Substanz ist das? Ist es mit mir schon so weit?»

Angelika Kauffmann, eine Malerin des 18. Jahrhunderts, unterbrach ihren Cousin, der ihr ein Loblied aufs Sterben vorsingen wollte, und sagte: «Nein Johann, das will ich nicht hören. Lies mir das Gebet für die Kranken auf Seite 128 vor.»

William Henry Vanderbilt, Präsident der New Yorker Eisenbahngesellschaft, sagte im Jahre 1885: «Ich empfinde keine wirkliche Genugtuung oder Freude, die nur irgendwie über das hinausgeht, was mein Nachbar am anderen Ende der Straße empfindet, der nur eine halbe Million schwer ist.»

Friedrich der Große, König von Preußen, sagte: «Ich bin es müde, über Sklaven zu herrschen.»

Königin Luise von Preußen: «Ich bin eine Königin, habe aber nicht die Macht, meine Arme zu bewegen.»

Königin Elisabeth I. sagte: «All meine Reichtümer für einen Augenblick.»

Philipp III., König von Spanien, sagte: «Oh, hätte Gott doch bestimmt, dass ich nie regiert hätte. Oh, hätte ich doch statt jener Jahre in meinem Königreich lieber in der Wildnis gelebt! Oh, hätte ich mein Leben doch nur allein mit Gott verbracht! Um wie viel geborgener wäre ich doch gestorben. Mit wie viel mehr Zuversicht wäre ich dem Thron Gottes entgegen gegangen. Wozu dient mir all mein Ruhm, außer dass ich seinetwegen bei meinem Tode größere Qual erleide?»

Kardinal Henry Beaufort sagte: «Ich muss sterben? Können mich all meine Reichtümer retten? Was, man kann den Tod nicht bestechen?»

Henry James sagte: «Hier ist es also nun endlich, das bedeutende Etwas.»

Ann Boleyn sagte zum Scharfrichter: «Sie werden wenig Mühe haben, mein Hals ist sehr dünn.»

Marie Antoinette, sagte, als sie ihrem Scharfrichter auf den Fuß trat: «Ich bitte um Verzeihung, mein Herr, ich habe es nicht absichtlich getan.»

Charles II. sagte: «Mein Sterben war für alle eine ziemlich unverschämte Zeit, aber ich bitte dies zu entschuldigen.»

Sir William Davenant, ein britischer Dichter des siebzehnten Jahrhunderts, der ein letztes Gedicht nicht mehr abschließen konnte, sagte: «Ich muss aufhören und bitten, mich zurückziehen zu dürfen, wenn ich von einem so bedeutenden Versuch wie dem Sterben unterbrochen werde.»

Rabelais sagte: «Nun mache ich mich auf die Suche nach dem großen Vielleicht.»

James Thurber sagte: «Gott sei gesegnet, Gott sei verflucht!»

H. G. Wells, sagte: «Gott verfluche euch alle, ich habe es euch gesagt.»

Francis Buckland, ein Aufseher über Fischgründe, sagte: «Gott ist so gut zu kleinen Fischen, dass er schließlich, so glaube ich, auch ihren Aufseher keinen Schiffbruch erleiden läßt.»

Eugene Ysaÿe, ein belgischer Geiger und Komponist, sagte, nachdem seine *Vierte Sonate* für ihn gespielt wurde: «Großartig! Nur das Finale war ein bisschen zu schnell.»

James Quin, ein britischer Schauspieler im 18. Jahrhundert, sagte: «Ich würde mir wünschen, diese tragische Szene wäre schon vorüber, doch ich hoffe sie mit geziemender Bescheidenheit durchzustehen.»

Bezüglich der Bemerkung, dass das Sterben eine ziemlich anstrengende Sache sei, erwiderte der Schauspieler Edmund Gwenn: «In der Tat. Aber es ist weniger anstrengend als ein Schwank.»

Der US-amerikanische Theater- und Filmproduzent Flo Ziegfeld sagte: «Vorhang! Flotte Musik! Die Lichter! Bereit zum Finale! Großartig! Die Show läuft gut! Die Show läuft gut!»

James Croll, der ein Leben lang Alkoholgegner war: «Ich trinke jetzt einen kleinen Tropfen davon. Jetzt besteht wohl keine Gefahr mehr, dass ich mich noch ans Trinken gewöhne.»

Der im 19. Jahrhundert lebende Soziologe Auguste Comte sagte: «Welch ein unvergleichlicher Verlust.»

Leonardo da Vinci sagte: «Ich habe Gott und die Menschheit beleidigt, denn meine Arbeit erreichte nicht die Qualität, die sie hätte haben sollen.»

Der britische Zeitungsmagnat Lord Beaverbrook: «Dies ist mein letztes Wort. Es ist Zeit für mich, noch einmal als Lehrling anzufangen. Ich habe mich nur noch nicht entschieden, welche Richtung ich einschlage.»

Machiavelli sagte: «Ich wünsche mir, in die Hölle zu gehen und nicht in den Himmel. In Ersterer werde ich die Gesellschaft von Päpsten, Königen und Prinzen genießen, während in Letzterer nur Bettler, Mönche und Apostel sind.»

Mit Blick auf eine Lampe, die zur Seite seines Bettes flackerte, sagte Voltaire: «Sind das schon die Flammen?»

Stone Johnson, Runningback der Kansas City Chiefs, der während eines Footballspiels zu Tode kam, sagte: «Oh, mein Gott! Oh, mein Gott! Wo ist mein Kopf? Wo ist mein Kopf?»

General John Sedgwick, der Befehlshaber im amerikanischen Bürgerkrieg, der 1864 in der Schlacht von Spotsylvania gefallen ist, beugte sich über ein Brückengeländer, schaute auf die konföderierten Truppen und sagte: «Auf diese Entfernung könnten die doch nicht einmal einen Elefanten tref…!»

Vicomte de Turenne, ein französischer Soldat, der 1675 in der Schlacht bei Sasbach gefallen ist, sagte: «Heute hatte ich nicht vor, getötet zu werden.»

Zunächst riss das Tau, als der russische Revolutionär Bestoujeff gehenkt wurde; «Bei mir geht auch alles schief!», sagte er. «Selbst hier werde ich enttäuscht.»

Joseph II., Kaiser des Heiligen Römischen Reiches, sagte: «Meine Grabinschrift soll lauten: ‹Hier ruht Joseph, der bei allen seinen Unternehmungen erfolglos war.›»

Nicolas Boileau, ein französischer Kritiker, entgegnete einem Schriftsteller, der ihn bat, sein neues Stück zu lesen: «Wollen Sie meine letzte Stunde beschleunigen?»

Oscar Wilde, der in einem schäbigen Pariser Hotel starb, sagte: «Ich befinde mich in einem Kampf um Leben und Tod mit dieser Tapete – einer von uns muss gehen.»

Charles d'Evereruard, ein Gourmet, wurde von seinem Beichtvater gefragt, ob er wolle, dass Christus sich mit ihm ver-
söhne; d'Evereruard erwiderte: «Aus ganzem Herzen wäre
ich gern mit meinem Magen versöhnt, der seine normalen
Aufgaben nicht mehr erfüllt.»

Frédéric Moyse, der guillotiniert wurde, weil er seinen eigenen
Sohn getötet hatte, sagte: «Was, Sie wollen einen Familien-
vater hinrichten?»

Der amerikanische Schriftsteller Henry Wadsworth Longfellow
sagte zu seiner Schwester: «Jetzt weiß ich, dass ich sehr
krank sein muss, da man dich hat kommen lassen.»

George Fordyce, ein Mediziner, sagte seiner Tochter, die ihm
vorgelesen hatte: «Hör auf! Geh aus dem Zimmer! Ich sterbe
jetzt.»

Baron Georges Cuvier, ein Zoologe, sagte zu seiner Tochter, die
ein Glas Zitronenwasser trank, das er zurückgewiesen hatte:
«Es ist wunderbar, wenn man sieht, dass die, die man liebt,
noch schlucken können.»

O. O. McIntyre, ein amerikanischer Zeitungskolumnist, sagte
zu seiner Frau: «Snooks, würdest du dich bitte zu mir wen-
den? Ich schaue mir gern dein Gesicht an.»

Lady Astor, die als erste Frau Mitglied des britischen Parla-
ments war, fragte auf dem Sterbebett, als sie von ihrer gesamten Familie umgeben war: «Sterbe ich oder ist heute
mein Geburtstag?»

Goethe soll gesagt haben: «Mehr Licht!»

Der Indianerhäuptling Crowfoot sagte: «Nur noch eine kurze
Weile, dann bin ich von Euch gegangen. Wohin, das kann
ich Euch nicht sagen. Wir kommen aus dem Nirgendwo,
und wir gehen ins Nirgendwo. Was ist das Leben? Es ist der
Lichtblitz eines Leuchtkäfers in der Nacht. Es ist der Atem
eines Büffels im Winter. Es ist der kleine Schatten, der über
das Gras huscht und sich im Sonnenuntergang verliert.»

Buddha sagte: «Alles, was geboren wird, ist vergänglich und stirbt.»

Gertrude Stein fragte Alice B. Toklas: «Wie lautet die Antwort?» Als Toklas nichts erwiderte, lachte Stein und sagte: «In dem Fall: Wie lautet die Frage?»

Nachdem er am letzten Tag des Jahres ein Gedicht zum Neujahrstag verfasst hatte, sagte Johann Georg Jacobi: «Ich werde in der Tat den Neujahrstag, dessen ich gerade gedacht habe, nicht mehr erleben.»

Dominique Bouhours, ein französischer Jesuit, der im 17. Jahrhundert lebte und einer der führender Grammatiker seiner Zeit war, sagte: «Ich bin dabei zu sterben, oder: Ich sterbe gerade – beide Wendungen sind gebräuchlich.»

Auf die Frage, ob er Schmerzen habe, antwortete Henry, Prince of Wales und Sohn von James I.: «Ich würde sagen ‹ein wenig›, aber ich kann mich dazu nicht äußern.»

Karl Marx sagte, als ihn seine Haushälterin fragte, ob er der Welt noch eine letzte Botschaft ausrichten wolle: «Hinaus! Letzte Worte sind etwas für Narren, die zu Lebzeiten nicht genug gesagt haben.»

Francisco «Pancho» Villa, Revolutionär und Hollywood-Star, sagte: «Lass es nicht so enden. Schreib, dass ich etwas gesagt hätte!»

«Im Todesfalle», so hieß es im Testament meiner Mutter, «möchte ich, dass mein Leichnam eingeäschert und die Asche so schlicht wie möglich entsorgt wird. Mein eigentlicher Wunsch wäre es gewesen, mein Herz, meine Nieren und die Hornhaut meiner Augen als Organspende für Transplantationen zur Verfügung zu stellen. Organspenden sind jedoch nicht möglich bei jemandem, der an Krebs erkrankt ist. Ich bin mir darüber im Klaren, dass die Einäscherung nicht den jüdischen Gesetzen entspricht, aber ich bin der Überzeugung, dass es die vernünftigste Methode ist, einen leblosen Körper zu beseitigen. Obwohl ich keine religiöse Gedenkfeier wünsche, habe ich die Hoffnung, dass es für Familienmitglieder und Freunde hilfreich ist, eine informelle Zusammenkunft abzuhalten, bei der jeder Einzelne aus der Begegnung mit dem Anderen Kraft schöpfen möge. Ich verlasse diese Welt ohne jedwede Reue oder Bitterkeit. Ich habe ein schönes Leben gehabt. Möge die Zukunft es gut mit jedem Einzelnen von Euch meinen. Schalom.» Ihre Gelassenheit im Angesicht des Todes.

Welches werden die letzten Worte meines Vaters sein?

Welches werden meine sein?

Blutsverwandt mit einem Weltstar? (III)

In den frühen siebziger Jahren arbeitete meine Halbschwester Emily als Hausangestellte in einem Motel in Oregon. «Ich habe keine Ahnung, wie es passiert ist», sagte mein Vater, «aber Pepi und seine Frau waren Gäste in diesem piekfeinen Laden.» Emily stellte sich vor, erzählte, wer sie war, und Schildkraut gab ihr «als Andenken einen seiner feschen Borsalinos, die er – der Dauerheld der Nachmittagsvorstellung – schräg über einem Auge im verwegen-europäischen Stil trug.» Sie schenkte den Hut meinem Vater, «der ihn jahrelang in einem Wandschrank aufbewahrte, doch man hat ihn offenbar weggeworfen, als ich nach dem Tod deiner Mutter ausgezogen bin.»

Als ich Emily diese Geschichte mitteilte, antwortet sie mir in einem Brief: «Die Geschichte über Joseph Schildkraut, der mir einen Hut gegeben haben soll, ist für mich ein völliges Rätsel! Ich habe für eine kurze Zeit in einem Hotel in Cannon Beach in Oregon gearbeitet. Ich habe keinerlei Erinnerung mehr an diesen mysteriösen Besucher, weiß nicht einmal mehr, dass ich ihn gesehen habe – außer in dem Film *Das Tagebuch der Anne Frank*. Entweder war ich damals derartig weggetreten, dass ich diesen wichtigen Vorfall verdrängt habe, oder unser Papa hat für dich aus seiner reichen Fantasie wieder einmal sein Seemannsgarn gesponnen. Tut mir leid.»

Was Emily gesagt hat, gebe ich nun wieder an meinen Vater weiter, der es ganz genau wissen will: «Woher stammt dann der Borsalino? Ich erinnere mich ausdrücklich an das, was Emily

uns erzählt hat: Als sie erfuhr, dass Joseph zu Gast in dem Ferienort ist, an dem sie arbeitete, sei sie zu ihm gegangen, habe
ihm den ursprünglichen Namen ihres Vaters genannt, worauf
sie noch einige Minuten miteinander gesprochen hätten, und
dann habe Pepi ihr den Hut gegeben. Er trug damals, als alle
Schauspieler Hüte trugen, bei seinen Bühnen- und Filmrollen
solche Hüte wie den Borsalino. Und ein Borsalino, ein teurer in
Italien gefertigter Hut, entsprach seinem Stil.»

Es war dann ein wirklich seltsamer Zufall, dass kurze Zeit
später ein alter Freund unserer Familie meinen Vater anruft
und ihn bittet, zwei Schachteln mit Krimskrams abzuholen,
die mein Vater vor einigen Jahren bei ihm abgestellt hatte.
«Der Deckel einer der Schachteln sprang plötzlich hoch, und
obenauf lag der Hut, den Schildkraut zu Beginn der siebziger Jahre Emily in dem Ferienort an der Küste von Oregon
geschenkt hatte. Ich dachte, du seiest vielleicht daran interessiert, von meinem (zufälligen) archäologischen Fund zu erfahren.»

Klar bin ich das, aber der Hut beweist überhaupt nichts.
Erst vor gar nicht langer Zeit habe ich zufällig herausgefunden, dass Schildkraut 1964 gestorben ist, was bedeutet, dass
entweder Emily – in ihrem süßen Bemühen, die Anerkennung
meines Vaters zu erringen – die ganze Geschichte erfunden
hat oder dass mein Vater sich die Geschichte ausgedacht hat
oder dass ich die Einzelheiten missverstanden habe oder dass
es bei der Kommunikation in einer Familie genauso zugeht wie
in einem kindlichen Telefon-Spiel. Die Fotografie im Buch *My
father and I*, auf der zu sehen ist, wie Schildkraut im Film *Das
Tagebuch der Anne Frank* Susan Strasberg auf die Stirn küsst,
entspricht jedenfalls genau der melodramatischen schlechten
Schauspielerei auf zwei Fotografien meines Vaters, die zeigen, wie er Emily küsst, als sie noch sehr klein war. Auf sehr
vielen Fotografien, die «Pepi» oder meinen Vater oder mich

zeigen, erkennt man diese gewollte und gekünstelte Jungen-
haftigkeit (bei mir bis zum Alter von zwölf Jahren, bei meinem
Vater bis in seine mittleren Jahre, bei Schildkraut bis zu seinem Tode), diese gespreizten Posen, dieses unterwürfige Nie-
derknien vor der Kamera, dieses schmeichlerische Buhlen um
die Linse, dieses kleinbäuerliche Lächeln, diese übertriebene
Sicherheit aufgrund früherer Selbstdarstellung bei älteren
Fotos.

Schildkraut hat auch eine merkwürdige, mir allzu vertraute
Distanziertheit seinen eigenen Gefühlen gegenüber. «Vielleicht
gibt es im wahren Leben so etwas wie Liebe gar nicht», schreibt
er. «Diese verzehrenden Seelenängste und Liebesausbrüche
gab es nur auf der Bühne.» Ich habe einmal über das Stottern
geschrieben, dass «es einen davor bewahrt, jemals völlig seine Befangenheit zu verlieren, wenn man so traditionelle und
wahrlich wichtige Gefühle wie Liebe, Hass, Freude und tiefen
Schmerz ausdrückt. Da man zunächst nicht mit dem bloßen
Gefühl allein befasst ist, sondern auch damit, wie man dieses
Gefühl am besten ausdrückt, um sprachliche Wiederholungen
zu vermeiden, glaubt man, die Emotionen gehörten anderen
Menschen, sie seien nicht der eigene, sondern der glückliche
Besitz der übrigen Welt – sie gehörten einem nur dann, wenn
man eine unaufrichtige Umschreibung wählt.»

Die festeste Verbindung, die sich finden lässt, entstammt der
phonetischen Folge in den Sätzen. Joseph sagt über Rudolph:
«Er war leidenschaftlich in die Laute von Wörtern verliebt. Sie
haben ihn berauscht.» Joseph äußert sich über seine Mutter:
«Sie hatte ganz klar einen ausgesprochen klugen Geschäftssinn,
ihr kam es kleinlich auf jeden Kreuzer an.» Mein Vater sagt:
«Du kannst den ganzen in Brownsville so beliebten Borschtsch
beim Buchmacher darauf wetten.» Mein Vater schreibt: «Es
ist mindestens ein Jahr her, seitdem die Kaffeeklatsch-Clique
auf ihrer letzten Konferenz ihre Meinung zu den laufenden

Ereignissen ausgeklügelt hat, aber viele Leute in Woodlake sprechen noch heute von den dramatischen Ereignissen jenes schicksalsschweren Tages.» Ich schreibe: «Die festeste Verbindung, die sich finden lässt, entstammt der phonetischen Folge in den Sätzen.» Ist mein Grundgedanke deutlich geworden – das Gesumme und Gebrumme der Alliteration? Ich verdeutliche meinem Vater die nach meiner Einschätzung bestehenden Verbindungen zwischen Schildkrauts alliterationsabhängigem Schreibstil, dem Stil meines Vaters und meinem eigenen Stil (einschließlich meiner Stotterei), und er schreibt zurück: «Zu Joseph Schildkrauts Stil: Ich glaube, das Buch, das er in Koautorschaft verfasst hat *[My father and I, as told to Leo Lania (pseud.)]* ist das einzige Werk, das er je – allein oder mit Hilfe eines anderen – geschrieben hat. Ich habe keine Ahnung, wie viel sein Koautor geleistet und wie viel Pepi zum Buch beigetragen hat. Mein Stil? Reiner Zeitungsjargon, gespickt mit zu vielen, viel zu vielen Alliterationen. Der Einfluss von O. Henry: Als kleiner Junge von sieben oder acht Jahren habe ich seine Geschichten immer wieder von vorn bis hinten gelesen. Mein Bruder Phil hatte eine vollständige Ausgabe von O. Henry in einem Schreibwettbewerb gewonnen, und ich habe seine Bücher dann verschlungen und (betrüblicherweise) voll und ganz meinen eigenen Schriften einverleibt.»

Vor einem Jahrzehnt erzählte ich meinem Vater, dass ich hoffte, eines Tages nach Osteuropa zu reisen, um die Vorfahren der Schildkrauts ausfindig zu machen, worauf er antwortete: «Das wäre eine Traumreise – wir beide auf Erkundungsfahrt zu den Ursprüngen der Schildkraut-Familie in Österreich, Deutschland und der Ukraine. Sobald du so weit bist, bin ich dabei. Das würde sicher ein großes Abenteuer.» (Wir sind nie hingeflogen.) Dabei interessierte mich, wie ich schon erklärte, am meisten, dass ich mir seine Geschichten wieder und wieder und wieder erzählen lassen müsste – mit seiner unerschöpf-

lichen Fähigkeit, den Stoff neu zu erfinden und auszubauen.
Er erwiderte (und das sehe ich inzwischen als unverkennbares
Merkmal meines Vaters an, das ich auf mich weiter- und auf
Schildkraut rückprojiziert sehe: eine stark ausgeprägte Selbst-
reflexion): «Wenn du darüber schreibst, wirst du vielleicht
davon Gebrauch machen und ausschlachten, wie ich mir die
Beziehung zu den Cousins (oder meinetwegen: zu den Cousins
zweiten Grades) angemaßt habe. Ausschlachten wirst du wohl
auch, wie ich die Leute immer wieder mit den Erzählungen
von meinen eigenen, ganz persönlichen Erlebnissen mit Pepi
unterhalten habe: der Gedenkfeier für Einstein etc.»

Ich sage, was mein Vater sagen würde: Na und – was soll's?
Was sind diese Bemühungen, eine Verwandtschaft zu konstruieren, anderes als makabre Versuche, nachträglich einen Star
ans Ende des Stammbaums zu setzen? Was beweist es denn,
gemeinsame Wesenszüge in den Aufzeichnungen eines Menschen zu entdecken, mit dem man möglicherweise verwandt
ist? Ist er es oder ist er es nicht? War er es oder war er es nicht?
Ich weiß es nicht, ich kann es nicht wissen und ich werde es
nie wissen, warum sollte es denn wichtig für mich sein, ob eine
Verbindung besteht. Warum befasse ich mich damit, ob ich mit
jemandem verwandt bin, der – nach den Erzählungen meines
Vaters und aufgrund des *Tagesbuchs der Anne Frank* – ein ausgesprochen unangenehmer Mensch und zugleich ein tolpat-
schiger Schauspieler gewesen ist? Ein Starficker; ein Großkotz;
eine Nervensäge. Mein Vater teilt mir jetzt mit, dass wir mit
Robert Shields (dessen ursprünglicher Name Schildkraut war)
verwandt sind, einem Mitglied des früheren Pantomimen-Duos
Shields und Yarnell, und ich kann nichts dagegen machen. Na
gut, denke ich, vielleicht bin ich auch mit Brooke Shields verwandt; gegen Ende des Films *Endlose Liebe*, als sie in dem
dunklen New Yorker Hotelzimmer heult und sich von David
verabschieden will, als sie ihr Haar zu einem kleinen Nest auf

den Kopf geflochten und zusammengerollt hat, da scheint es mir, besonders wenn man auf die Mund- und Kinnpartie achtet, dass sie zumindest ein wenig so ausschaut, wie ich manchmal als Teenager ausgesehen habe.

Geschlecht und Tod (IV)

Im Jahre 1986 brachte Denys Arcand seinen Film *The Decline of the American Empire (Der Untergang des amerikanischen Imperiums)* heraus, eine leidenschaftliche und endlose Auseinandersetzung mit dem Thema Sex. Siebzehn Jahre später erschien die Fortsetzung – *The Barbarian Invasions (Die barbarischen Überfälle)*, eine leidenschaftliche und endlose Auseinandersetzung mit dem Thema Tod. Der Film über Sex trägt den Titel *Niedergang*. Der Film über den Tod trägt den Titel *Überfälle*. Damit wird eine wichtige Aussage getroffen:

Wenn ein Rudel von Grünmeerkatzen beim Fressen ist, sitzen stets mehrere männliche Tiere so, dass sie dem restlichen Rudel ihren Rücken zukehren und fuchteln an ihren Genitalien herum, um dadurch mögliche Plünderer abzuwehren. Nähert sich dann ein unbekanntes Tier, bekommen die männlichen Grünmeerkatzen eine Erektion und machen ein drohendes Gesicht. Wenn Jagdflieger aus gefährlichen Situationen entkommen, scheiden sie außergewöhnlich große Mengen an Epinephrin aus (das Hormon, das durch Stress freigesetzt wird), und manchmal ejakulieren sie auch.

Louis Réard, ein französischer Autoingenieur, der auch den seiner Mutter gehörenden Betrieb für Damenunterwäsche führte, entwickelte einen zweiteiligen Badeanzug. Vier Tage, bevor er diesen Badeanzug der Öffentlichkeit vorstellte, brachte die US-Armee in der Nähe einer kleinen Inselgruppe im Pazifik, das als Bikini-Atoll bekannt war, einen atomaren

Sprengkörper zur Explosion. Am 5. Juli 1946 enthüllte Réard den Badeanzug und behauptete, der Bikini sei nach der Schönheit der Inselgruppe und weniger nach der Atomexplosion benannt worden.

Männer, die gehenkt werden, haben zuweilen Erektionen und Orgasmen, die durch das Abknicken des Rückenmarkskanals verursacht werden; wenn die Nerven unterhalb des Halses von der Wirbelsäule abgetrennt werden, so kann der dadurch bewirkte Krampf eine mechanische, reflexartige Ejakulation auslösen. Ein Kupferstich von Daumier zeigt eine Folterkammer, in der sich neben angeketteten Skeletten auch ein Gehenkter befindet, der ejakuliert. In Marquis de Sades *Justine* verhilft Thérèse dem Roland zu einem Orgasmus, indem sie ihn kurz aufhängt; anschließend ruft er aus: «Oh, Thérèse, man kann sich diese Gefühle nicht vorstellen. Sie sind größer als alles, was man ausdrücken kann.» Der Croppy Boy im *Ulysses* «gibt seinen Geist auf. Eine heftige Erektion des Gehenkten lässt Samentropfen durch seine Todeskleider auf die Pflastersteine schießen. Mrs. Bellingham, Mrs. Yelverton Barry und die Ehrenwerte Mrs. Mervin Talboys stürzen mit ihren Taschentüchern vor, um sie aufzutupfen.» Der handschriftliche Autopsiebericht des Pathologen Sir Bernard Spilsbury über einen Gehenkten zu Beginn des 20. Jahrhunderts verzeichnet für jenen Fall keinen «Samenerguss» und deutet dadurch an, dass ein solcher bei anderen Fällen häufig vorgekommen ist. Das Hinrichtungsfoto der Lincoln-Verschwörer aus dem Jahre 1896 zeigt einen der Männer, Lewis Powell, der eine Erektion bekam, nachdem er gehenkt wurde.

James Boswell hat im 18. Jahrhundert in London häufig öffentlichen Hinrichtungen beigewohnt. Anschließend hat er sich gern die Gesichter der Leichen angesehen. Einmal ging er direkt zu einer Prostituierten, während die Körper noch am Galgen baumelten, und sagte zu ihr: «Ein schrecklicher Anblick hat sich meinem Kopf eingeprägt. Schaffe ihn mir wieder heraus.»

Leichter gesagt als getan, denn Michel Houellebecq schreibt in *Elementarteilchen*, «dass die Chromosomenteilung, die während der Meiose erfolgt, um haploide Gameten hervorzubringen, selbst eine Quelle struktureller Instabilität ist, oder mit anderen Worten, dass jede geschlechtlich differenzierte Spezies zwangsläufig sterblich ist.»

Im 19. Jahrhundert schrieb der Dichter und Kritiker Sir Francis Palgrave in *The Merchant and the Friar* (*Der Kaufmann und der Mönch*): «Zugleich mit dem ersten Pulsschlag, wenn die Fasern beben und die Organe sich zur Lebenskraft beleben, wird auch der Keim des Todes gelegt. Schon bevor unsere Körperteile gefertigt sind, wird das enge Grab ausgehoben, in dem sie bestattet werden.»

Jules Bordet, ein belgischer Naturwissenschaftler, schrieb in einem berühmten Satz vor einhundert Jahren: «Das Leben besteht in der Aufrechterhaltung eines Gleichgewichts, das fortwährend bedroht ist.»

«Jungen sind wie die Spender von Pez-Bonbons», sagt ein weiblicher Teenager, «zeig ihnen einen Nippel und sie bekommen eine Erektion.»

In *Das tragische Lebensgefühl* (*Del sentimiento trágico de la vida*) schrieb Unamuno «Leben heisst: sich hingeben, sich fortpflanzen; und sich fortpflanzen und hingeben heisst: sterben. Vielleicht ist die höchste Zeugungslust nur ein Vorgeschmack des Todes, der Zerreißung des eigenen Lebenskerns. Wir verbinden uns mit anderen, nur um uns selbst aufzugeben; die innigste Verschmelzung ist nur die tiefste Spaltung. Ihrem Wesen nach ist die geschlechtliche Liebeslust, der Zeugungstaumel, ein Gefühl des Wiedererstehens, des Wiederauflebens in den anderen, denn nur in den anderen können wir wiederaufleben und fortbestehen.»

Ein amerikanischer College-Student sagt: «Ich stelle mir den Tod so vor, dass er Millionen von Jahren alt ist, aber so aussieht, als sei er erst um die vierzig.»

«Das Leben», so schrieb Virginia Woolf in ihrem Tagebuch, als sie vierundvierzig war, «ist, wie ich schon seit meinem zehnten Lebensjahr behaupte, schrecklich interessant – es ist eher schneller und intensiver mit vierundvierzig als mit vierundzwanzig, auswegloser, wie ich meine, so wie der Fluss auf Niagara zuschießt: meine neue Sicht des Todes; es ist lebendig, positiv, wie alles andere auch, aufregend; und von großer Bedeutung – als Erlebnis betrachtet.»

Giacomo Leopardi schrieb: «Der Tod ist kein Übel, denn er befreit von allen Übeln, und wenn er den Menschen guter Dinge beraubt, so nimmt er ihm auch die Sehnsucht nach ihnen. Das Alter ist der Übel höchstes; denn es beraubt den Menschen aller Genüsse, lässt ihm aber das Verlangen danach, und bringt alle Leiden mit sich. Dennoch fürchten die Menschen den Tod und wünschen sich ein hohes Alter.»

Tom Stoppard: «Alter ist ein hoher Preis, den wir für Reife bezahlen.»

Antonius sagt zu Cleopatra: «Ich sterbe, Ägypten, ich sterbe.»

Nach Thomas Browne, dem Arzt und Autor von *Religio Medici*, gilt: «Die lange Gewohnheit zu leben hat uns der Fähigkeit zu sterben beraubt.»

Als Konfuzius merkte, dass er sterben müsse, weinte er.

Alle Menschen besitzen einen Körper. Alle Körper sind sterblich. Auch deiner ist einer dieser Körper.

Im Zweiten Weltkrieg wurde mein Vater zur Heeresabteilung für Information und Schulung abkommandiert; seine Aufgabe bestand darin, die Truppen über Amerikas Alliierte und seine Feinde zu unterrichten und für die heimatlichen Zeitungen

Pressemitteilungen über die Uniformierten abzufassen. Wurde ein Soldat zum Gefreiten, zum Private First Class, befördert, so schickte mein Vater eine Pressenotiz an die Heimatzeitung des Soldaten und teilte mit, dass dieser wegen seiner «Tapferkeit im Kampf» und «militärischen Haltung» befördert worden sei. Doch als vom Stützpunkt auf Okinawa aus dem Hauptquartier des taktischen Verbands für elektronische Kampfführung, des *US Marine Corps Radio Battalion*, am 8. August 1945 gemeldet wurde, die Japaner hätten bedingungslos kapituliert und würden den Friedensvertrag noch am selben Tag an Bord eines Schiffes in der Tokyo Bay unterzeichnen, rastete mein Vater aus, rannte in den Saal des Kasinos und teilte dem Küchenbullen, Sergeant Coleman Peterson, mit, er übernehme jetzt hier das Kommando und würde den einhundertzwanzig Männern der Einheit das Frühstück servieren.

Mein Vater habe wohl den Verstand verloren, erklärte ihm Sergeant Peterson, und werde sein Vorhaben mit Sicherheit aufgeben, wenn sich die ersten sechs Grunzlaute mit der Beschwerde durch die Futterriege zögen, das Rührei sei zu hart und die Pfannkuchen seien zu dünn. Niemand werde ihn daran hindern, hielt mein Vater Peterson entgegen, nicht einmal Douglas MacArthur.

Peterson bestand darauf, wenigstens selbst die Eier und den Pfannkuchenteig vorzubereiten. Mein Vater war einverstanden, band sich eine Schürze um die Taille, und als der erste Mann aus der Warteschlange trat, um zu erkunden, was an diesem Morgen auf dem Speisezettel stand, verriet ihm mein Vater: «Pferdescheiße auf French Toast. Nein, ganz im Ernst, es gibt das Spezialangebot zum ‹Sieg-über-Japan-Tag›: Rührei, Schinkenspeck, so viel Pfannkuchen wie ihr wollt und den stärksten Kaffee auf der Insel.»

Allem Anschein nach ist mein Vater nicht unsterblich.

Bei meinem jüngsten Besuch, schätzte er, wie er das immer tut, meinen Gesundheitszustand ab und sinnierte, wie er das immer tut, über die möglichen Unfallgefahren, die darin lägen, dass ich immer einhändig am Steuer säße. Er fragte mich, wie er das immer tut, ob sich Natalie schon für den Schwimmkurs angemeldet habe – er war besorgt, sie könne bis zum Lake Washington hinunterlaufen und dort ertrinken – und als er mit mir ins Kaufhaus ging, um ein Geburtstagsgeschenk für Natalie zu kaufen, achtete er, wie er das immer tut, sorgfältig darauf, dass ich bezahlte. Er will offenbar sein nicht allzu großes Vermögen mitnehmen.

Als ich ihn am nächsten Morgen zum Brunch abholen wollte und eine Viertelstunde zu spät kam, schluchzte er vor sich hin. Aus Furcht, ich könnte bei einem Autounfall umgekommen sein, hatte er mein Hotel verständigt, den Notruf alarmiert und selbst Laurie im entfernten Seattle angerufen, um von ihr zu hören, ob sie etwas über meinen Verbleib gehört habe. Im Restaurant beschwerte er sich heftig über die zu scharf gewürzte Suppe, die eigentlich nicht fader hätte schmecken können; er wollte nichts Scharfes haben, das ihn aus dem Gleichgewicht hätte bringen können.

Nachdem ich meinen Vater einige Monate nicht gesehen hatte, war ich erschreckt über seinen rasanten Verfall: Er schlurfte in seiner kleinen Wohnung herum, die fast leer war, weil er neuerdings darauf fixiert war, sich von fast allem, was ihm gehörte, zu trennen; er atmete hörbar und schwerfällig; seine Augen waren glasig und matt; unter seinem linken Auge befand sich ein tiefer Hautsack; ein Teil seines linken Ohres war bei einer Hautkrebsoperation entfernt worden; er kämpfte mal mit Durchfall, mal mit Darmverstopfung; häufig vergaß er, den Reißverschluss an seiner Hose hochzuziehen.

Während wir darauf warteten, dass der Dokumentarfilm

Sicko endlich anfing, fragte er mich, wann und wo ich die wichtigen Dinge des Lebens gelernt habe. Die Leute in der Reihe hinter uns brachen in Gekicher aus, und obwohl es ein bisschen spät dafür war, jemanden aufzuklären, musste ich ihm ziemlich laut antworten – sein Hörgerät funktionierte nicht richtig –, dass ich eine Vielzahl von Quellen zu diesem Thema beigezogen hätte. Aufgrund seines nicht richtig arbeitenden Hörgeräts fand er den Film völlig unverständlich. Als wir aufstanden und das Kino verließen, bevor das Licht wieder anging, stürzte er zum Schrecken der anderen Besucher die Treppen hinunter.

«Ich bin ständig müde», schrieb er mir, als ich wieder zu Hause war. «Bis vor einem Jahr machte es mir nichts aus, regelmäßig ein Dutzend Bahnen zu schwimmen. Heute schaffe ich nur noch drei bis vier. Ich sehne mich danach, mehr zu schlafen. Mit Hilfe von Schlaftabletten – Tylenol PM – schlafe ich in zwei Abschnitten, von 21.30 Uhr bis 4.30 Uhr am Morgen, dann frühstücke ich, lege ich mich anschließend wieder für einige Stunden ins Bett und halte außerdem manchmal noch eine Stunde Mittagsschlaf. Früher bin ich oft zum 18-Loch-Übungsgrün im Woodlake Golfclub gegangen, heute lockt es mich kaum noch. Bin seit Monaten nicht mehr dort gewesen. Positiv ist zu vermerken, dass ich im Fitnessstudio jeden Tag immer noch eine halbe Stunde trainiere. Meistens auf dem Standrad. Ich ziehe es nach dem Mittagessen durch. Wie einen Gewaltmarsch. Aber ich tue es immer noch und bin froh, dass ich bis heute die Willenskraft habe. Um es zusammenzufassen: Für die meisten meiner ärgerlichen Probleme sind die Ursachen klar nachvollziehbar. Sie liegen, da bin ich ganz sicher – und du bist es ja auch und hast damit Recht – in der Summe meiner Jahre. Siebenundneunzig sind eben nicht neunundsiebzig.» Für meinen Vater stellt dieses nur sehr unvollständig und widerwillig gegebene Eingeständnis einen bedeutenden Niedergang dar.

Noch einmal:
vom Anfang bis zum Ende

Sobald der Mensch seine Fortpflanzungsrolle erfüllt hat, ist er eigentlich entbehrlich.

Nach der Geschlechtsreife nimmt die Leistungsfähigkeit ab, weil nach den Worten von Harold Morowitz, eines Professors für Biologie an der Mason University, «perfekte Ordnung unbegrenzte Arbeit erfordert.» Im Übrigen setzt sich auch die Abnutzung von selbst fort.

Im späten 19. Jahrhundert traf August Weismann, ein deutscher Biologe, die Unterscheidung zwischen der Unsterblichkeit von «Fortpflanzungszellen», also jener Körperzellen, die die «Vererbungssubstanz» zur nächsten Generation weitertragen, und der Mortalität der restlichen Zellen, die altern und absterben. Der Tod tritt nach seiner Meinung ein, «weil ein abgenutztes Gewebe sich nicht fortwährend erneuern kann, und weil die Fähigkeit der Zellvermehrung durch Zellteilung nicht fortwährend, sondern begrenzt ist.» Ist der Auftrag eines Körpers erfüllt, ist die Natur nur noch wenig an dem interessiert, was in der Folge passiert. Die reproduktiven Lebensabschnitte der Mitglieder einer Gattung arbeiten so vollendet wie möglich, um einem Individuum dieser Gattung die zu erwartende Lebenszeit zu gewähren, bevor es stirbt. Mit anderen Worten: Die physiologischen Mittel dienen der Fortpflanzung, nicht der anschließenden Verlängerung des Lebens.

Die Kraft zur natürlichen Auslese nimmt mit dem Alter ab. Natürliche Auslese hat die Biologie des Menschen in der Weise geformt, dass Alterung und Tod zunehmend wahrscheinlicher werden, je näher wir dem vierten Lebensjahrzehnt kommen. Trifft ein Unglück eine Person, die das fortpflanzungsfähige Alter überschritten hat, so sind die Folgen für die verbleibende Gattung im Großen und Ganzen unerheblich.

Die Natur begünstigt die Anhäufung von Genen, die im frühen Lebensstadium nutzbringend sind, auch wenn sie im späteren Leben schädigend sein könnten, da die meisten Lebewesen – unter normalen Bedingungen – nicht lange genug leben, als dass die abträglichen Wirkungen Probleme auslösen könnten. Derselbe allgemeine Mechanismus, der vor Krebs schützt, schützt auch vor dem Altern. Langlebige Gattungen mit ihrem besseren zellularen Schutz erkranken später an Krebs als kurzlebige Gattungen.

Die Zirbeldrüse ist unsere innere Uhr. Sie weiß, wie alt wir sind und wann wir den Höhepunkt der Fortpflanzungskraft überschritten haben. Sobald sie wahrnimmt, dass wir zu alt sind, um uns erfolgreich fortzupflanzen – circa mit fünfundvierzig Jahren – beginnt sie, wesentlich geringere Melatoninwerte zu erzeugen und signalisiert damit allen anderen Systemen, ihre Funktion einzustellen und den Alterungsprozess einzuleiten. (Die größere Zirbeldrüse der Frauen ist ein weiterer Grund dafür, warum Frauen langsamer altern als Männer, vielleicht auch dafür, dass sie länger leben.)

Die erwähnten niedrigen Melatoninwerte bewirken beispielsweise, dass unser Immunsystem hinuntergefahren wird und das endokrine System weniger Sexualhormone produziert. Niedrigere Werte der Sexualhormone wiederum führen bei Männern und Frauen zu einer Verkümmerung der Sexualorgane, fernerhin zu einer Abnahme des sexuellen Interesses und der Fähigkeit, Geschlechtsverkehr auszuüben. Mit neunzig hat das Gerät meines Vaters endgültig seinen Dienst aufgegeben.

In den späten Abschnitten des Erwachsenenalters ahmen

Motten die Bewegungen jugendlicher Motten nach, um Räuber von jungen Motten fernzuhalten, wobei sie ihr eigenes Leben opfern, um der Gattung zu nützen. Worauf es mir die ganze Zeit ankommt, ist in gewisser Hinsicht Folgendes: Das Individuum zählt nicht. Du, mein lieber Dad, spielst im großen Entwurf aller Dinge keine Rolle. Auch ich, lieber Dad, spiele keine Rolle. Wir sind bloße Vektoren im Rasterfeld des zellularen Lebens. Wir tragen zehn bis zwölf Gene in uns, deren Mutationen möglicherweise tödlich sind. Diese Mutationen werden an unsere Kinder weitergegeben – von dir zu mir, von mir zu Natalie. Der Alterungsprozess, dem der Tod folgt, ist der Preis, den wir für die Unsterblichkeit unserer Gene zahlen. Du findest diese Informationen herzzerreißend, ich finde sie aufregend, befreiend. In meinen Augen ist das Leben einfach, tragisch und schaurig-schön.

Letzte Fragen

Der Paläontologe Stephen Jay Gould antwortete auf die Frage nach dem Sinn des Lebens: «Wir sind hier, weil eine merkwürdige Gruppe von Fischen eine seltsame Anatomie der Flossen hatte, die sich in Beine für terrestrische Kreaturen transformieren konnten; weil Kometen die Erde trafen, die Dinosaurier zunichtemachten und dadurch die Säugetiere eine Chance erhielten, die sie sonst nicht gehabt hätten; weil die Erde während der Eiszeiten nie ganz einfror; und weil eine kleine und schwache Art, die sich in Afrika vor circa 250 000 Jahren entwickelte, es geschafft hat, unter allen widrigen Umständen zu überleben. Wir können uns nach einer ‹höheren› Antwort sehnen, aber es existiert keine.» (Darwin über den Darwinismus: «Es liegt Erhabenheit in dieser Sicht des Lebens.» Stoppard sagte über die Evolution: «Ich war immer der Meinung, dass die Vorstellung von Gott absolut unsinnig ist, doch ist sie etwas plausibler als die Behauptung, auch grüner Schleim könne, wenn man ihm nur genügend Zeit einräume, Shakespeares Sonette verfassen.»)

Robert Wilbroke, der in Cheyenne, der Hauptstadt des US-Bundesstaates Wyoming eine Abbruchfirma betreibt, äußerte sich wie folgt: «Tiere kämpfen stets bis zum Tode und versuchen zu überleben. So zum Beispiel, wenn eine Klapperschlange ein Erdhörnchen verschlingt. Das Erdhörnchen versucht zu entkommen, doch hat die Schlange es erst einmal gepackt, geht es zu Boden. Bei den Menschen ist es genau-

so. Ich habe Tiere kämpfen sehen, auch solche, die keine re-
alistischen Erfolgschancen hatten. Sie wissen, dass sie Schläge bekommen, und dennoch kämpfen sie bis zum Tod ums
Überleben. Wir alle leben nicht für ein ganz bestimmtes Ziel,
wir haben nur den Instinkt, am Leben bleiben zu wollen. Aber
das ist nur meine unmaßgebliche Meinung.»

José Martinez, ein Taxifahrer, sagte: «Wir sind hier, um zu
sterben, einfach zu leben und zu sterben. Ich gehe gern zum
Angeln, gehe gern mit meiner Freundin aus, zahle meine Steuern, lese ein wenig und richte mich darauf ein, tot umzufallen.
Du bist hier oder du bist weg. Du bist wie der Wind, wenn
du weg bist, kommen andere Leute. Wir richten uns selbst zu
Grunde, da kann man nichts machen. Jetzt ist es zu spät dafür,
es besser zu machen. Man muss stark dafür sein. Das Einzige,
womit man die kranke Welt noch heilen kann, ist ein Atom-
krieg. Alles auslöschen und neu anfangen.»

Woody Allen: «Wir sind hilflos, allein im Kosmos, lassen aus
Frust und Schmerz ungeheure Gewalttätigkeiten an anderen
aus.» Keine Pointe.

Wilfred Beckerman, ein britischer Wirtschaftswissenschaft-
ler, sagte: «Die Aussicht darauf, dass sich herausstellt, die
Menschheit sei mehr als ein nur kurzzeitiges Phänomen im
Prozess der Evolution, ist sehr gering.»

Der Rapper Ice-T meinte: «Wir sind hier, um unsere Köpfe
kurz für eine Minute lang aus dem Wasser zu heben, uns um-
zuschauen und dann wieder unterzutauchen. Ein mensch-
liches Wesen ist nichts anderes als eines der vielen Tiere im
großen Dschungel. Wir haben eine Vielzahl unterschiedlicher
Instinkte, und sie sind alle triebhaft. Wir töten, weil wir wütend
sind oder Nahrung brauchen. Wir haben Babys, weil es Spaß
macht und wir gern für andere Menschen sorgen. Sobald man
ein Kind hat, betrachtet man es und erkennt sich selbst in ihm
wieder. Man sagt sich: ‹Oh, deshalb sind wir hier.› Das Leben ist

wirklich kurz, und man muss sterben; deshalb sollte man dafür sorgen, dass jemand anders seinen Kopf über Wasser halten kann. Alles andere ist nur vergängliche Zeit, bis die nächste Generation ihre Zelte aufschlägt. Man sollte sich einfach entspannen und fortpflanzen. Die Art muss erhalten bleiben.»

Nicholas Vislocky, der Helfer eines Friedhofsverwalters, sagte: «Anfangs beschäftigte es mich schon, Totengräber zu sein. Man hat nur die Trauergemeinde vor Augen. Man trägt den Sarg. Man denkt an die Person, die im Sarg liegt. Und was einen am meisten berührt, sind Kinder, wenn sie sterben. Ihre Särge sind weiß (die Farbe steht für die Unschuld), sie sind kleiner, nur ungefähr neunzig Zentimeter lang. Die Kinder hatten keine Chance, das Leben zu erfahren. Es kommt einem vor, als sei ihnen etwas vorenthalten worden. Wenn man auf die kleinen weißen Särge schaut, dann weiß man die kurze, sekundenschnelle Lebenszeit zu schätzen, die uns vergönnt ist.»

Als ich meinen Vater kurz vor seinem 97. Geburtstag fragte, was er in seinem langen Leben denn nun gelernt habe, sagte er: «Das Geheimnis eines langen, gesundheitlich angenehm verlaufenden Lebens liegt darin, dass man sich jeden Tag, wenn auch nur für eine halbe Stunde, körperlich ertüchtigt und sich von dieser Übung durch nichts abbringen läßt.» Als ich ihm erklärte, dass es mir nicht darum ginge, wie man ein langes Leben führen könne, sondern ich gern gewusst hätte, auf welches Ergebnis, wenn es überhaupt eines gäbe, denn nun alles hinauslaufe, zuckte er mit den Schultern und gab uralte «Wahrheiten» von sich: «Es gibt eine trostreiche Erkenntnis über das Älterwerden: Man muss es nur ein Mal durchmachen.» «Das Sterben ist einfach. Das schafft jeder. Zu leben ist das Kunststück.» «Alles in allem sieht die Welt heute besser aus als 1910 in Brooklyn, New York.» Die letzte Bemerkung führte ihn zum Nachsinnen darüber, was er hätte erreichen können, wenn er seine Schulausbildung beendet, seinen Bachelor-Abschluss am

City College of New York und anschließend seinen Master-Abschluss in Journalismus an der Columbia University gemacht hätte; vielleicht wäre dann sein Traum wahr geworden: Sportkolumnist für die *New York Times* zu werden (so wie sein Idol Red Smith). Diese Gedanken führten nun allerdings bei ihm zu Tränen, und deshalb brach er die Unterhaltung mit dem Vorschlag ab: «Lass uns etwas spazieren gehen.» Und das machten wir dann auch. Er spielt nicht mehr Golf und Tennis, und das Joggen hat er auch aufgegeben. Früher hat er immer gesagt, er könne sich nicht vorstellen, eines Tages nicht mehr in der Lage zu sein, wenigstens vier Runden um den Woodlake zu schaffen, was insgesamt einer Länge von gut 1,6 Kilometern entspricht. Jetzt konnte er sich kaum noch einmal über die Strecke quälen, mit vielen Ruhepausen zwischendurch auf den Bänken.

Das lag, wie er eilfertig erklärte, teilweise auch daran, dass er sich, nachdem er den Termin mehrfach verschoben hatte, vor ein paar Tagen endlich einer Koloskopie unterzogen hatte. Auf dem ganzen Heimweg beschwerte er sich über die «respektlose» Behandlung, die ihm die medizinischen Helferinnen hätten angedeihen lassen; er war beschämt darüber, wie gründlich er sein Krankenhaushemd während der Untersuchung bepisst und vollgekackt hatte.

Das Untersuchungsergebnis: kein Krebs, nichts außer einer geringfügigen, leicht zu behebenden Divertikulitis. Aber die verfolgt ihn nun und macht ihn depressiv: Seine Obsession und seine Depression sind – wie mir klar geworden ist – von seinem Lebenswillen nicht mehr zu trennen.

Lobrede auf meinen Vater
(Stichworte)

In den frühen dreißiger Jahren (des letzten Jahrhunderts) betätigte sich mein Vater als Schiedsrichter in einer Unterliga an der Ostküste und arbeitete gelegentlich mit Emmett Ashford zusammen, der ein ziemlicher Selbstdarsteller war und dreißig Jahre später der erste schwarze Schiedsrichter in der obersten Liga wurde. Einige Leute waren der Ansicht, mit all seinen Mätzchen hinter der Home Plate sei mein Vater nichts anderes als ein «weißer Ashford». Wir gingen nicht zu den Spielen der Giants, wenn Sandy Koufax beim Gegner spielte oder wenn Schläger verschenkt wurden, sondern wenn Ashford als Schiedsrichter Strikes und Balls bestimmte. Während des gesamten Spiels hielt mein Vater das Fernglas auf Ashford gerichtet und wandte sich mit Worten an mich wie «Emmett gibt einen Low Strike» oder «Bei dem Wurf war Emmett am falschen Platz» oder «Wenn der Kerl Emmett noch einmal solchen Quatsch erzählt, dann wird er ihn an die Luft setzen». Daraufhin schaute ich auf, und Emmett setzte den Kerl tatsächlich an die frische Luft.

Es war nicht die Oberliga, die im Golden Gate Park spielte. Es waren nicht einmal die unteren Ligen, sondern die sogenannten Betriebssportmannschaften. Die Mechaniker kämpften hier gegen die Buchhalter; *Pacific Gas and Electric* setzte sich mit *Western Airlines* auseinander. Aber sie spielten mit harten Bandagen, so, als ginge es um ihr Leben; ihre Frauen feuerten sie an wie bestellte Schulmädchen, und mein Va-

ter war Schiedsrichter. Am Sonntagmorgen zog er gewöhnlich los, nahm seine Spikes und seine Metallmaske mit, trug
den Brustschutz unter seinem blauen Trikot, und aus seiner
Tasche lugte ein kleiner Kehrbesen, mit dem die Home Plate
vom Staub befreit werden konnte. Ich werde nie vergessen, wie ich ihn zum ersten Mal als Schiedsrichter fungieren
sah.

Es war gar kein richtiges Stadion, sondern ein riesiger Acker
ohne Einzäunung. Ein richtiges Baseballfeld war allerdings
vorhanden, ebenso gab es Spielerbänke und eine halbkreis-
förmige Zuschauertribüne. Ich stand hinter der Abschirmung
und schaute zu, wie die Mannschaften von *Denny's Restaurant* und *Safeway Market* gegeneinander spielten. Beide be-
deuteten mir nichts, und nach einigen Spielrunden schaute ich
mich nach meinem Vater um, der nach meiner Einschätzung
das nachfolgende Spiel leiten sollte. Dann entdeckte ich, dass
der große Mann in Blau, der bei jedem Wurf hinter dem Catcher
hockte, mein Vater war. In bestimmten Gegenden des Landes,
in bestimmten Ligen und Stadien kann man davon ausgehen,
dass die Zuschauer alle ihre wirtschaftlichen und sexuellen
Frustrationen an der einsamen Person des Schiedsrichters ab-
reagieren, doch im Golden Gate Park in San Francisco taten
sie es, zumindest an diesem einen Sonntag des Jahres 1966,
nicht.

Denny's Restaurant und *Safeway Market* spielten nicht
gerade auf höchstem Niveau; mein Vater war schnell die eigentliche Attraktion. Verfehlte ein Schlagmann den Ball dreimal, so parodierte mein Vater die Verärgerung des Opfers.
Wurde dem Schlagmann ein sogenannter Walk zugesprochen,
so lief mein Vater mit ihm gemeinsam die halbe Strecke zur
First Base, um die Sache zu beschleunigen. Er war der alleinige
Schiedsrichter bei diesem Spiel, deshalb rannte er bei Bällen,
die ins Outfield geschlagen wurden, die Foul Line hinunter,

um sicherzugehen, dass der Ball gefangen worden war, und bei den Bällen, die ins Infield geschlagen wurden, rannte er zur First Base, um für die Entscheidung zur Stelle zu sein. Er entschied auf «safe», indem er seine Arme ausbreitete und sie hin- und herschlug, als ob er einen Flug freigeben wollte. Das Out signalisierte er, indem er seinen Daumen und seine gesamte rechte Körperhälfte ruckartig nach unten zucken ließ. Zwischen den Innings jonglierte er mit drei Bällen.

Er war den ganzen Tag aktiv, vier lange Spiele hindurch, von morgens um zehn Uhr bis abends um achtzehn Uhr, und beim letzten Out des letzten Spiels applaudierten die Anhänger. Es war nur ein leiser, höflicher, vereinzelter Beifall, und vielleicht beklatschten die Zuschauer die siegreiche Mannschaft, aber für mich was es eine donnernde Ovation, die allein dem Schiedsrichter galt. Ich erhob mich hinter der Schutzwand und klatschte mit. Ich bejubelte meinen Vater.

Zwei der Dinge, die ich über alles in der Welt liebe – Sprache und Sport –, hat mich mein Vater zu lieben gelehrt. Heute bin ich wirklich kein großer Sportler mehr. Ich habe einen maladen Rücken, eine Sehnenentzündung in meiner Schulter, einen Meniskusschaden im Knie. Ich trage orthopädische Einlagen in meinen Schuhen, um die unterschiedliche Länge meiner Beine auszugleichen, und ich habe ein Stechen im Nacken, das mir seit einiger Zeit zu schaffen macht, während mein Vater mit siebenundneunzig als Hauptbeschwerde offenbar nur einen Tennisellbogen hat. Er regt sich auf, wenn es regnet, weil das für ihn bedeutet, dass er sich nur im Übungsraum austoben kann, anstatt zunächst draußen seine Bahnen zu ziehen und anschließend im Fitnessraum sein Trainingspensum zu absolvieren. An den meisten Tagen schwimmt er auch noch. Bis vor kurzem hat er noch Golf und gelegentlich Tennis gespielt. Er ist der rüstigste Mensch, den ich je kennengelernt habe. Aus seinem

Aufsatz über eine gemeinsame Floßfahrt, die die Familie fluß-
abwärts auf dem Salomon River unternommen hat: «Um sechs
Uhr am nächsten Morgen war ich auf und sammelte freiwillig
Reisig zum Anzünden und anderes Brennholz. Die restlichen
Mitglieder meiner Familie räkelten sich noch in ihren Schlaf-
säcken und schafften es mit Mühe und Not zum Frühstück um
sieben Uhr dreißig.»

Seitdem ich sechs Jahre alt war, haben er und ich jeden
Morgen als Erstes die Sportseite gelesen. Ein Erlebnis, an das
ich mich am liebsten erinnere, liegt rund zwanzig Jahre zurück
– als wir beide im Dunkeln auf seiner Couch saßen und der
Radioübertragung eines Spiels der Giants gegen die Dodgers
lauschten, als Mike Marshall im zehnten Inning einen Three-
Run Home Run schlug und das Spiel dadurch für die Dodgers
siegreich entschied, worauf wir uns anschauten und beide,
was schon ein bisschen verrückt war, ein paar Tränen ver-
drückten.

Spiele haben uns immer verbunden, aber auch Worte. Seine
Vorliebe für Sprachspielereien habe ich stets geschätzt, ob sie
nun wenig gelungen oder noch schlechter waren; auch bewun-
derte ich seine Fähigkeit, Witze und Geschichten zu erzählen.
Am Tag vor der offiziellen College-Feier zur Verleihung der
akademischen Grade sind wir beide auf einem Rundgang des
John-Brown-Hauses der Historischen Gesellschaft von Rhode
Island mitmarschiert. Der Dozent dröhnte endlos herum und ser-
vierte uns die offizielle Version der amerikanischen Geschichte.
Mein Vater und ich versuchten, nicht zu lachen, aber als wir von
Raum zu Raum pilgerten, konnten wir unser freches Gegluck-
se nicht mehr unterdrücken. «Untergrabt den Meinungsterror»
lautet der Slogan eines Auto-Aufklebers, der inzwischen zu
einem Klischee im kulturellen Leben geworden ist. In vielfacher
Hinsicht hat er mir tatsächlich den Weg gewiesen, genau das zu
tun: überkommene Werte in Frage zu stellen, die Sprache als

ein Spielfeld und ein Spielfeld als Glückseligkeit zu betrachten. Er lehrte mich, die Wörter, die ich mündlich artikulierte, zu lieben – ebenso wie die Wörter, die ich auf meiner Schreibmaschine produzierte; er brachte mir bei, mich in meinem Körper, in meiner eigenen und nicht in einer anderen Haut, wohlzufühlen.

Auf einem Heerestransportschiff, das meinen Vater neben 5000 anderen Soldaten im Mai 1945 von Seattle nach Okinawa brachte, spielte mein Vater in einer Pokerrunde, die sich über drei Tage und Nächte hinzog; die Spieler entfernten sich nur, wenn sie zur Toilette mussten oder, um sich etwas zu essen reinzuziehen oder ein wenig zu schlafen. Sie hatten alle von der blutigen Marineinvasion auf Okinawa gelesen, die sich einen Monat zuvor ereignet hatte, so dass sich nach den Worten meines Vaters bezüglich des Spiels ein fatalistisches Gefühl breitgemacht hatte: «Morgen sind wir alle tot» und «Verdammt, es geht doch nur um Geld.»

Am dritten Tag lag mein Vater mit 1000 Dollar vorn. Sie spielten Seven Card Stud. Er spielte mit zwei Königen. Daraufhin erhöhte er den Einsatz sofort auf das Zwei-Dollar-Limit und versuchte damit, so viele Mitspieler wie möglich herauszunehmen – eine Pokerstrategie, die ihm sein Vater beigebracht hatte. Auf die vierte Karte zog mein Vater einen dritten König und verschaffte sich damit eine Hand, die kaum noch zu schlagen war. Bei der fünften Karte waren nur noch zwei Leute übrig – mein Vater und «Rebel», ein junger Soldat aus Georgia.

Als mein Vater zwei Dollar setzte, sagte Rebel: «Ich erhöhe, Sergeant: Ihre zwei Dollar und noch zwei Dollar drauf.»

Mein Vater überlegte, ob Rebel vielleicht ein Pärchen oder möglicherweise eine Straße hätte. Er warf zwei Dollar hinein, um mitzugehen. Eine weitere Pokerlektion, die mein Vater von seinem Vater gelernt hatte, lautete: Lass dich von niemandem bluffen, besonders dann nicht, wenn du und dein Gegenspieler die letzen beiden im Spiel seid. «Du musst sie zur Ehrlichkeit zwingen», hatte er ihm gesagt, «selbst wenn du das letzte Zehn-Cent-Stück einsetzen musst, um die Karten zu sehen. Vergiss das nicht!»

Bei der sechsten Karte machte mein Vater seinen Einsatz, und Rebel erhöhte wiederum um zwei Dollar. Mein Vater hatte jetzt vier Könige, und als er sich die Karten betrachtete, die Rebel zeigte, konnte er sich nicht vorstellen, welche Restkarten dieser noch haben sollte, um die vier Könige zu schlagen. Mein Vater ging mit.

Als die siebte und letzte verdeckte Karte verteilt wurde, sagte mein Vater: «Jetzt kommt es auf den Einsatz an. Du bist dran, Rebel.»

«Es wird Sie vier Dollar kosten, um mich zu sehen, Sergeant», sagte der, worauf einige seiner Kumpel auflachten.

Mein Vater bezahlte erneut und fragte Rebel, was er denn habe.

«Ich habe mir eine kleine, nette Straße zugelegt», sagte der und fing an, den Pot mit fünfundsiebzig Dollar einzustreichen.

«Das hat nicht gelangt, Rebel», sagte mein Vater und zeigte seine vier Könige.

Rebel knallte seine Karten auf den Tisch und sagte: «Sie spielen wie ein gottverdammter Jude!», wobei er das Wort «Jude» – nach der Schilderung meines Vaters – so dehnte, als ob es mehrere Silben hätte, wodurch es sich etwa anhörte wie «Ju-u-u-de».

Das Essenszeichen ertönte, das Spiel wurde abgebrochen, und mein Vater fragte: «Warum hast du den Ausdruck benutzt: ‹spielen wie ein gottverdammter Jude›?»

Rebel erwiderte, sein Vater habe ihm erzählt, dass alle Juden schlaue Pokerspieler seien. Mein Vater sagte, dass einige seiner Freunde damals in Brooklyn lausige Spieler gewesen seien, ungefähr so schlecht wie Rebel und seine Freunde. (Jedes Mal, wenn mein Großvater gute Karten bekam, änderte sich sein ganzes Auftreten. Dann schob er seinen Stuhl dichter an den Tisch und sagte auf Jiddisch «Abber jetzt»: Alle hatten sich zum Kampf gestellt, und mein Großvater war gefechtsbereit. Die anderen Spieler lachten dann immer und sagten: «Na, es sieht so aus, als hätte Sam wieder so eine ‹Abber-jetzt-Hand›. Wer will es sehen?» «Schluss mit den Scherzen», erwiderte er daraufhin. «Seid Ihr hier, um Poker zu spielen? Ich setze ein Quarter. Geht jemand mit?» Ein oder zwei Spieler hielten mit, und mein Großvater gewann in der Regel den Pot, der allerdings nie sehr groß war.) Dann erklärte mein Vater Rebel, dass er Jude sei. Rebel wollte das nicht wahrhaben; mein Vater hatte blaue Augen, blonde Haare und war tiefgebräunt. Mein Vater bot an, auf dem Klo den Beweis anzutreten und ihm zu zeigen, dass er beschnitten sei. Rebel versicherte daraufhin, ihm zu glauben.

Der Komiker Danny Kaye und mein Vater waren Klassenkameraden in der Public School 149. Mitte der fünfziger Jahre, kurz vor meiner Geburt, gab Kaye in der Hollywood Bowl, dem größten natürlichen Amphitheater der Welt, als Alleinunterhalter eine Vorstellung, die meine Eltern und ein halbes Dutzend ihrer Freunde besuchten. Während der Pause ging Kaye nach vorne auf die Bühne und fragte, wie viele im Publikum aus Brooklyn stammten. Etliche Hände gingen nach oben. Dann wollte er wissen, wie viele zur Public School 149 gegangen seien. Ungefähr zehn Leute erhoben ihre Hände. Seine nächste Frage war, ob sich noch jemand an das Kampflied der Public School 149 erinnern könne. Die einzige Hand, die jetzt noch oben war, gehörte meinem Vater. Kaye sagte: «Los, lasst uns anfangen» und gab der Kapelle das Zeichen zum Einsatz. Meine Mutter zerrte am Jackett meines Vaters und sagte: «Milt, du blamierst mich. Bitte setz dich wieder hin.» Die Freunde meiner Eltern drängten meine Mutter, sich zu beruhigen. Danny

Kaye und mein Vater stimmten ein in den Kampfgesang ihrer
Schule:

> *149 ist die Schule für mich:*
> *Sie beseitigt alles Ungemach.*
> *Standhaft und wahrhaftig*
> *halten wir zu Dir.*
> *Treu ergeben sind wir der P.S. 149.*
> *RAH RAH.*
> *Lass es weiter in die Höhe streben:*
> *Dein Rot und Weiß.*
> *Lasst sie hochleben,*
> *bewahrt mit ganzer Kraft*
> *Eure Treue der 149.*

Das Publikum raste vor Begeisterung.

Dies ist mein neuester Traum: Mitten in der Wüste entledigt
sich mein Vater seiner Schuhe und schüttelt kleine Steinchen,
Erde und verwelkte Blätter hinaus. Eidechsen kriechen herum
und suchen Schatten unter Felsen und kleinen Sträuchern zu
finden. Als er den Verschluss der Feldflasche aufdreht, bemerkt
er, dass nichts mehr darin ist.

«Du hast das ganze Wasser ausgetrunken», sagt er.

«Ja», sage ich, «ich habe Durst gehabt.»

«Das war alles, was wir hatten», sagt er. «Jetzt werden wir
nicht überleben können.»

Rund vierhundert Meter entfernt steht eine riesige Kaktuspflanze.

«Ich laufe jetzt mit dir um die Wette, um Wasser vom Kaktus
zu holen», sage ich.

Er schnallt die Feldflasche von seinem Gürtel ab, nimmt den
Rucksack von seinen Schultern und reicht mir Feldflasche und

Rucksack herüber. Nachdem er seine Beine gedehnt hat, indem er sich bis zu den Zehen niedergebückt und anschließend Kniebeugen gemacht hat, häuft er Sand zu einer Art Startblock auf und begibt sich in die kauernde Stellung eines Kurzstreckenläufers. Seine Füße sind im Sand begraben, seine hochgezogenen Schultern bewegen sich vor und zurück, sein Kopf ist wie bei einem Spürhund starr nach vorn gerichtet, er ruckelt herum, bis er bereit ist. Er meint es ernst.

«Wer gibt das Startkommando?» frage ich.

«Läufer», sagt er und spuckt auf die Erde, «auf die Plätze!»

«Bist du sicher?»

«Fertig».

Schade für dich –

«Los», sagt er. Er schießt so schnell aus den Startlöchern, dass es mir wie ein Frühstart vorkommt. Ich rase hinter ihm her und schreie heraus, dass es für die Beteiligten nur fair sei, vielleicht über einen Neustart nachzudenken, aber er beachtet mich nicht, ballt die Fäuste, verlängert seinen Schritt, so dass der Sand beiseitefliegt. Wir springen durch die Wüste, müssen den Felsen und dem Gestrüpp ausweichen und nähern uns der riesigen Kaktuspflanze, die aus vier Stämmen besteht, die sich vom Boden nach oben krümmen, wobei der Hauptstamm wie ein dicker grüner Finger über neun Meter geradewegs hoch in die Luft ragt.

Ich höre ihn schwer um Atem ringen, als ich zu ihm aufrücke, aber ich habe keine Reserven mehr: Mein Kopf bewegt sich auf und nieder; meine Nackenmuskeln sind verspannt. Er zieht seine Knie weiter an, bis zu seinem Brustkorb. Er lässt mich bei diesem Rennen zum Kaktus hinter sich, hat seinen idealen Rhythmus gefunden, bei dem Arme und Beine flüssig und kraftvoll im Gleichklang arbeiten.

Meine Knie versagen, und ich falle kopfüber mit ausgestreckten Armen auf den Boden, um meinen Sturz abzufangen.

Ich schramme mit meinen Händen über Gesteinsbrocken. Mein Vater nimmt das Messer aus seiner Tasche, schneidet einen tiefen Stängel des Kaktusbaums an, fängt Wasser in seinen Händen auf und trinkt. Er hat gewonnen. Er gewinnt immer. Er gewinnt immer – nur am Ende, da wird er verlieren, so wie wir alle.

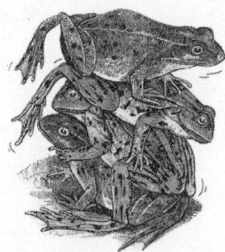

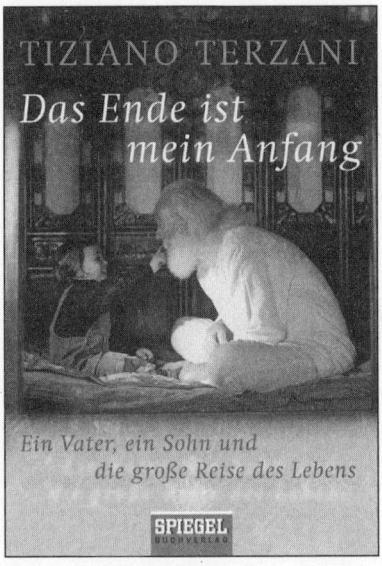
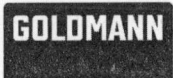

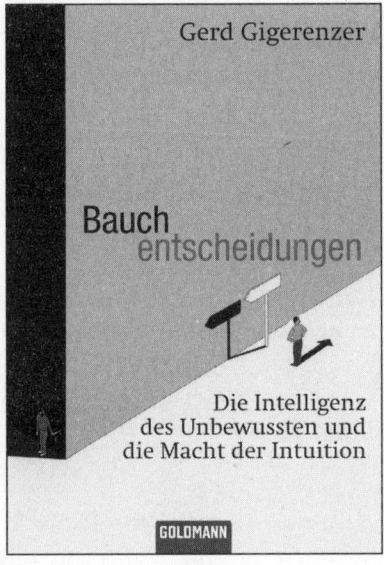
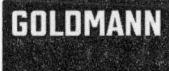

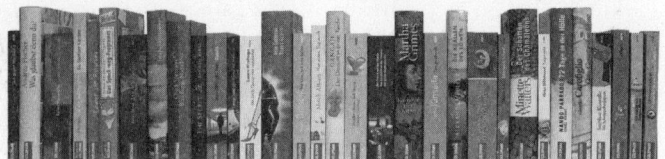

Die ganze Welt des Taschenbuchs
unter
www.goldmann-verlag.de

Literatur deutschsprachiger und
internationaler Autoren,
**Unterhaltung, Kriminalromane, Thriller,
Historische Romane** und **Fantasy-Literatur**

Aktuelle **Sachbücher** und **Ratgeber**

Bücher zu **Politik, Gesellschaft,
Naturwissenschaft** und **Umwelt**

Alles aus den Bereichen **Body, Mind + Spirit**
und **Psychologie**

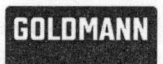